은밀한 몸

물어보기도 민망한

은밀한 궁금증

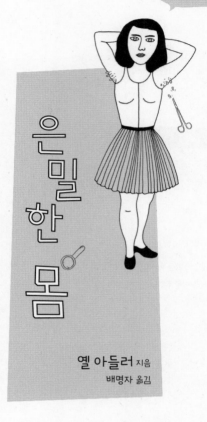

은밀한 몸

옐 아들러 지음

배명자 옮김

카트야 슈피처 그림

북레시피

여는 말   11

Ⅰ 1001가지 향기: 체취

1. 손으로 가린 입: 입에서 나는 악취와 여러 냄새   19
    문제의 근원   22
    구취 제거법   30

2. 뿡뿡, 부글부글: 방귀, 과민한 대장, 피부 지하주차장에서 나는 여러 악취   39
    대장이 보내는 알람   40
    대장을 위하여   48

3. 냄새 공장의 신상품: 체취와 땀   54
    지문과도 같은 고유한 체취   57
    미생물이 매일 신음한다   64
    치즈 생산부: 코를 찌르는 양말 냄새와 뜨거운 발   68
    아랫도리 물건은 안녕한가?   72

4. 남성 전용   81
　　발기는 심장의 마법봉   83
　　꼬마 친구, 이제 어쩌지?   87
　　음경이 빠져나오지 못하면: 포경   94
　　싹둑, 제거: 포경수술   96
　　제발 음경을 음경으로 가만히 둬라   98
　　고환 기본지식   99

5. 오, 드디어: 여성의 오르가슴   108
　　남성과 여성의 오르가슴 네 단계   111

6. 남자들도 생리를 알아야 할까?   116
　　도대체 무슨 일이 일어나는 걸까?   120
　　생리를 둘러싼 낙인과 선입견   122

7. 피임   132
　　호르몬 정조대: 피임약   134
　　비호르몬 피임법   141
　　콘돔   144

8. "재미 삼아 해봤을 뿐인데": 콜라병, 진공청소기, 여러 섹스사고   148
　　미로 속 오이   150
　　펑크가 날 수도……   153
　　'청소기의 짓궂은 장난'과 여러 위험   157
　　치명적 쾌락   160

9. 머리에서 발끝까지 사랑으로 감염시키다: 성병과 고지의무　162

위험천만하다　163

바이러스　167

박테리아　180

곰팡이　188

기생충　189

안전한 섹스를 위한 간략한 안내　193

10. 엉덩이: 항문의 기쁨과 고난　196

엉덩이 자동 세척기?　197

뒤가 가려워!　200

엉덩이골에 생긴 고름주머니: 모소낭　203

항문에 달린 무화과: 마리스켄　205

치질: 흔하디흔한 엉덩이 질환　206

파란 구슬을 찾아서: 항문 정맥 혈전증　212

치열　214

항문 농양　218

뒤로: 항문성교　221

행복한 엉덩이: 가장 중요한 엉덩이 관리법　225

11. 꽉 조여지지 않는다　226

요실금과 '페니스 실종 증후군'　227

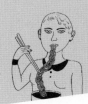

III 인간적인 결점: 자세히 살피고 싶지 않은 부위

12. **손발톱이 참 예쁘네요:** 성가신 무좀과 손발톱 변형 233
무좀을 향해, 준비, 출발! 238
예쁜 손발톱을 위한 올바른 관리법 243

13. **털과 관련된 일** 248
남성 탈모와 달리 여성 탈모가 재앙인 까닭 252
씻었으면 부디 관리하자 266
털이 너무 많아도 문제 270
음모 그리고 왁싱이 매력적으로만 보이지 않는 까닭 276
코털 282
회색 정수리 284
조용히 소복소복 내리는…… 비듬 287
머릿니 289

14. **점:** 사마귀, 뾰루지, 반점 292
혈관종, 거미줄 간반, 모세혈관 확장 294
좁쌀종과 닭살 296
낭포, 여드름, 지방종 298
사마귀의 사망을 기다리자! 302
피부에 달린 온갖 것들 307
맙소사, 간반이라니! 310

15. 중력의 힘과 노년의 기쁨   313
    축 늘어진······   315
    두려움 장사   319
    노화 과정 그리고 혹시 노화를 막을 방법이 있을까?   325

16. 폐경: 남자들도 읽으면 좋다   341
    생리 끝, 남자 끝?   343
    건조해진 질, 가려움증, 섹스 통증   344
    호르몬(보충)요법과 총체적 접근   350

17. 남성 갱년기: 늙은 남자를 두려워하는 자 누구인가?   355
    테스토스테론 부족   357

18. 호르몬과 우울증: 신체적 터부 혹은 영혼은 안녕한가?   363

19. 신체 최적화   369
    탄력을 잃은 얼굴과 실리콘   369
    헤비메탈: 링, 막대, 피어싱   373

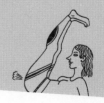

20. 불완전한 수면   381
코골이는 그저 창피한 일일까 아니면 질병일까?   383
수면위생   387
자면서 흘리는 침   390
수면섹스   391

21. 공포의 심포니: 구토, 음식 씹는 소리, 몸에서 나는 여러 소음   394
위장 폭약   395
혐오스러운 쩝쩝 소리: 청각과민증   398
질에서 나오는 가스: 질방귀   399

맺는말: 몸에 관한 한 못할 말은 없다!   402
감사의 말   406
옮긴이의 말   409

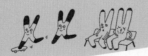

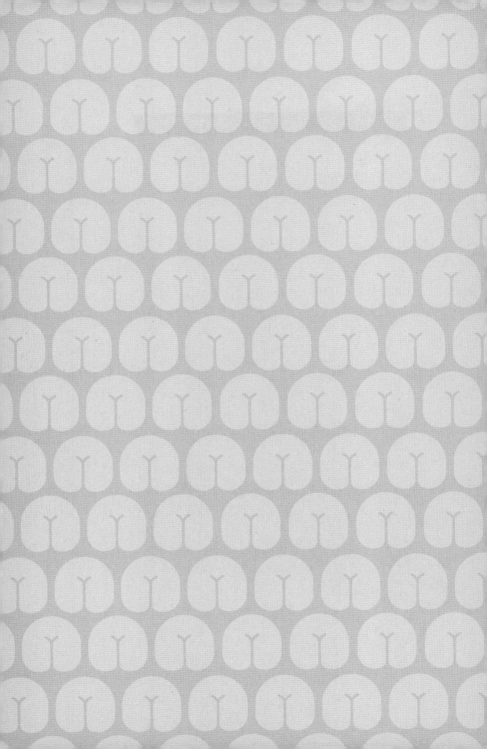

옛날 옛날에 한 귀족 청년이 청혼을 위해 사랑하는 여인 앞에 무릎을 꿇으려 했다. 그러나 무릎이 바닥에 막 닿으려는 찰나, 뿡! 방귀를 뀌고 말았다. 어찌나 창피하고 치욕스러웠던지, 귀족 청년은 그 자리에서 목숨을 끊었다.

폴란드 작가 막달레나 사모즈바니에츠Magdalena Samozwaniec의 전기에 소개된, 20세기 초의 이 일화는 정말 실화일지 모른다. 실화든 지어낸 얘기든, 이 사건에서 우리가 알 수 있는 사실은 무엇일까? 반듯하게 자란 한 청년이 낭만적인 순간의 긴장된 정적을 깼을 뿐 아니라, 사회적 터부도 깼다! 사랑하는 여인 앞에서 큰 소리로 방귀를 뀌다니, 그것도 그렇게 중요한 순간에!

오늘날에도 방귀는 사람 사는 세상의 자연스러운 배경음향이 아니다. 물론, 수학여행 중인 남학생들의 숙소에서는 예외지만. 그렇다고 자살할 만큼 큰 사건도 아니다. 방귀 때문에 목숨을 끊을 사람은 없겠지만, 21세기에도 여전히 방귀 같은 사회적 터부가 많이 존재한다. 우리는 유아기에 벌써 금지와 허용의 모순을 경험한다. 똥이 더럽고 냄새나는 '지지'라고 배우는 동시에, 멋진 황금 덩어리를 만들어내면 엄마 아빠에게 칭찬을 듣는다. 다만, 이 멋진 황금 덩어리를 손으로 만지면 왜 안 된다는 건지…….

터부는 법과 달리 공공연히 발표되거나 기록되지 않는다. 그저 전통처럼 전해져 가정과 사회에서 익숙해지고 암묵적으로 강제된다. 터부의 힘을 얕잡아 봐선 안 된다. 터부는 실제로 우리의 삶을 결정하고 행동 범위를 규정하기 때문이다. 솔직히 어떤 행동이 올바르고 그른지, 혹은 적합하고 부적합한지를 계속 신경 쓰지 않아도 된다면, 얼마나 편하겠는가.

그러나 터부는 종종 우리의 행동을 제한하고, (귀족 청년의 청혼에서처럼) 심지어 생명을 위협할 수 있다. 특히 몸에 관한 터부라면. 예를 들어 위생 문제, 기이한 종기나 고름, 그리고 우리 몸이 만들고 심각한 질병의 징후일 수 있는 체취와 소음에 관한 터부라면 더 위험하다. 또한, 성과 관련된 거의 모든 일이 터부시된다. 비록 이 영역에서 많은 발전이 있어 몇몇 터부가 사라지긴 했어도 대부분은 여전히 끈질기게 남아 있다. 터부는 대개 먼 옛날에 생겨났다. 인류는 수백 년 전부터 음식 규정을 엄격히 지키고 돼지고기나 다른 '깨끗하지 못한' 음식을 피한다. 어떤 지역에서는 다른 성별과 악수를 하지 않는다. 어떤 지역에서는 생리 중인 여자를 멀리한다. 특정 문화권에서는 생리 기간의 섹스 역시 있을 수 없는 일이다. 어떤 사람들은 정액을 절대 삼키지 않고, 어떤 사람들은 맨살을 절대 드러내지 않으며, 또 어떤 사람들은 텔레비전에서 키스 장면만 나와도 얼굴을 붉힌다. 몸에 난 털 때문에 힘들어하는 사람이 있는가 하면, 스스로 더럽다고 느껴 강박적으로 몸을 씻는 사람도 있다.

어떤 터부는 깨는 재미 때문에 여전히 남아 있는 것처럼 보이기도 한다. 예를 들어, 식탁에서 크게 트림하거나 속옷 차림으로 밖에 나가면, 남들은 속으로 손가락질하며 '저런, 저런' 욕하겠지만, 터부를 깨는 장본인은 야릇한 해방감을 느낄 수 있다.

어쩌면 당신은 지금 속으로 의아해하며, 피부병과 비뇨기를 전문으로 치료하는 여의사가 어째서 신체에 관한 창피하고 부끄러운 터부 주제를 다룰까, 물을 터이다. 사실, 터부는 나의 '일용할' 양식이다. 나는 전작 『매력적인 피부여행』에서, 피부가 우리의 안팎 모든 것과 얼마나 광범위하게 연관되어 있는지를 설명하며 이미 수많은 터부 주제를 다뤘었다. 인간은 피부로만 이루어진 존재가 아니므로, 역시 총체적으로 살필 필요가 있다.

사람의 몸에서 일어나는 그 어떤 일도 의사인 내게는 낯설지 않다. 그러나 자신을, 자신의 몸을, 그리고 종종 자신의 정신을 매우 낯설어하는 사람들을 나는 매일 병원에서 만난다. 오랫동안 홀로 괴로워하고 부끄러워하고 그래서 침묵하는 사람들. 내밀한 곳에 생긴 종기, 가려운 엉덩이, 성병 의심, 침대에서의 문제, 몸에서 나는 냄새, 방귀, 변비, 과도하게 많은 털, 무좀 등등. 어떤 환자는 발가락이 "아주 괴상해져서" 한 달 내내 사우나와 수영장을 가지 못했다. 어떤 환자는 여자친구와 섹스 후 곧장 자기 집으로 돌아와야 했다. 마침내 진정한 사랑을 만났지만, 함께 잠들 수 없었다. 깊은 잠에 빠지면 혀가 목구멍을 막아 심하게 코를 골기 시작할 게 뻔했고, 코 고는 남자는 결코 낭만적이지도 에로틱하지도 않다고 생각했기 때문이다.

도대체 왜 사람들은 그렇게 오랫동안 주저하다 뒤늦게 병원에 올까? 대부분이 비슷한 이유에서다. "창피해서요. 드러내놓고 얘기하기가 너무 힘들었어요." "나쁜 병일까, 겁이 났어요." "저절로 없어질 줄 알았죠." 드러내놓고 얘기하기 곤란한 병일수록 사람들은 병이 저절로 나을 거라고 생각한다. 저절로 생겼으니 다시 저절로 없어질 거야. 애석하게도 많은 경우 그렇지 않다. 이런 병들은 병원에 오기까지가 힘들지, 정작 치료는 전혀 힘들지 않다!

"방법이 다 있지!" 내가 고장 난 기기나 설비 때문에 고민할 때마다, 수리사 친구는 언제나 이렇게 대답한다. 그리고 별일 아닌 듯 대충 살펴본 뒤 금세 원인을 찾아낸다. 특수 공구와 처음 보는 부속품이 등장하고, 짜잔, 세탁기가 다시 돌아가고 보일러가 다시 열을 낸다. 풀 수 없어 보였던 난제가 뚝딱 해결된다.

의사들도 그렇게 치료한다. 원인만 찾아내면 된다! 글자 그대로 벌레가 숨어 있는 곳만 찾아내면, 거의 항상 좋은 해결책이 있다. 우리 의사들은 늘 당신 편이고 당신의 신뢰를 소망한다. 물론, 자신의 몸과 정신을 남에게 드러내 보이려면 큰 용기가 필요하다. 의사들은 그것도 잘 안다. 그러나 확언컨대, 우리 의사들은 그 모든 것을 이미 듣고 보았고 어떤 것은 심지어 직접 앓았었다!

사적인 터부 주제를 얘기할 수 있는 용감한 사람만이 문제를 해결할 수 있다. 그러므로 이 책은 용기를 주는 책이다. 나는 당신을 돕고 싶다. 섹스 중에 당신의 질이 열정을 식혀버릴 때, 식사 뒤에 당신의 위가 갑자기 시끄러워질 때, 그리고 발기가 제대로 안 될 때, 당신의 몸에서 무슨 일이 일어나는지 설명하고자 한다. 대부분의 신체적 결점은, 어쩌면 당신이 부끄러워하는 그 결점은 실제로 아주 정상이거나 쉽게 없앨 수 있다. 단, 뾰루지와 기미를 없애기 위해 인터넷에서 산성용액을 주문하여 직접 바른 뒤 끔찍한 흉터를 갖게 된 예쁜 아가씨 환자처럼 직접 해결책을 찾지 말고 의사에게 갔을 때만 그렇다.

이제 신체적 터부를 감지하게 될 감각 영역을 산책해보자. 후 각, 촉각, 시각, 청각. 이 책을 다 읽은 뒤에 바라건대 당신은 깨 닫게 되리라. 우리는 혼자가 아니다! 혼자만 앓는 창피한 질병 이란 없다! 아무도 말하지 않았을 뿐이다. 그러니 재밌게 읽고, 감추지 말고 말하자!

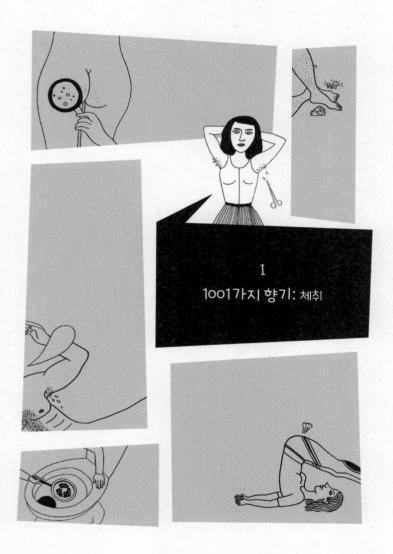

I
1001가지 향기: 체취

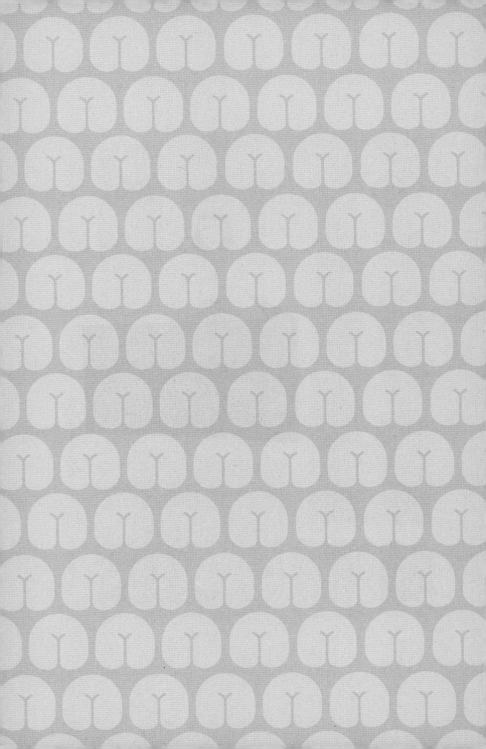

손으로 가린 입
: 입에서 나는 악취와 여러 냄새

추억의 옛날 그 시절, 광고가 아직 과감한 표현으로 소비자에게 겁을 주던 그 시절에, 한 남자가 민들레 홀씨를 입으로 부는 치약광고가 있었다. 민들레 홀씨는 남자의 입냄새 때문에 수백만 시청자들이 보는 앞에서 기절한다. 비슷한 유형의 광고가 또 있었다. 방금 사랑에 빠진 연인이 있다. 남자가 여자에게 뭔가를 속삭이자, 여자가 거의 기절할 듯이 눈을 치켜뜨고 기겁하여 뒤로 물러난다.

치약, 가글액, 구강 스프레이, 그 밖의 구취 제거제 판매에 이런 장면들이 어떤 효력을 냈는지는 말할 수 없다. 그러나 한 가지는 확실히 말할 수 있다. 입냄새는 누구에게나 최악이다. 우리는 냄새가 나는 사람을 만나면 이른바 지적 호기심에서 일단 신중하게 냄새를 맡는다. 하지만 입냄새라는 사실을 알아내자마자, 얼른 뒤로 물러난다. 우리의 석기시대 자아가 질병과 부패를 경고한다. 위험해!

흥미롭게도 여자들이 남자들보다 확실히 더 많이 냄새에 신경을 쓴다. 다행히 여자들은 적어도 냄새 고민을 의사에게 혹은 평소 고민 상담을 자주 해주는 친구에게 털어놓는다. 새로 사귄 남자친구와 에로틱한 밤을 보낸 다음 날 아침에 상쾌한 입냄새를 풍기려면 어떻게 해야 할까? 어떻게 해야 '모닝 키스'를 기분 좋게 할까? 여자들이 말하기를, 남자친구는 잠에서 깨자마자 곧바로 키스하지만, 자기들은 잠에서 깨자마자 제일 먼저 구취 제거용 사탕을 먹는다고 한다. 혹은 남자친구가 깨기 전에 조용히 욕실로 가서 급하게 양치질을 한다. 밤에도 입에서 박하향과 유칼립투스향이 나고, 과학이 기술하는 것처럼 '썩은 냄새'가 결코 나지 않는 신비한 존재로 자신을 잘생긴 남자친구에게 각인시키고자 한다.

입냄새는 두 가지 하위 개념으로 분류된다. '구강 내 구취(Foetor ex ore)'와 '구강 외 구취(Halitosis)'. 전자의 경우는 악취의 근원이 입안과 인후에 있고, 후자의 경우는 더 깊은 곳에 근원이 있어 콧바람에서도 악취가 날 수 있다. 입냄새를 측정하는 이른바 구취측정기가 있다. 측정기에 달린 빨대를 불면, 악취를 풍기는 황화물이 그 안에 얼마나 들었는지를 측정한다.

지구인의 25~50퍼센트는 최소한 특정 시간대에 사회생활이 불가능할 정도로 강한 입냄새를 풍긴다. 주변 사람들이 뒤로 물러난다. 이렇듯 입냄새는 세계적 현상이고 부끄러워할 까닭이 전혀 없다. 그럼에도 불구하고 입냄새는 입 밖에 내기 어려운 주제고, 어떤 사람에게는 공포증을 유발한다. 특별면담을 요청하는 자칭 구취 환자의 약 12~27퍼센트는 사실 심리치료가 필요한 경우다. 그들은 '구취 공포증'을 앓는다. 즉, 있지도 않은 입냄새를 두려워한다.

자기 입냄새를 스스로 인지하기는 매우 어렵다. 다른 사람에게 입냄새가 난다고 말하면, 자칫 상처를 주고 심지어 트라우마까지 남길 수 있으므로, 우리는 말해주는 대신 그냥 침묵한다. 물론, 나의 동료처럼 회진 전에 다른 의사에게 "뭐야, 아침에 죽은 쥐를 먹은 거야?"라고 인사하는 사람도 있긴 하다. 침묵은 당사자에게 사회적 고립을 선사할 뿐 아니라(주변 사람들이 거리를 두기 때문이다), 심각한 건강 문제도 초래할 수 있다. 입냄새를 그냥 두면, 다양한 질병 위험이 커진다. 병균에 의한 입냄새는 때때로 동맥경화, 심장마비, 두드러기, 가려움증, 건선, 치매 혹은 임산부의 조산으로 이어진다.

문제의 근원

입냄새의 근원은 아주 다양한데, 약 90퍼센트는 입안과 인후에 있다(구강 내 구취). 단 10퍼센트만이 폐, 위, 장 같은 내장기관이나 대사장애에 있다(구강 외 구취). 간단한 테스트로 이 둘을 구별할 수 있는데, 악취가 입에서만 나는지 아니면 코에서도 나는지 확인하면 된다. 코에서도 악취가 나면, 구강 외 구취로 진단한다.

입냄새의 주범은 박테리아다. 수백만 년에 걸쳐 우리 몸에 미생물 사회가 생겨났고, 미생물들은 기본적으로 우리와 평화의 공생관계를 이룬다. 우리와 미생물이 합쳐져 '전생활체holobiont', 그러니까 완전한 슈퍼유기체를 형성한다. 우리 입에만 최대 700종에 달하는 1천억 개 박테리아가 산다. 어떤 박테리아는 소화효소를 도와 음식을 분해하고, 어떤 박테리아는 그냥 자리만 차지한다. 장, 피부, 질 혹은 기관지에 서식하는 동료들과 마찬가지로, 구강 내 박테리아들도 병균의 침입을 막아 우리를 지켜준다. 그러나 불행히도 우리의 문명화된 생활방식 때문에 미생물 균형이 깨지고 결국 박테리아의 방어시스템이 약해질 수 있다. 동식물이 어우러진 연못 생태계와 똑같다. 특정 종이 지배권을 쥐고 다른 종들을 죽이거나 쫓아내면 생태계의 균형이 깨진다. 연못 생태계는 제 역할을 하지 못하고 무너지기 시작하고, 최악의 경우 연못이 말라버린다.

피부와 모든 점막과 마찬가지로 입안에도 좋은 박테리아와 나쁜 박테리아가 산다. 입안의 미생물 균형이 깨지면, 입에서 악취가 난다. 악취는 박테리아의 식단과도 관련이 있다. 박테리아는 점액, 죽은 점막세포, 단백질을 좋아한다. 냄새 분자는 황화물인데, 가장 유명한 황화물이 황화수소다. 황화수소는 달걀 썩는 냄새를 풍기고, 메틸메르캅탄은 썩은 양배추나 곰팡이 냄새를 만든다. 생선이나 육류 썩는 냄새 혹은 배설물 냄새는 생체 아민 때문인데, 시체독 카다베린이 생체 아민에 속한다. 이름과 냄새가 아주 잘 맞는다. 생체 아민은 단백질의 구성성분인 아미노산에서 이산화탄소가 분리될 때 발생한다.

구강 박테리아가 골칫거리인 이유 중 하나가 그들의 서식지다. 박테리아들은 입안 점막의 점액 속에서 상당히 아늑하고 안전하게 지낸다. 점액 속 박테리아는 쉽게 씻겨나가지 않는다. 세면기의 U자 배수관 내부와 비슷하다. 물과 각종 구강청결제가 계속해서 지나가도 박테리아들은 끄떡없이 그 안에 들러붙어 있다. 그래서 입안의 나쁜 박테리아는 제거하기가 매우 어렵다.

아침 구취

입냄새의 고전은 역시 아침 구취다. 우리 몸에 내장된 '세척기'가 밤에는 일을 중단하는 탓에 생기는 문제다. 그래서 글자 그대로 '입안이 바짝바짝 마른다'. 침에는 냄새 박테리아가 수십억 개나 산다. 침이 바짝 마르면, 편안한 침 냄새는 사라지고 고약한 냄새 박테리아만 남는다. 염전과 살짝 비슷하다. 물이 빠지고 나면 소금만 남는다. 입속의 침은 고마운 식기세척기처럼 매일 평균 1.5리터 물로 입냄새를 희석하고 박테리아를 씻어낸다!

물을 너무 적게 마셔서 입안이 마르면, 이런 희석과정이 충분치 않아 입냄새가 날 수 있다. 밤에 이런 일이 벌어진다. 침이 분비되지 않고 물 공급이 중단되면, 파렴치한 세균들이 이 기회를 이용해 거침없이 증식한다. 이때 애인에게 "잘 잤어? 사랑해"라고 속삭이면, 끔찍한 악취가 입에서 쏟아져나온다.

아침 구취를 막을 방법은 그리 많지 않다. 좋은 냄새가 나는 구강 스프레이 뿌리기, 물 마시기, 먹기, 양치질하기 정도가 전부다. 입안을 마르게 하는 특정 약을 먹거나 침샘 질환이 있으면 입냄새는 더욱 심해진다. 그러나 입냄새를 없애기 위해 우리가 할 수 있는 뭔가가 있다. 믿기 어려울 정도로 아주 간단한 방법이다. 입을 크게 벌리고 숨쉬기! 혼자 있을 때 하면 아주 좋다. 입안 생태계의 대부분을 차지하는 박테리아들은 혐기성이다. 그러니까 산소를 싫어하는 박테리아다. 그래서 이들은 홈에, 틈새에, 접힌 곳에 숨어 산다. 그러므로 말하고 숨 쉬는 것만으로도 벌써 악취 원흉의 일부를 쫓아낼 수 있다.

치주염과 충치

당연히 모든 박테리아를 이런 방식으로 추방할 수는 없다. 입안에는 그들을 위한 이상적인 은신처가 너무나 많다. 그리고 현대인은 입냄새의 새로운 근원을 만든다. 대표적인 박테리아성 구강질환은 충치와 치주염이다. 치주염이란 치주조직에 염증이 생기는 질환인데, 그 원인은 다양하다. 유전자, 면역체계, 위생관리뿐 아니라, 흡연과 음식도 중요한 역할을 한다. 치과의사는 들쩍지근한 치주염 냄새를 1미터 거리에서도 벌써 알아차린다. 게다가 환자가 웃을 때 염증으로 붉어진 잇몸이 드러나면, 진단은 명확하다.

광고모델이 사과를 베어 물었을 때 사과에 피가 묻어나고 "아침 사과, 힘차게 씹으세요!"라는 문구가 이어지는 치약광고가 있었다. 주로 잇몸 붕괴와 연결되는 심각한 치주염의 경우(악명 높은 치근막염이다), 아침 사과를 힘차게 씹기가 실제로 쉽지 않다. 우리의 치아는 턱뼈에 있는 작은 홈인 이른바 치조골에 뿌리를 박고 있다. 그러나 치조골 홈에 꼭 맞게 박힌 게 아니라, 뿌리 주위에 약간의 틈이 있다. 뿌리가 빠지지 않으면서 약간 탄력적으로 자리할 수 있도록 턱뼈의 골막에서 단단한 섬유조직이, 마치 서커스 텐트를 고정하는 팽팽한 밧줄처럼 사방에서 뻗어 치아를 지탱해준다. 그리고 건강한 잇몸이 고무 패킹처럼 뿌리 주위의 작은 틈을 밀폐한다. 음식 찌꺼기와 박테리아가 그 안으로 들어가면 안 되니까. 하지만 이 고무 패킹이 느슨해져서 치아에 밀착되지 않으면 공격적인 염증 박테리아가 즉시 그곳을 점령해 버린다. 그들의 염증 활동으로 치조골이 점점 파괴되고 치아 주변의 틈이 점점 더 깊어진다. 이렇게 깊은 곳까지 닿는 칫솔, 치실, 치간솔은 없다. 그 결과 입냄새가 나고, 잇몸에서 피가 나고, 치아가 흔들리고 최악의 경우 치아를 잃는다.

일단 틈이 아주 깊어지면 치과에 가는 방법밖에 없다. 치주염 치료를 받아본 적이 있는 사람은 최악의 식욕 저하를 알 것이다. 또한, 치주염 치료는 대학살과 같다. 대개 어금니와 잇몸 사이에 생긴 누런 물체는 불쾌한 냄새를 풍긴다. 그것은 끈적거리는 무색의 고전적 치태가 아니라 딱딱한 돌에 더 가깝다. 미생물들이 생체막을 제대로 굳혀놓았다. 만성 염증은 신체를 괴롭힌다. 신체는 병원체의 확산을 막기 위해 끊임없이 경고하고 필사적으로 노력한다. 흡연, 스트레스, 과음, 몇몇 질병들, 약물, 균형을 잃은 장환경이 신체의 이런 방어 노력을 방해한다. 흡연자가 치주염을 앓을 위험은 비흡연자보다 15배나 높다. 좋은 박테리아들이 흡연 때문에 죽고, 나쁜 박테리아들이 증식한다. 위협적인 잇몸염증의 경고신호는 잇몸 출혈이다. 그러나 흡연자의 경우 이런 중요한 조기 경고신호가 없다. 니코틴이 혈관을 오그라들게 하기 때문이다. 그러므로 흡연자의 입에서는 담배 냄새뿐 아니라, 치주염의 들쩍지근한 단내도 강하게 난다.

박테리아의 또 다른 서식지

박테리아에게 우리의 입은 진정한 '엘도라도'이다. 충치, 망가진 충전재, 자리를 잘못 잡은 크라운과 브릿지, 깨끗이 닦이지 않은 틀니 등은 박테리아에게 이상적인 보금자리를 제공하고 넉넉한 입냄새를 마련한다. 혀를 자세히 살펴보면, 표면이 울퉁불퉁한데, 박테리아에게 이런 혀는 맘 놓고 뛰어놀 수 있는 푹신푹신한 카펫과 같다. 카펫의 털 사이사이처럼 혀에는 틈새가 아주 많고 그래서 입냄새 위험도 아주 크다. 단독주택보다 고층아파트에 더 많은 사람이 거주하는 것처럼 혀에 박테리아들이 많이 서식한다. 실제로 구강 내 구취의 80~90퍼센트는 혀가 근원이다.

울퉁불퉁한 표면을 가진 혀만 입냄새를 돕는 건 아니다. 편도의 표면 역시 안락한 보금자리가 될 작은 틈새가 아주 많다. 이곳에 죽은 세포, 점액, 음식 찌꺼기, 박테리아들이 쌓인다. 음식을 씹을 때 일반적으로 이 틈새가 비워지지만, 한편으로 음식물과 침에 함유된 칼슘염이 침전물을 통째로 굳힐 수 있다. 그 결과가 편도결석이고, 이것은 비록 무해하지만 입냄새의 근원이 될 수 있다. 편도결석은 어떨 땐 아주 작고 어떨 땐 완두콩만 하고 연노랑에 가까운 연두색이다. 편도결석은 아주 다양해서 말랑말랑한 것도 있고 쉽게 부서지는 것도 있고 돌처럼 딱딱한 것도 있다. 가장 골칫거리인 냄새는 썩은 달걀을 연상케 한다.

편도결석이 때때로 편도염증의 노란 고름 덩어리로 혼동되기도 하는데, 편도염증은 고전적인 기관지감염처럼 (불편하게 들쩍지근한) 악취를 풍기지만, 더불어 붓고 열이 나고 붉어진다.

식습관

건강하고 매력적인 몸매를 위해 다이어트를 하려는 사람은 대개 단식을 결심하거나 '무탄수화물' 원칙에 따른 케톤생성 식이요법을 선택한다. 당분이 공급되지 않으면, 몸은 지방을 태워 에너지를 생성한다. 간이 지방을 글루코제 대체물인 케톤체로 바꾼다. 케톤생성 식이요법에서는 빵, 국수, 감자, 곡물, 달콤한 과일, 우유, 꼬투리열매, 과자류를 먹지 않는다. 말하자면 케톤체는 심장, 근육, 신장, 뇌가 기아 기간에도 계속 일할 수 있기 위한 비상수단이다. 케톤체 생성에 성공한 사람은 살이 빠진다. 하지만 케톤체 때문에 입에서 아세톤이나 과일 풍선껌 냄새가 난다. 이런 냄새는 코에서도 난다. 이것이 신진대사과정에서 생기기 때문이다. 그러나 근육을 키우기 위해 단백질이 풍부한 음식을 섭취하는 사람들도 입안의 특정 박테리아를 돕는다. 이 박테리아들은 단백질을 주식으로 먹는데, 단백질이 분해되면서 입 냄새가 난다.

오랜 기간 단식을 해본 사람은, '굶주린 호흡'의 퀴퀴하고, 쌉쌀하고, 심지어 썩는 냄새를 잘 알 것이다. 음식은 입안과 혀의 박테리아 서식지를 쓸고 닦는 기능도 하기 때문이다(그런 '음식 청소'가 중단되니 입에서 냄새가 나는 게 당연하다!). 그러므로 정기적인 음식 섭취가 입냄새를 예방하는 효과적인 방법일 수 있다. 마늘과 양파를 너무 많이 먹지만 않는다면 말이다. 마늘과 양파는 술처럼 입과 코 모두에서 냄새가 난다. 그리고 치즈, 응유치즈, 양배추, 고추냉이, 자우어크라우트, 커피, 샴페인은 입에 도달하자마자 곧장 냄새를 풍긴다. 그러므로 샴페인 축배 때는 다른 손님들에게 너무 가까이 가지 않는 게 좋다.

입을 떠나 아래로 이동한 음식물이 불편한 결과를 초래할 수도 있다. 고약한 냄새를 풍기는 트림과 방귀 그리고 빈 위장에서 나는 꼬르륵 소리는 무해한 생리현상일 수 있지만, 질병의 징후일 수도 있다. 혹은 헬리코박터 파일로리라는 박테리아가 위염을 일으키면 숨에서 시큼한 토사물 냄새가 난다. 횡격막이 꽉 조여져 식도가 충분히 오므려지지 않으면 입냄새가 심해지고 위액이 역류한다. 악취를 풍길 수 있는 그 밖의 질환으로는 당뇨, 천식, 간장병, 신장병, 폐농양, 터진 종양, 췌장액 부패 등이 있다. 따라서 훌륭한 의사는 환자를 문진할 때 언제나 냄새도 같이 맡는다. 그리고 오줌이나 간 냄새 혹은 썩은내를 연상시키는 숨을 감지한다.

구취 제거법

악취의 근원이 입안과 인후에 있는 구강 내 구취라면, 당연히 구강위생이 도움이 된다. 구강위생의 대표는 역시 양치질이다. 칫솔 및 치약광고의 주장과 달리, 어떤 제품을 쓰든 충치 예방 효과에는 큰 차이가 없다. 실험실 상황에서 혹은 손이 불편한 사람이라면 전동칫솔을 고려해볼 수 있지만, 실상 전동칫솔은 치아에 별다른 큰 이점이 없다. 오히려 진동이 불편할 수도 있다. 그러므로 늘 쓰던 익숙한 칫솔을 당당하게 사용하면 된다. 다만, 너무 억센 칫솔모보다는 중간 혹은 부드러운 칫솔모가 좋다. 강한 마찰과 압력은 잇몸을 부드럽게 마사지해주기는커녕 오히려 잇몸을 괴롭히고 해쳐서, 결국 잇몸이 겁을 먹고 점점 주저앉는다. 그러면 박테리아들이 환호하고 밖으로 드러난 예민한 치주가 치통으로 괴로움을 전한다. 게다가 거친 칫솔질은 치아 표면의 법랑질도 훼손한다.

그러므로 올바른 칫솔질이 중요하다. 붉은색(잇몸)에서 흰색(치아)쪽으로 부드럽게 쓸거나 원을 그린다. 양치질 시간을 굳이 스톱워치로 잴 필요는 없다. 치아 곳곳을 꼼꼼히 닦으면 되고, 치아 사이도 잊어선 안 된다. 권장된 3분이 아니라 2분 안에 이 과정을 모두 끝낼 수 있다면, 정말 놀라운 실력이다! 박수를 보낸다!!

치아 법랑질은 우리 몸에서 가장 단단한 물질로, 칼슘과 인산염을 주성분으로 하는 하이드록시아파타이트와 불화물이 법랑질의 대부분을 차지한다. 법랑질은 음식과 씹는 동작의 다양한 공격으로부터 우리의 치아를 보호한다. 이것이 손상되면 그 아래에 있는 상아질이 온도와 산의 공격에 무방비 상태로 노출된다. 레몬 음료, 과일주스 그리고 에너지드링크 같은 특정 음식물이 치아미백제처럼 법랑질을 녹일 수 있다.

우리의 몸은 방어기제를 마련해두었다. 하이드록시아파타이트의 정량은 따로 추가가 안 되기 때문에, 침이 늘 칼슘과 인산염을 공급하여 보호막에 난 작은 흠집을 메운다. 그런데 침 성분 역시 우리가 먹는 음식에 좌우된다. 패스트푸드 탄수화물 문명 음식이 예를 들어 충치균(스트렙토코쿠스 무탄스)을 발생시킨다. 이 충치균은 당분을 점액질로 바꾸고, 이 점액질이 치아에 달라붙어 탄수화물 발효를 통해 산을 형성한다. 평소 6이었던 입안 pH 농도가 아주 시큼한 수준인 5 밑으로 떨어지고, 염산 테러로 녹아내린 이탈리아 대리석처럼 법랑질이 녹는다. 그리고 상아질과 마찬가지로 법랑질에도 미세한 운하가 있다. 법랑질은 시고, 차고, 뜨거움을 이 운하를 통해 재빨리 치아 중심부에 보고한다. 치아 중심부에는 치수라고 불리는 살아 있는 물렁살이 있다. 수많은 혈관과 신경조직이 지나기 때문에 치수는 글자 그대로 치齒 떨리게 느낄 수 있다…… 장환경이 나쁘면 음식에서 칼슘을 제대로 흡수하지 못하고, 그러면 치아에서 칼슘 결핍이 생긴다(이 얘기는 과민성 대장증후군을 다룰 때 자세히 살피기로 하자).

식사 후 이를 닦는 것은 의미 있는 일이다. 하지만 새콤한 음식을 먹은 뒤에는(가령 사과 같은) 식탁에서 일어나자마자 곧장 욕실로 가지 않는 편이 낫다. 음식에 함유된 산이 침에 의해 중화되어 효력이 약해질 때까지 30분에서 60분을 기다렸다가 양치질을 하는 것이 가장 좋다.

올바른 치약을 고르는 것도 중요하다. 다양한 치약에 수많은 물질이 혼합되어 있다. 연마제, 계면활성제, 물, 거품제, 결합제, 보습제, 방부제, 향료, 아로마 오일, 염료 그리고 법랑질을 다시 굳히기 위한 불화물, 칼슘, 인산염. 이런 광물들이 충치를 예방하고 입냄새를 막아주고 입안에 틈이 생기지 않게 해준다.

불화물은 친환경 분야에서 논란이 되고 있다. 불화물은 지표면에, 물에, 인체에, 특히 뼈와 치아에 있는 자연 염분이다. 불화물은 무엇보다 녹차와 홍차, 호두, 청어, 버터, 통밀, 메주콩, 그리고 당연하게 미네랄워터에 들어 있다. 그러나 늘 그렇듯 용량이 독을 만든다. 불화물을 너무 많이 섭취하면, 인체에 해가 되고 독이 될 수 있다. 치약의 불화물이 인체에 독이 되려면 대략 20통을 한꺼번에 먹어야 한다!

팩트만 말하면, 불화물은 산 발생을 억제하고, 치아를 효과적

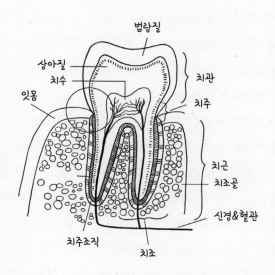

〈치아의 구조〉

법랑질

상아질
치수
잇몸

치관

치주

치근
치조골

신경&혈관

치주조직
치조

으로 단단하게 하고, 충치를 예방한다.

그래서 치과의사들 사이에 다음
과 같은 농담이 유행한다. "불
화물이 두렵다면 모든 치아를
불소치약으로 닦지 않아도 됩
니다. 보존하고 싶은 치아만 닦
으세요." 침에 함유된 칼슘보다는

〈치아 단면〉

잇몸고랑
잇몸

상아질
법랑질

치주조직

백악질
턱뼈

치아에 직접 닿는 치약의 불화물이 법

랑질의 미세한 손상을 더 잘 수리한다. 불화물은 '닿기만' 해도 효과를 내므로 치아를 위해 굳이 치약을 먹을 필요는 없다. 그러므로 아기들에게 종종 처방되는 불소 소금, 불소 물 혹은 심지어 불소 약은 권장할 일이 못 된다. 불화물은 입안에 있을 때만 효과를 낸다. 일단 삼켜지면 아무 쓸모가 없다. 그러므로 치아가 없는 유아에게 불화물 처방은 정말로 무의미하다. 치아가 밖으로 나오고 턱뼈에 단단히 박혀 있을 때 비로소 불화물이 치아를 강화할 수 있다. 불소치약 하나면 법랑질 강화는 충분하다.

한눈에 조망이 안 될 만큼 수많은 치아 위생용품이 시장에 있다. 우리끼리 얘긴데, 성능이 거의 다 비슷비슷하다. 정답은 성실한 관리에 있다. 마법은 없다. 건강한 치아에는 무엇보다 건강한 식습관, 올바른 칫솔질 그리고 적합한 치약이 중요하다. 치주가 드러났을 때는 섬세한 치약, 치아 변색에는 미백 치약, 어린이에게는 맛 좋고 향 좋은 치약을 쓰면 된다.

치실은 칫솔이 닿지 못하는 곳을 담당한다. 매일 혹은 이틀에 한 번은 치실을 사용해야 한다. 약간 거칠고 왁스가 칠해지지 않은 치실이 치아 사이를 청소하기에 가장 효과적이다. 치아 사이가 넓거나 브릿지를 한 경우에는 특수 치간솔이 적합하다. 모든 치아를 꼼꼼하게 깊은 곳까지 닦는 것이 중요하고, 특히 분홍색 치간유두 양쪽을 잊으면 안 된다. 치실과 치간솔을 사용하면 세균성 플라크를 제거할 뿐 아니라, 틈새로 공기가 통하여 혐기성

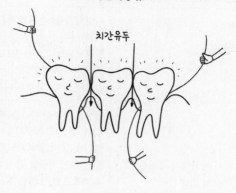

〈치실 사용법〉

치간유두

그러니까 공기를 싫어하는 악취 및 부패 박테리아를 괴롭히고 무력화시킬 수 있다. 솔에 피가 묻어난다면, 그것은 너무 세게 닦았다는 표시가 아니라 잇몸에 염증이 있다는 증거다. 그러니 계속 열심히 닦아라!

양치질 때 당연히 혀도 닦아야 한다. 연구에 따르면, 혀를 닦는 데는 칫솔보다 플라스틱이나 금속 긁개가 더 효과적이다. 가장 효과적인 것은 솔인데, 뭔가가 혀 안쪽 깊은 곳을 누르자마자 바로 구역질이 나는 사람들이라면 연습이 필요하다. 혀를 약간 내밀고 닦으면 조금 더 수월하다. 치약을 묻혀서 혹은 치약 없이 최소한 열 번을 문질러야 한다!

그밖에 도움이 될 만한 것들

가글액	• 아연화합물: 냄새 박테리아를 억제한다. • 항균제(클로르헥시딘, 트리클로산): 박테리아를 죽인다. • 아로마 오일: 입에 뿌리는 향수
아유르베다 의학에서 유래한 오일풀링	• 생으로 추출한 참기름, 해바라기씨 기름, 천연 코코넛기름이 클로르 헥시딘 못지않게 효모균 칸디다 알비칸스, 치주염, 충치박테리아를 효과적으로 억제한다. • 아침으로 식사 전에 한 숟가락을 입에 넣고 10~20분 동안 치아 곳곳을 헹군 뒤 뱉어낸다.
치과 정기검진	• 치아, 충전재, 크라운, 틀니를 정기적으로 치과에서 점검하고 치료한다. • 치주 관리: 1년에 두 번 • 치석을 제거하고 박테리아가 파고들 틈새를 줄인다.
들뜬 잇몸에 생긴 치주염 치료	• 긁어내기 • 수술이 불가피하거나 항생제를 복용해야 할 때도 있다.
장환경 개선	• 섬유질과 프로바이오틱스가 구강 환경을 강화하고 병원체를 몰아낸다.

잘 관리된 치아가 인간관계에서 얼마나 중요한지, 얼마 전 한 의학학회 전야제에서 직접 경험했다. 모든 강연자가 편안한 분위기에서 성대한 만찬을 즐기며 직업적으로 혹은 사적으로 교류하기 위해 한곳에 모였다. 정말로 잘생긴 의사가 내 옆자리에 앉았다. 날씬한 몸매, 백발이 언뜻언뜻 섞인 풍성한 모발, 말끔한 복장. 금세 대화를 시작했는데 그가 함박웃음을 짓는 순간 뭔가 이상했다. 오른쪽 윗니 하나가 없었다. 그러나 놀랍게도 그는 손으로 입을 가리지 않았고, 구멍에 대해 언급하지도 않았다. 나라면 분명, "이거, 죄송합니다. 저도 정말 불편해요. 치료 중이라 어쩔 수가 없네요"라고 말했을 터이다. 의사들끼리니 그 정도는 서로 얘기할 수 있지 않을까…… 아무튼 모든 것이 이상했다.

다음 날 아침, 이빨 빠진 교수가 강단에 올랐다. 그날의 메인 강연자였다. 나는 기대에 차서 첫 줄에 앉았고, 믿기지 않겠지만, 그의 치아가 돌아왔다! 구멍이 없었다! 치아가 돌아오자 그가 다시 매력적으로 보였다. 나는 점심 식사를 고대했다. 다시 한번 새로운 눈으로 그를 보고 싶었기 때문이다. 그러나 안타깝게도 점심 수프가 나온 그 순간에, 치아가 다시 사라졌다. 그러니까 이 남자는 끼웠다 뺐다 할 수 있는 치아를 가졌다. 동료들과 대화할 때는 빼고 큰 무대에서 강연할 때는 다시 끼웠다. 본인 치아니 본인 맘대로 하는 거야 뭐라 할 수 없지만…… 적어도 그런 상태로 여자에게 작업을 걸어선 안 된다!

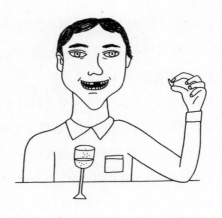

　말을 살 때는 치아 상태를 살피고 그것으로 건강상태와 나이 등 중요한 정보를 파악한다. 사람도 잘 관리된 치아는 젊음과 건강을 상징하고, 자기 관리에 주의를 기울인다는 인상을 준다. 만약 치열에 구멍이 있거나 전체가 형편없는 상태라면, 그에 합당한 결론을 내릴 수밖에 없다.

　악취에 대해 더 많이 알고 싶다면, 책장을 계속 넘기면 된다. 몸에서 나는 악취는 손으로 가려지지 않는다. 차라리 손을 크게 흔들어 널리 알리는 편이 나으리라…….

뿡뿡, 부글부글

: 방귀, 과민한 대장, 피부 지하
주차장에서 나는 여러 악취

고급 레스토랑에서의 만찬. 부룩~. 우아하게 차려입은 여자 쪽에서 방귀 소리가 난다. 여자는 맞은편에 앉은 남자를 속이기 위해 의자로 시끄럽게 바닥을 긁는다. 방금 난 소리가 의자에서 난 거라 믿기를 바라면서. 이때 맞은편 남자가 말한다. "소리는 덮는다 해도, 냄새는 어쩔 거야!"

방귀, 엉덩이에서 배출되는 독가스, 소화 잡음, 부글대는 아랫배, 때때로 설사. 확실히 불편한 일이고 감추고 싶은 터부다. 연인 사이의 결정적 진도를 첫키스가 아니라 첫방귀로 보는 데는 다 이유가 있는 거다…… 방귀가 너무 고약해서 혼자 살 수밖에 없다고 생각하는 환자가 있었다. 그는 방귀가 나오려 하면 화장실로 가서 엉덩이를 양손으로 벌리고 엄청난 가스를 배출해야 한다고 했다. 독신으로 살면 몇몇 창피한 상황은 면하겠지만, 방귀 때문에 혼자 살아야 한다는 한심한 결론을 나는 절대 용납할 수 없다! 방귀 때문에 독신으로 살아야 한다면 세상은 온통 외로운 외톨이로 가득할 테니까…….

대장이 보내는 알람

걸핏하면 투덜대고 화를 내는 과민한 대장이 생각보다 많다. 독일인 약 70퍼센트의 대장은 자주 툴툴대고 부글대고 때로는 불편할 정도로 심한 복통을 일으킨다. 대장 문제는 남자보다 여자가 월등히 많다.

지금까지 밝혀진 바에 따르면, 여성호르몬이 분비량에 따라 다양한 방식으로 장에 영향을 미치는데, 예를 들어 에스트로겐과 프로게스테론은 변비를 유발할 수 있다. 임산부는 변비의 고통을 잘 안다. 생리 기간에는 조직호르몬이 분비되어 자궁을 비우는데, 이때 장에 경련이 발생하고 가스가 차고 설사가 날 수 있다. 또한, 심신상관 증상으로 여겨지는 과민성 대장증후군을 남자보다 여자가 많이 앓는다고 보는 견해도 있다. 정치적 올바름과 상관없이, 이런 견해는 여자가 남자보다 특히 더 예민하다는 뜻이 아니라 스트레스, 근심, 분노가 남자보다 여자의 소화 기능에 더 빈번히 영향을 미친다는 뜻이다.

일반적으로 호르몬과 장환경이 정신에 영향을 미친다. 장환경이 건강하면 좋은 박테리아가 에스트로겐 생산을 돕는다. 중요한 것은 식습관이다. 과민성 대장증후군을 앓는 여성들이여, 당신의 여성성을 위해 식습관에 주의하라! 이 얘기는 나중에 자세히 다루기로 하자.

애석하게도 장가스는 맘대로 조절이 안 된다. 정말로 곤란한 순간에 밖으로 배출되기 일쑤고 냄새마저도 아주 고약하다. 기차에서, 엘리베이터에서 혹은 운동을 하다 방귀를 뀌어본 사람이라면 그것이 얼마나 창피한 일인지 잘 알 것이다. 이 문제를 해결하기 위해 인터넷 쇼핑몰에서 기발한 상품을 판다. 방귀에서 장미향이 나게 하는 캡슐과 활성탄소필터가 달린 이른바 냄새 먹는 팬티! 건강한 사람은 하루에 대략 열 번에서 스무 번씩 방귀를 뀌고, 이때 0.5~1.5리터의 장가스를 배출한다. 방귀는 입으로 흡입한 공기와 소화박테리아가 만든 가스로 이루어져 있다. 섬유질이 많은 음식을 분해할 때 가스가 많이 발생한다. 콩, 양파, 양배추 그리고 여러 탄수화물이 가스를 막대하게 증가시킨다. 짧고 강한 방귀는 최대 시속 4킬로미터로 재빨리 배출되고, 길고 약한 방귀는 시속 0.1킬로미터로 은근하게 배출된다. 은근한 방귀가 특히 고약한 냄새를 풍기는데, 박테리아가 시간을 많이 들여 꼼꼼하게 소량으로 농축하여 생산했기 때문이다. 반면 대충대충 생산되어 충분히 부패하고 발효되지 못한 대포 방귀는 냄새가 많이 안 난다. 방귀가 빨리 진동하면 소리는 고음이고, 느리게 진동하면 저음이다. 가스의 양과 압력뿐 아니라 괄약근의 탄력도 방귀 소리에 큰 역할을 한다. 그리고 방귀에 불이 붙는다! 직접 실험해본 친구가 있었고, 이 재미난 친구는 팬티를 입은 채로도 방귀에 불을 붙일 수 있음을 확인했다. 다만, 애석하게도 팬티까지 불에 탔다.

질소, 이산화탄소, 산소, 악취를 풍기는 유황화합물, 특별한 냄새를 제공하는 휘발성 단쇄지방산(사슬이 짧은 지방산)이 가연성 기체인 수소와 메탄에 더해져서 이런 지옥불을 만든다. 특히 육류, 달걀, 생선 같은 단백질을 많이 먹었다면 냄새가 더욱 강렬하다. 최신 연구에 따르면, 방귀에 함유된 썩은 달걀 독가스는 소량일 경우 오히려 건강에 유익할 수 있다. 그것은 세포를 보호하고 재생하며 당뇨, 심근경색, 뇌졸중, 치매, 동맥경화, 노화를 막는다. 병든 체세포는 자기보호를 위해 소량의 황화수소를 배출하고, 그것이 세포공장 미토콘드리아를 보존하여 자신을 구한다. 이 가스가 방귀 형태로도 같은 구원 효과를 내는지는 증명되지 않았다. 그러니 반대 증명이 나오기까지는, 파트너의 건강을 위해 순수한 사랑의 징표로 방귀를 뀐다고 생각해도 되지 않을까?!

헛배 부름 혹은 복부팽만, 의사가 뭐라고 부르든, 장가스가 어떤 이유에서 즉시 배출되지 못하면, 상당히 불편할 뿐 아니라 통증을 동반하는 경직을 유발할 수 있다. 여기에 변비나 설사가 추가되면 반드시 의사와 상의해야 한다. 완전히 무해한 것에서 심각한 질환까지 그 원인이 아주 다양하기 때문이다. 의사들이 '나쁜 친구'라고 부르는 증상, 그러니까 방귀를 뀔 때 똥이 같이 나오는 증상은 대장암의 징후일 수 있다. 이런 경우 '뒷문 센서'가 방귀와 똥을 구별하지 못하고, 항문의 폐쇄 메커니즘이 무너진다.

알레르기와 불내증

식품 알레르기가 고창증(복부팽만, 북처럼 생긴 창자라는 뜻이다)의 한 원인일 수 있다. 복부팽만과 설사로 힘들어하는 환자들이 빈번하게 불내증을 의심하고 상세한 알레르기 테스트를 청한다. 그러나 진짜 식품 알레르기는 예상보다 빈번하지 않다. 연구에 따르면, 독일인 20퍼센트가 스스로 식품 알레르기가 있다고 생각하지만, 약 3퍼센트만이 진짜 식품 알레르기 환자다. 알레르기 테스트 방식은 다양하다. 예를 들어 노출 테스트의 경우, 각각의 식품이 어떤 반응을 일으키는지 차례대로 피부에 직접 발라본다. 알레르기 검사용액을 쓰기도 하고 혹은 작은 금속 날을 사과 같은 의심 식품에 찔러넣은 다음 그것을 피부에 댄다. 이때 조직에서 히스타민이 분비되고, 모기에 물린 것처럼 재빨리 붉어지면서 두드러기가 생기면, 급성 알레르기를 뜻한다. 조금 더 비싼 검사도 있다. 혈액분석으로 알레르기 항체인 이른바 IgE 항체를 검사한다.

일부 자연치료요법사와 의사들은 장질환 환자들에게 다른 종류의 항체 검사를 권한다. IgE항체가 혈액에 있다는 것은, 면역체계가 (식품에 들어 있는) 낯선 단백질과 접촉한 경험이 있다는 뜻이다. 이런 일은 자주 발생하고 특히 약해진 장환경에서는 이상한 일이 아니므로 테스트 결과가 종종 양성으로 나온다. 그러나 이것은 알레르기와 무관하다. 알레르기는 아니지만, 아무튼 여러 식품을 제대로 소화하지 못한다는 뜻이다. 그래서 앞으로 피해야 할 식품 목록이 정해진다. 하지만 이것은 논란이 되는 권고인데, 진짜 알레르기 반응이 아니기 때문이다. 알레르기 협회는 이 테스트를 부당행위로 규정한다. 환자의 불안감을 키우고 영양실조를 유발할 위험이 있다는 것이다.

IgE항체를 통해 진짜 식품 알레르기가 입증되면 해당 식품은 영구적으로 피해야 한다.

알레르기보다 훨씬 더 빈번한 다른 원인이 있다. 예를 들어 과당불내증 혹은 유당불내증. 소장에서 효소가 충분히 쪼개 흡수시키지 못하면 과당이나 유당은 다량으로 대장에 도달하여 그곳에서 수분을 흡수하고 박테리아에 의해 발효되어 복통, 복부팽만, 설사를 일으킨다. 과당 섭취 용량에 한계가 있다(35~50그램). 그래서 사과주스 두 번째 잔부터는 복통 위험이 있다. 과당 셔틀 기능이 원활하지 않으면 25그램 이하에서 벌써 복통이 생긴다. 이런 빈번한 문제는 음식물을 통한 과당 섭취(식용 설탕은 최대 절반이 과당이다) 감소와 장환경 강화로 해결할 수 있다. 반면, 유전적 소화효소 알돌라제 B 결핍에 의한 과당 소화 장애는 아주 드물다. 이런 중증 질환은 구토와 저혈당을 동반하고, 심하면 혼수상태에 이른다.

유전적 소화효소 락테이스 결핍에 의한 유당 소화 장애는 거의 모든 아시아인에게 있고, 남유럽은 최대 70퍼센트, 중유럽은 20퍼센트, 그리고 스칸디나비아에는 거의 없다. 사실, 이것은 질환이 아니다. 우유는 어른을 위한 필수 음식이 아니므로 유제품을 피하거나 아주 소량만 먹고, 유당이 함유되지 않은 제품을 사면 된다. 또한, 결핍된 효소를 영양제로 보충할 수도 있다.

마트 진열대에 '무無글루텐' 제품들이 그렇게 많은 걸 보면, 자가면역질환인 셀리악병이 매우 널리 퍼져 있는 것 같다. 그렇게 가정해도 될 것 같다. 그러나 실제로 0.5~1퍼센트만이 이 병을 앓는다. 셀리악병의 경우, 면역체계는 하얗고 끈적한 글루텐 구성요소와 이것을 분해하는 체내 효소를 공격한다. 이때 소장 점막 내 섬모가 소실되고 강한 염증이 생긴다. 글루텐은 여러 곡류(밀, 스펠트밀, 호밀, 보리, 귀리, 일립계밀, 엠머밀, 호라산밀)에 들어 있고 여러 음식에서 결합제 구실을 한다. 그러나 셀리악병이 아니더라도, 곡류는 오늘날처럼 다량으로 섭취되면 소화가 잘 안 된다. 아밀라아제 트립신 억제제(ATI)라는 살충제가 함유된 현대의 밀은 면역체계의 과잉행동을 유발할 수 있다. 게다가 공장에서 도정된 곡류에는 섬유질과 미량영양소가 너무 적게 들어 있다.

공장에서 대량으로 신속하게 생산된 빵은 소화가 잘 안 되는 경우가 많은데, 여기에 들어 있는 탄수화물 비슷한 당류는 소장에서 소화되어 흡수되지 않고 그대로 대장에 도달하여 대장박테리아에 의해 분해되고 발효되기 때문이다. 그럼에도 빵을 포기할 수 없다면, 전통 방식으로 만들어진 빵을 사라. 좋은 (시큼한) 반죽에서 몇 시간에 걸쳐 발효유산균과 효모에 의해 분해된 탄수화물이 빵의 소화력을 높인다.

사실은, 약 1만 년 전에 인류가 정착생활을 하면서부터 곡류가 식단에 올랐기 때문에, 진화는 곡류에 적응하고 대비할 충분한 시간이 없었다. 그것은 나의 경험과도 정확히 일치한다. 환자들이 곡류와 특히 밀가루 섭취를 줄이거나 완전히 끊으면, 피부질환뿐 아니라 대사질환과 내장질환이 아주 빨리 낫는다. 비록 셀리악병이 아니더라도, 곡류에 들어 있는 글리아딘이 자극물질의 장점막 투과성을 높이고 염증시스템을 활성시킨다. 그 증상이 과민성 대장증후군과 일치한다.

어떤 경우든, 장점막을 재생하고 동시에 장환경을 개선하기 위해 노력해야 한다. 히스타민과 그것과 유사한 신경전달물질을 제대로 분해할 수 없어 장질환을 앓는 사람들도 마찬가지다. 히스타민 불내증은 장환경이 훼손되었다는 징후인 경우가 많다. 그러므로 장질환의 진단은 광범위할 수밖에 없다. 알레르기 테스트, 복부장기 초음파, 혈액 및 대변검사 그리고 위내시경과 대장내시경이 필요하다. 이때 의사들은 소화기질환이나 헬리코박터 파일로리균이 있는지 확인한다. 앞에서 말했듯이 이 균은 위염의 주요 원인으로 알려졌지만 위와 십이지장 궤양을 일으킬 수도 있다. 배 윗부분이 더부룩하고, 식사 후 속이 갑갑하고, 신물이 올라오고, 속이 쓰리고, 헛배가 부르면 헬리코박터 파일로리균이 위에 살고 있을 확률이 높다. 이 균은 요소로 알칼리성 암모니아를 생산하여 몸에 두름으로써, 공격적인 위산으로부터 자신을 보호한다. 암모니아 생산 때 이산화탄소가 발생하는데, 검사용 특정 요소를 환자가 미리 복용하면 호흡검사로 이 균의 유무를 밝혀낼 수 있다. 그러나 대변검사나 위내시경 혹은 혈액검사로도 이 골칫거리를 찾아낼 수 있다.

과민성 대장증후군

이 모든 검사에도 아무런 결과가 나오지 않으면 과민성 대장증후군, 그러니까 정확한 유기적 원인이 없는 장질환일 확률이 매우 높다. 이 병은 때때로 놀림을 받고 '별난 병'으로 무시되지만 진지하게 받아들여야 하는 진단이다. 이런 대장 기능 장애를 지원하는 몇몇 원인들이 그사이에 밝혀졌다. 스트레스와 심리적 부담, 장신경계 손상, 감염에 의한 장환경 변화, 잘못된 식습관, 운동부족, 수면부족 등등.

좋은 소식 하나! 과민성 대장증후군은 아주 불편한 병이지만 다행히 위험한 병은 아니다. 과민성 대장증후군은 일종의 배제 진단이다. 그러니까 다른 원인을 찾을 수 없을 때 내리는 진단이므로 치료에서는 증상 완화와 균형 회복에 중점을 둔다. 또한, 환자마다 다 다를 수 있으므로 보편적 처방은 없다.

대장을 위하여

커피와 콜라를 멀리하고 담배를 끊자. 밀가루, 패스트푸드, 당류, 색소, 방부제, 농약 오염 식품을 식단에서 없애자. 소금을 줄이자. 소금 1일 최고권장량은 5그램이다. 그러므로 깎아 담은 찻숟가락 하나를 넘겨선 안 된다.

처방전 없이 구할 수 있는 자연 완화제가 있다. 차(캐러웨이, 카밀레, 홍차, 회향, 박하, 생강, 레몬밤), 의료용 점토, 탄닌 캡슐, 파파야. 장 통증을 유발하는 기포를 제거하는 소포제 혹은 항경련제 같은 의약품도 처방전 없이 약국에서 구할 수 있다. 그러나 이런 의약품은 증상만 완화할 뿐 원인까지 치료하진 못한다. 매일 물이나 차를 2리터 이상씩 마시면 배변에 도움이 된다. 정기적인 운동이 장 내용물의 순조로운 행진을 돕는다. 장신경과 장근육의 활동을 돕는 마그네슘도 인기 있는 비법에 속한다. 무엇보다 장환경을 관리해야 한다. 장환경은 과민성 대장증후군 치료에서 중요한 열쇠고, 장질환의 주요 원인으로 추측된다. 가장 현대적인 접근법은, 특수 실험실에서 우리의 자랑스러운 최종 대사 산물인 대변을 분석하는 것으로 시작된다. 장환경이 균형을 잃으면 대변에서 티가 나기 때문이다.

과민성 대장증후군 환자들의 대장에는 좋은 박테리아가 너무 적고 나쁜 박테리아가 너무 많다. 한마디로 장박테리아 균형이 깨졌고, 건강하고 튼튼한 장환경을 잃었다. 그 결과 점막 장벽에 미세한 염증이 생기고 구멍이 뚫려 투과성이 과도하게 높아진다. 심지어 좋은 장박테리아와 점막강화제, 보호물질공급자 전체가 없는 경우도 있다.

건강한 똥은 적당히 단단하고 pH 6으로 약산성이며 연갈색이다. 수많은 좋은 박테리아(알려진 장박테리아만 4만 종에 이른다)의 숙소이자 다양성의 보고다. 다양성이 높을수록 건강한 똥이다. 가장 모범적인 똥은 섬유질을 많이 섭취했던 석기시대 인간의 똥이다. 현대인의 똥은 대부분 다양성이 아주 낮은 불행 덩어리에 가깝다. 일차적 책임은 가공식품과 항생제에 있다.

장에 거주하는 모든 박테리아의 조화로운 삶과 적당한 효모 균이 중요하다. 균형 잡인 박테리아 사회는 장의 점막 장벽을 튼튼하게 해서 병균, 알레르기, 오염물질이 점막을 뚫고 들어와 혈류에 침투하지 못하게 한다.

〈섬유질 부족과 스트레스가 점막 장벽에 미치는 영향〉

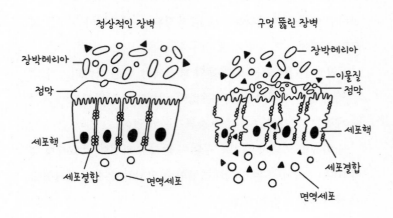

장에 거주하는 우리의 세입자들은 우리를 위해 비타민을 생산하고 중요한 미량영양소의 섭취를 돕고, 심혈관계질환과 암, 당뇨, 대사장애를 예방하고, 면역체계 강화와 호르몬 균형을 돕고, 우울증과 편두통에 효과적인 신경전달물질과 신호물질을 생산한다. 좋은 박테리아는 장점막을 감싸주는 보호크림 같은

점막을 형성하여 똥소시지가 부드럽게 미끄러지도록 한다. 애석한 일이지만, 장에는 점액을 마구 삼켜버리는 나쁜 박테리아도 산다. 그들은 장점막의 보호층을 없애 우리를 변기에 오래 앉아 있게 한다.

장환경의 기본 토대는 출생 때 이미 마련된다. 아기는 질을 통해(가장 좋다) 혹은 제왕절개를 통해(질 분비물을 발라주면 좋다) 세상에 나와 모유를 먹거나(가장 좋다) 젖병에 담긴 분유를 먹는다. 이 모든 것이 유전자와 더불어 우리의 장환경에 영향을 미친다. 그 다음 가장 큰 영향을 미치는 것이 바로 우리의 생활방식이다.

장점막을 튼튼히 하고 매끈하게 유지하고 염증을 막고 싶다면 섬유질이 풍부한 프리바이오틱스 음식과 좋은 박테리아가 들어 있는 프로바이오틱스 음식을 먹어라.

프리바이오틱스 섬유질은 좋은 박테리아의 먹이로서, 좋은 박테리아가 장에 정착할 수 있게 돕는 밑거름이다. 프리바이오틱스 섭취와 더불어 지방대사를 조절하면 염증과 암을 예방하고 과체중을 막을 수 있다. 병을 유발하는 나쁜 박테리아들은 프리바이오틱스를 먹지 못하고, 그래서 결국 장에서 사라진다. 항생제 없이 말끔히. 비피도박테리아와 유산균처럼 염증을 억제하고 점막을 튼튼하게 하는 박테리아의 성장을 효과적으로 지원하려면 다음의 식품들을 먹어야 한다. 돼지감자, 치커리 뿌리, 마늘, 양파, 파, 아티초크, 아스파라거스, 우엉, 치커리, 라디

키오, 꽃상추, 브로콜리, 파스닙, 비트 뿌리, 완두콩, 파파야, 녹색 바나나, 멜론, 복숭아, 캐슈넛, 감자샐러드…… 과민성 대장증후군 환자의 '입과 장' 모두에 실리엄허스크가 좋은데, 여기에는 잘 부풀고 끈적이는 수용성 섬유질이 함유되어 있기 때문이다. 이 섬유질은 똥의 부피를 키우고 부드럽게 미끄러져 나가게 한다. 통밀과 꼬투리열매 그리고 견과류에 섬유질이 많이 들어 있다. 이것들은 똥을 무겁게 하여 편안한 배변을 돕는다. 건강한 장환경를 돕는 섬유질을 약국에서 영양제 형태로 살 수 있다. 프럭토올리고당, 갈락토올리고당, 난소화성 전분, 아카시아섬유, 펙틴, 이눌린 등 이름도 다양하다.

변비를 예방하려면 물을 넉넉히 마셔야 한다. 가스가 찬다면 섬유질에 점진적으로 적응할 필요가 있다. 어떤 환자들에게는 포드맵FODMAP 식단이 권장되는데, FODMAP은 'Fermentable Oligo-, Di-, Mono-saccharides And Polyols(발효성 올리고당, 이당류, 단당류 그리고 폴리올)'의 줄임말이다. 과일과 야채, 빵, 유제품, 과자류에 들어 있는 발효 탄수화물을 몇 주 동안 먹지 않는다. 그런 다음 점진적으로 다시 섭취하면서 무엇이 소화가 잘 되고, 무엇이 안 되는지 관찰한다. 이런 식이요법은 프럭토올리고당과 갈락토올리고당을 섭취하라는 권장과 모순된다. 그러나 한편으로 여러 과민성 대장증후군 환자들에게 크게 도움이 된다. 과학은 아직 통일되지 않았다.

프로바이오틱스는 매력적인 박테리아가 아주 많이 들어 있는 '살아 있는 음식'이다. 살균하지 않은 독일의 자우어크라우트, 한국의 '김치', 일본의 발효된 콩 '낫토', 그 외 여러 발효식품에 많이 들어 있다. 산유(사워밀크), 버터우유, 미생물이 살아 있는 요구르트, 케피르, 브로트트룽크 그리고 유기농으로 재배한 신선한 잎채소들도 장환경에 아주 좋다. 다양한 박테리아를 혼합하여 만든 영양제를 약국과 유기농 상점에서 구할 수 있다. 중요한 것은 이런 균들이 영구적으로 장에 정착하는 것이다. 그러므로 식단에 계속해서 추가해야 한다. 앞에서 언급했던 대변분석을 통해 어떤 박테리아가 없는지 알아냈으면, 필요한 박테리아를 지정 선택하여 혼합할 수도 있다.

아무리 최고의 식품이라도 대충 씹어 삼켜버리면 장환경에 별로 유용하지 않다. 시간을 갖고 느긋하게 먹고 천천히 충분히 씹고 모든 장기적인 스트레스를 피하라. 스트레스를 받으면 부교감신경의 길항작용 파트너인 교감신경이 활성화된다. 편안한 소화를 위해서는 자율신경계통의 평온과 재생을 담당하는 부교감신경이 필요하다. 평온 안에 힘이 있다. 장도 마찬가지다.

3
~~~~~~~~~~~~~

냄새 공장의 신상품

: 체취와 땀

최근에 나는 병원에서 일할 직
원을 뽑아야 했다. 여러 이력서를 살펴본 뒤 경험 많고 성실해
보이는 남자 지원자를 면접에 불렀다. 밝고 상냥한 미소를 가진
이 지원자는 사진뿐 아니라 실물도 말끔하고 단정해 보였다. 그
러나 그가 앞에 앉자마자 나는 숨이 턱 막혔다. 숨 막히게 잘생
긴 외모 때문이 절대 아니었다. 코를 찌르는 향수 때문이었다.
너무 강렬해서 불쾌감이 들고 머리까지 지끈거렸다. 그는 묻지
도 않은 병원 운영 개선책을 설명하기 시작했고, 나는 "미안하
지만 그만 나가달라"고 부탁할 수밖에 없었다. 코를 마비시키는
향수에 '맨스플레인[남자man와 설명하다explain가 합쳐진 신조어로, 대체

로 남자가 여자에게 잘난 체하며 가르치려 하는 태도를 말한다-옮긴이]'까지 더해지니 정말이지 참을 수가 없었다!

이 지원자는 향수가 '거부할 수 없는 매력'으로 작용할 거라 자신했을지 모르지만, 내 코의 입장에서 보면 완전히 실패한 전략이었다. 나는 그의 냄새를 읽을 수가 없었다…… 이 문장에는 아주 본질적인 핵심이 들어 있다. 냄새는 더불어 사는 세상에서 매우 중요하고, 그 사실은 진화 과정에서도 전혀 바뀌지 않았다. 그러나 오늘날 우리가 뿌리고 바르는 온갖 인공향이 우리 몸의 '자연향'을 덮어버렸다. 그래서 냄새를 통해 얻을 수 있는 중요한 정보들을 더는 명확하게 읽어낼 수가 없다. 우리의 자연향은 유전자와 면역체계 그리고 심지어 혈액형 정보까지 주변에 알린다(이것에 대해서는 나중에 자세히 다루기로 하자).

우리는 좋은 향을 사랑한다. 특히 자연의 향기나 맛있는 음식 혹은 사랑하는 사람의 체취를 좋아한다. 아기의 살냄새나 발가락 사이에서 나는 시큼한 치즈 냄새가 부모에게 독특한 행복감을 준다. 향이 우리에게 미치는 영향력을 보여주는 본질적 경험이다. 그러나 향의 영향력은 오래전에 아이방을 떠나 이제는 광고와 마케팅 전문가의 주요 관심사가 되었다. 그들은 소비자들이 분별력이 아니라 향에 이끌려 구매를 결정한다는 걸 잘 안다. 그리고 당연히 화장품이나 향수에서만 향이 구매 결정에 중요한 구실을 하는 게 아니다. 향 마케팅은 다른 분야에서도 구매력을 높이고, 허기를 느끼게 하고, 욕구를 부추긴다. 마트는 고기 굽는 냄새나 빵 굽는 냄새로 고객의 식욕을 자극한다. 미국의 한 의류회사는 섹시한 향수를 뿌린 젊은 남자들을 매장 입구에 세워둠으로써, 수많은 젊은 여성 고객을 상점의 은은한 조명 아래로 끌어들였다. 향은 구매욕뿐 아니라 욕망도 자극한다. 우리가 마법에 걸린 듯 어떤 사람에게 끌리는 것은, 그 사람의 신체 화학과 우리의 신체 화학이 일으키는 최적의 상호작용 때문이다.

우리의 자연향이 얼마나 중요한지 생각하면, 체취가 거의 자동으로 악취처럼 취급되는 상황이 더욱 안타깝다. 우리는 코를 찌르는 땀냄새와 고약한 발냄새 그리고 다른 사람이 풍기는 악취를 떠올리고 즉시 '냄새=지저분함'으로 결론을 내린다. 우리는 거의 강박적으로 모든 냄새 가능성을 없애기 때문에 그냥 아무 냄새도 풍기지 않는다. 게다가 우리는 비누에 봄향기 향물질을 첨가하고, 꽃향기가 나는 린스나 트리트먼트를 사용한다. 샤워젤에서는 알프스 향 혹은 '여성을 매혹하는 향'이 난다. 바디로션에서는 열대과일 향이 나고, 향수에서는 레몬이나 삼나무 향이 난다. 데오도란트는 바닷바람을 상기시키고, 립글로스에서는 딸기 냄새가 나고, 헤어스프레이에서는 바닐라 향이 난다. 심지어 화장지에서도 향기가 나고, 계절에 따라 다른 향들이 첨가되기도 하는데, 예를 들어 겨울에는 스페퀼로스[주로 크리스마스 시즌에 먹는 벨기에 비스킷-옮긴이] 화장지가 판매된다.

자신의 고유한 체취로 살기로 결정한 사람이나 인공 향물질에 접촉 알레르기가 있는 사람은(아무튼 인공 향물질은 니켈 다음으로 가려움, 홍반, 물집, 종기 등 피부 과민반응을 일으키는 빈번한 원인이다) 후각 자극이 만연한 현대에서 살기가 녹록지 않다. 그리고 머리를 매일 감지 않고, 비누 없이 세수하고, 크림이나 향수를 쓰지 않는다고 고백하면 재빨리 비위생적인 사람으로 낙인찍히고 심지어 사회적으로 아웃사이더가 될 수 있다. 비록 평범하고 부드러운 체취를 가졌더라도 말이다. 믿지 못하겠다고? 그렇다면, 우리 인간은 일반적으로 어떤 냄새를 (기분 좋게) 맡는지 그리고 아무리 냄새를 없애려 애써도 나쁜 냄새가 왜 계속 생기는지 서둘러 살펴봐야 할 때다.

지문과도 같은 고유한 체취

좋은 냄새든 나쁜 냄새든 몸에서 나는 냄새는 각각의 흥미롭고 다양한 성분에서 비롯된다. 인공향을 모두 없앨 수만 있다면 체취가 사람마다 각각 다르다는 사실을 확인할 수 있을 터이다. 다시 말해 우리는 지문처럼 각각 다른 체취를 가졌다. 우리의 피부에는 저마다 다른 박테리아가 모여 사는 '박테리아 동물원'이 있다. 이 동물원에 어떤 종이 얼마나 많이 있느냐는 성별, 성호르몬 분비, 피부 상태(땀이 많은 가, 유분이 많은가, 건조한가……) 그리고 피부의 각질 생산량 등 수많은 요인에 달렸다. 당연히 나이도 중요한 구실을 하는데, 세월과 함께 호르몬 구성과 피지선 활동력도 계속 바뀌기 때문이다. 건강상태와 식습관 역시 몸의 향기에 영향을 미치고, 이미 언급했듯이 유전자도 거든다. 그래서 아시아인은 기본적으로 유럽인보다 은은한 체취를 가진다. 아시아인의 경우, 수송단백질 ABCC11이 활동하지 않기 때문에 냄새 생산 자재가 향샘을 통해 피부 표면으로 수송되지 않는다.

이제 냄새 생산에 가장 큰 영향을 미치는 몇몇 요소들을 잠깐 살펴보자.

피부미생물

피부에 서식하는 세균 및 박테리아 중에서 예를 들어 포도상구균, 코리네박테리아, 미크로코쿠스 같은 미생물은 체취에 막대한 영향을 끼친다. 피부는 수많은 여러 대사산물을 이들에게 먹이로 제공한다. 물 이외에 염분, 각질, 단백질, 전달물질, 탄수화물, 지방이 미생물을 위해 식탁에 차려진다. 당연히 박테리아들은 이런 먹이를 좋아하고 맛있게 먹는다. 배불리 먹은 피부 거주민은 우리와 똑같이 휘발성 냄새 분자를 분출한다. 그리고 그 냄새에 따라 주변 사람들이 행복해하거나 당혹스러워한다.

피부미생물이 분출하는 생체 아민과 휘발성 단쇄지방산은, 화학적으로 보면 몸이 생성하는 향유이자 냄새 분자다. 다만, 그 냄새가 박하나 유칼립투스 향이 아니라, 버터산, 개미산, 식초산 같은 강렬한 악취다. 에만탈러치즈와 림부르거치즈, 오래된 버터, 염소우리, 토사물 등에서도 이와 비슷한 냄새가 난다.

남자들의 경우, 악취의 주요 원인은 코리네박테리아다. 코리네박테리아는 코를 찌르는 냄새 물질을 생산한다. 반면 여자들의 땀에서는 대개 시큼한 냄새가 나는데, 그 까닭은 여자들의 피부에 미크로코쿠스가 특히 많기 때문이다. 미크로코쿠스는 주로 버터산과 식초산을 생산하고 특히 합성섬유 운동복이나 기능성 옷에 즐겨 서식한다. 그래서 이런 섬유의 옷은 아주 잠깐 입어도 금세 강한 냄새가 난다. 미크로코쿠스는 세탁기 안에서도 쾌활하게 물장구를 치며 논다. 냄새를 없애려면 90도로 빨아야 하지만, 이런 옷들은 40도 이하에서 세탁해야 하기 때문이다. 90도로 빨면 미크로코쿠스는 죽겠지만, 기능 입자들도 같이 죽는다. 미크로코쿠스는 우리의 체온을 아주 좋아한다. 그래서 운동복이 다시 몸에 닿자마자 그들은 즉시 냄새 생산에 착수한다. 따뜻한 온도, 약간의 습기. 일하기 딱 좋은 날이다! 방금 꺼내 입은 티셔츠에서 금세 불쾌한 악취가 난다.

뜨거운 물에 삶아 빨아도 되는 고전적인 면 소재는 친환경적일 뿐 아니라, 냄새를 없애는 데도 더 효과적이다. 모직이나 리넨 혹은 가죽 같은 대부분의 다른 천연소재도 마찬가지다. 가죽 바지가 있으면 한번 시험해보라. 세탁기에 던져넣지 않더라도 냄새가 아주 좋다. 악취 박테리아에게 가죽바지는 편안한 자리가 못 된다. 그래서 그들은 그곳에 머물지 않고 슬금슬금 사라진다. 모피 신발에서도 같은 현상이 목격된다. 그사이에 고전적인 에스키모 스타일 외에 세련된 스타일의 모피 신발도 생겼다. 겨울 내내 매일 신고 심지어 맨발로 신더라도, 냄새가 나지 않는다. 반면 양말은 몇 시간 뒤에 빨아야 한다.

다시 말해, 문명 음식이 신진대사에 나쁜 것처럼 문명 의류는 체취에 나쁘다. 체취는 여전히 이른바 석기시대에 머물러 있어서 부싯돌 부족의 패션을 더 좋아한다. 에로틱 시장은 확실히 이를 간파한 것 같다. 아무튼, 가죽 슬립과 가죽 브래지어가 애용된다. 그리고 우리는 유혹물질과 그것의 호르몬분해물인 안드로스테논, 안드로스테놀, 안드로스타디에논, 에스트라테트라에놀을 직접 생산한다. 이런 것들이 동물의 페로몬과 똑같은 기능을 하는지는 확실치 않다. 페로몬은 화학 전달물질로서, 같은 종끼리 페로몬을 통해 비언어적으로 정보를 교환한다. 위에 나열한 호르몬분해물들은 아무튼 다른 성별에게 일종의 신호를 보내는 기능을 한다. 향샘에서 분비된 성호르몬의 효소분해를 통해 호르몬분해물이 생기고, 우리의 피부박테리아가 이것을 다시 분해한다.

과학은 이런 유혹의 향을 규정하려 애쓴다. 남자들은 주로 소변, 백단목재, 사향, 치즈 냄새를 풍기고, 여자들은 주로 양파, 청어, 유산균, 꽃 냄새를 풍긴다. 얼핏 보기에 아주 평범한 것 같지만 우리의 코는 이런 향을 아주 좋아하는 것 같다. 비중격 앞부분에 일종의 점막호스가 있고, 그 끝에 감각세포와 신경섬유가 있다. 이른바 보메로나잘기관[보습코기관, 서골비기관, 야콥슨기관 등으로 불리기도 한다-옮긴이]이라 불리는 이런 후각 보조기관은 동물에게서 발견되는 페로몬 탐색기관의 진화적 잔재일 수 있다. 피부 역시 특정 수용체를 통해 냄새에 반응한다. 그러나 피부가 이런 냄새 정보를 몸 어디까지 보낼 수 있는지는 아직 밝혀지지 않았다.

우리가 원하든 원치 않든, 자연은 우리를 그렇게 이어주고, 가능한 한 종족을 보존하도록 돕는다. 우리가 머리로 행동을 통제하고, 앞에 있는 사람이 진정한 사랑인지 의식적으로 결정한다고 믿는가? 절반만 맞다. 우리 몸이 생화학적으로 오래전에 벌써 다가갈지 멈출지를 결정했기 때문이다. 이것으로 우리는 자연스럽게 유전학 주제로 옮겨왔다.

유전학, 건강, 인생 단계

땀은 우리의 유전적 특장점을 연애 시장에 홍보하기 위해 이른바 MHC분자를 내보낸다. 엄격히 말하면 MHC분자는 냄새를 풍기지 않는다. 하지만 우리는 코점막 수용체를 통해 무의식적으로 그 냄새를 감지한다. 이때 냄새 정보가 자신의 것과 비슷할수록 매력을 덜 느끼기 때문에 이런 유전자적 향 성분은 종종 근친상간을 막아준다. 이런 식으로 자연은 후손의 위험을 막을 안정정책을 마련해둔 것 같다.

아무튼, 몸에서 나는 냄새는 주변에 혹은 적어도 의사의 코에 건강상태를 가늠할 수 있는 결정적인 힌트를 준다. 의사의 코는 언제나 냄새를 맡는다. 심한 내장질환과 상처, 괴사조직과 암은 체취를 현저하게 바꿀 수 있다. 피부질환에도 특유의 냄새가 있다. 아토피 환자는 종종 살짝 달짝지근한 냄새를 풍기는데, 아토피 피부에 포도상구균이 밀집해 있기 때문이다. 지성 피부에 생기는 질환, 예를 들어 지루성 습진, 두피비듬, 여드름, 지루성 주사(일명 딸기코)는 대개 쌉싸름한 냄새를 풍긴다. 질병 때문에 복용해야 하는 의약품 역시 냄새를 풍긴다.

담배를 피웠는지 술을 마셨는지 혹은 마늘을 먹었는지가 냄새로 확연히 드러난다. 음식 분해물이 장벽을 타고 혈액에 도달하여 땀샘으로 간다. 예민한 사람은 육식자보다 채식자에게서 더 편안한 냄새를 감지할 수 있다. 남자의 겨드랑이 땀에서 이 것을 증명한 연구가 있다. 피임약을 먹지 않은 여자들이(피임약이 여자들의 향 판단력을 방해하기 때문에) 남자들의 겨드랑이 땀 냄새를 맡았고, 붉은 육류를 먹은 육식남보다 채식남의 겨드랑이 냄새를 더 편안하고 매력적이며 남성적이라고 느꼈다. 놀랍게도 마늘을 먹은 남자가 비교적 좋은 점수를 받았다. 그들의 겨드랑이 땀은 '그럭저럭 괜찮았다'. 물론, 입냄새는 완전히 달랐을 테지만…… 이런 땀은 우리의 원초적 자아를 폭로한다. 이 사람은 건강하게 먹었고 그래서 틀림없이 좋은 유전자를 전달할 테고 어쩌면 성교를 넘어 부모 역할도 더 오래 할 거야!

인생 단계마다 고유한 냄새를 풍긴다. 모유를 먹는 아기한테서는 은은한 냄새가 나고, 아동기에는 전체적으로 체취가 약한데, 아직 사춘기 호르몬이 분비되지 않기 때문이다. 반면 청소년의 피부는 피지를 대량으로 분비하고 성호르몬 냄새를 막대하게 방출한다. 사춘기에는 행동뿐 아니라 냄새까지 달라진다. 중년에도 성 기관이 성실하게 일하는 한, 체취가 수많은 정보를 쏟아낸다. "배란기예요." "임신 중이랍니다." "섹스를 원해요." 혹은 초보 아빠면 "에헴, 이제 다른 여자한테는 관심 없어요. 방금 아빠가 됐거든요!"(특히 초기에 테스토스테론 수치가 내려간다. 최소한 이때만큼은 바람을 피우지 못하게 하려는 자연의 배려일까……) 노년에는 중년과 다른 냄새를 풍긴다. 호르몬 구성이 달라지기 때문이다. 호르몬 분비가 줄고, 피부의 지방생산이 감소하고, 피부가 건조해지고, 피부의 박테리아 동물원이 개조된다. 그러니까 평생의 충직한 미생물 동반자가 인생의 풍파 속에서 우리와 함께 변한다.

미생물이 매일 신음한다

　　　　　　　우리의 고유한 체취는 이론적
으로 보면 주변 사람을 위해 마련한, 펼친 책과 같다. 그러나 우
리는 주변 사람이 그 책을 상세히 읽지 못하게 막는다. 우리는
잘못 생각하고 판단하여 온갖 향물질과 인공향으로 체취를 덮
는다. 이제부터 절대 씻지 말라는 얘길까? 당연히 아니다! 그러
나 적어도 세정제와 향물질 일당이 우리 몸에 무슨 짓을 하는지
는 알아야 한다. 피부과 전문의가 보기에, 강박적 위생관념과 인
공향이 저지르는 도살은 이른바 신체 상해죄에 해당한다.

　샤워를 매일 하고 싶으면 그래도 된다. 하지만 샤워를 반드시
매일 해야 하는 건 아니다. 아니, 매일 하지 않는 편이 더 낫다.
몇 주 동안 샤워를 하지 않았더니, 피부에 병균이 늘기는커녕 오
히려 사라졌던 좋은 박테리아, 예를 들어 천식과 습진을 막아주
는 박테리아가 다시 돌아왔다. 매일 때로는 심지어 하루에 몇 번
씩 샤워 공격을 받으면 피부 미생물은 정신을 잃는다. 비누로 씻
으면, 우리를 보호하는 유분이 씻겨 내려가 피부가 건조해진다.
알칼리성 비누를 사용하면 산성보호막이 알칼리성으로 바뀌
고, 다시 산성으로 바뀌기까지 최대 여덟 시간이 걸린다. 가련한
피부가 보호막 농도를 pH 10에서 다시 pH 5로 내리려면 그만
큼 긴 시간이 필요하고, 산성을 좋아하는 피부박테리아 보초병

은 그 시간 동안 전투력을 잃는다. 바이러스, 병균, 해로운 박테리아(악취를 배출하는 박테리아 역시) 등, 온갖 병원체들이 신나서 달려든다.

천연비누라고 다르지 않다. 천연 지방이 유분을 공급하고 인공 향물질이 들어 있지 않더라도, 여전히 알칼리성 비누고 그래서 피부의 산성보호막을 해친다. 산성은 활기를 준다. 강력한 피부 미생물을 토대로 하는 편안하고 건강한 체취에도 산성이 중요하다. 방어를 담당하는 모든 신체 부위는 산성(pH 7 이하)이다. 피부는 5, 질은 4, 위는 1.5 그리고 대장은 6이다.

그러니 매일 샤워를 하되 비누 없이 물로만 해라. 물로만 씻기가 영 찜찜하면, 냄새가 모이는 곳(겨드랑이, 사타구니, 항문, 발)에만 샤워젤을 써라. 단, 샤워젤에는 향물질, 색소, 방부제가 없어야 하고, 친환경 상점에서 구매한 pH 5 산성 제품이면 좋고, 설탕이나 코코넛 계면활성제가 함유된 부드러운 제품이면 가장 좋다. 이런 샤워젤은 피부를 덜 건조하게 하고 보호벽을 공격하지 않는다. 설탕이나 코코넛 계면활성제로 만든 손 세정제도 있다.

사과식초를 활용해 좋은 향을 만들 수 있다. 사과식초 한 숟가락을 물 1리터에 섞어, 샤워 뒤 냄새 및 감염 위험 지역에 바르면 된다. 겨드랑이와 사타구니처럼 땀이 차는 부위 그리고 두피와 모발에도 좋다. 직접 만든 이런 린스가 산성보호막을 강화하고 피부염증을 완화하고, 피부감염을 막고 좋은 체취를 만든다. 식초 성분은 저절로 증발하므로 굳이 따로 헹구지 않아도 된다.

적당량을 쓴다면 데오도란트 사용도 괜찮다. 데오도란트는 겨드랑이 냄새를 다른 향으로 살짝 덮어준다. 데오도란트에는 박테리아억제제, 그러니까 항균제가 들어 있다. 반면, 땀억제제에는 알루미늄 화합물이 들어서 땀샘 통로를 좁힌다. 알루미늄은 비록 효과가 높지만, 치매와 유방암 위험이 의심된다. 그러나 유방암 위험은 아직 입증되지 않았고, 땀억제제가 유발한다는 위험들 역시 어느 정도는 무시해도 괜찮다. 전체적으로 보면, 다른 데서 접하는 알루미늄이 훨씬 더 건강에 해롭다. 알루미늄은 지표면에서 세 번째로 많은 금속이다. 물에도 있고 채소에도 있고 예방접종 백신에도 들어 있다. 위장약, 알루미늄접시, 쿠킹호일에도 있다. 그러니 먹고 남은 음식을 쿠킹호일로 싸서 냉장고에 보관할 때는 부디 주의하라. 시큼하고 짭짤한 음식을 쿠킹호일로 싸거나 알루미늄접시에 보관하면, 다량의 알루미늄이 녹아서 음식을 통해 곧장 체내로 들어온다.

그러나 건강한 피부 장벽은 땀억제제의 알루미늄을 절대 안으로 들여보내지 않는다. 철통보안을 원한다면 면도한 직후에는 땀억제제 사용을 금하고, 무無알루미늄 제품을 사용하라. 다시 말해 땀억제제 대신 데오도란트를 써라. 스프레이형은 기관지를 자극할 수 있으므로 롤러형이나 막대형 혹은 크림형을 권한다.

땀을 많이 흘리는 사람에게는 어쨌든 땀억제제가 축복의 발명품이다. 겨드랑이에 보톡스를 맞아도 땀을 막을 수 있는데, 대략 6개월 동안 신경전달물질이 땀샘에 도달하지 못하기 때문에 이 기간에는 겨드랑이가 '뽀송뽀송'하다. 땀이 차는 겨드랑이에 젖은 스펀지를 대는 방법도 있다. 젖은 스펀지는 약한 직류로 땀샘의 이온 수송을 방해하고 땀샘 통로를 좁힌다. 수술로 땀샘을 없애는 방법도 있다. 그러나 교감신경을 자르거나 클립으로 묶는 수술에는 많은 부작용이 따른다. 수술 부작용을 피하고 싶으면 약물 복용으로 억제하는 방법도 있다.

현재 과학자들은 새로운 방법을 찾아내려 애쓴다. 악취 박테리아와 병균을 없애는 전통적인 여러 방법은(소독제, 살충제, 항생제) 좋은 박테리아까지 죽이는 부수적 피해를 낳는다. 이것을 막기 위해 생체친화적 방법이 연구된다. 언젠가는 좋은 냄새를 만드는 미생물을 배양하고, 어떤 사람의 몸에 있는 악취 억제 박테리아를 다른 사람의 몸에 이주시키는 날이 꼭 올 것이다. 바이오테라피가 연구개발 중이다. 예를 들어 피부 미생물을 강화하여 피부의 방어력과 향기를 높이는 박테리아 스프레이 혹은 프로바이오틱스 크림이 연구된다. 박테리아가 생산한 신호물질이 함유된 제품이 벌써 시장에 나와 있다. 표피포도구균처럼 나쁜 박테리아를 지원하거나 황색포도구균처럼 건강을 해치는 박테리아를 이런 신호물질이 우리 몸에서 쫓아낸다.

그러나 약국이나 상점에서 이 모든 새로운 치료제를 구매하여 다양한 질병을 치료할 수 있으려면 아직 얼마간의 시간이 흘러야 한다. 그때까지는 전통적인 방법을 쓸 수밖에 없다.

갑자기, 특히 한밤중에 땀이 심하게 나기 시작하면, 반드시 병원에 가야 한다. 염증, 감염, 심혈관질환, 대사장애나 내장질환, 더 나아가 암을 의심해야 할 수도 있다. 잠옷을 여러 번 갈아입어야 할 정도로 밤에 땀을 많이 흘리는 것은 위험신호다. 땀과 함께 발열과 체중저하가 동반될 때도 있다. 심한 내장질환의 동반증상일 수 있는 이런 징후들을 의사들은 'B 증상'이라고 부른다.

치즈 생산부
: 코를 찌르는 양말 냄새와 뜨거운 발

몇 주 전에 나는 마사지를 받으러 갔었다. 마사지 침대의 푹신한 구멍에 얼굴과 코를 대고 편안하게 엎드렸고, 마사지사는 내 목덜미를 부드럽게 주무르기 시작했다. 일상의 피로가 사라지는 기분을 만끽하며 모든 걸 내려놓고 느긋하게 꿈속으로 들어가려는 찰나, 이상한 냄새가 솔솔 풍겼다. 냉장고에 넣어둔 틸지트 치즈를 강하게 연상시키는 냄새였다. 느긋한 휴식은 그렇게 끝나버렸다.

치즈 냄새가 나는 발은 왜 남성명사일까? 잘 생각해보면 이해가 될 것이다. 실제로 체격이 큰 사람이 왜소한 사람보다 땀을 더 많이 생산하고, 체격이 큰 남자가 작은 여자보다 땀을 더 많이 흘린다. 하지만 반대인 경우도 있다. 여름에는 남녀 모두에게서 땀의 양이 증가한다. 과열된 신체를 이른바 생체에어컨의 증발냉각법으로 식히기 위해서다.

발이 쉽게 축축해지는 것은, 우리의 조상이 아직 하이힐이나 가죽구두 없이 사바나 초원을 누비던 시절의 잔재다. 발에 나는 땀은 말하자면 맨발로 도망칠 때 미끄러지지 않게 하는 일종의 미끄럼방지장치다. 도망칠 때 스트레스 신경계가 땀 생산을 높인다. 석기시대에 그것은 중요했고, 오늘날에는 각질과 마찬가지로 축축한 발바닥이 온갖 냄새 원흉들의 편안한 놀이터가 된다.

이소발레르산(3-메틸부타논산)은 악취가 강한 여러 단쇄지방산 중 하나인데, 피부에 사는 표피포도상구균이 땀에 함유된 아미노산 류신을 분해할 때 생긴다. 이소발레르산에서 치즈 냄새가 난다. 남자들이 여자들보다 아미노산 류신을 확실히 더 많이 분해한다. 그러나 그게 다가 아니다. 다른 박테리아들이 썩은 냄새 혹은 시큼한 냄새를 만든다. 게다가 악취가 심한 발에서 종종 고초균(Bacillus subtilis)이 발견되는데, 이 박테리아가 만드는 냄새는 이름과 달리 결코 'subtil(미세한)'하지 않다.

기능성 의류와 비슷하게 발냄새도 문명과 관련이 있다. 진화는 발에 공기를 거의 허락하지 않는 운동화를 예상하지 못했다. 그러나 우아한 가죽 슬리퍼 역시 역겨운 악취를 풍길 수 있다. 여기서는 소재가 아니라 디자인이 문제다. 발가락이 서로 눌릴 정도로 비좁으면 발가락 사이에 땀이 찰 수밖에 없다. 어둡고 축축하고 짭짤한 발가락 사이에, 예를 들어 표피 브레비박테리움이 즐겨 자리를 잡고, 그것의 가까운 친척인 브레비박테리움 리넨스가 림부르거 치즈 냄새를 만들고, 이 냄새는 말라리아모기를 마법처럼 끌어들인다.

석기시대의 조상, 외치[Ötzi, 1991년 알프스 외츠탈 빙하에서 발견된 약 5300년 전 남성 미라-옮긴이]는 발냄새 때문에 고생하지 않았다. 곰 가죽으로 만든 얇은 샌들은 발가락에 충분한 자리를 허락하고, 건초와 보리수껍질로 만든 바닥은 통기성이 좋고 단열효과도 있다. 한마디로 발에 최상의 조건을 제공한다. 최고로 편한 곰신발…… 아무튼, 오늘날에도 가죽 샌들을 신으면 치즈 냄새 위험이 아주 낮다. 단, 박테리아가 좋아하는 양말을 신어 습기의 증발을 방해하면 안 된다. 넉넉한 바람과 공간을 확보하고, 증발 가능성을 보장해야 한다.

기억하자. 발에게 바람과 자유를 허락하자. 그리고 (패션을 생각해서라도) 샌들을 신을 때는 부디 양말을 포기하시라.

그 외 발냄새 방지법

신발 소재	삼나무 목재, 계피, 활성탄, 은실	
수돗물-이온삼투요법	땀샘을 좁힌다.	처방전이 필요한 기기다.
족욕	떡갈나무껍질과 샐비어를 넣고 끓인 물	천연 탄닌은 단백질을 침전시켜 땀샘 통로를 좁히고(단백질이 엉키고 뭉쳐서 조직을 수축시킨다), 염증을 막고 피부를 건조하게 한다.
족욕과 함께 차 마시기	샐비어	아로마 오일이 신경에서 땀 억제 효과를 낸다.
천연 아로마 오일	시트랄, 시트로넬롤, 게라니올	이소발레르산 형성 억제, 드물지만 접촉 알레르기를 유발할 수 있다.

접촉 얘기가 나와서 말인데, 배우자나 연인의 발냄새가 향긋하다면 서로 발을 자주 문질러라. 그러면 좋은 미생물을 아주 편하고 저렴하게 약간 얻어올 수 있다. 그리고 선과 악의 싸움이 시작될 수 있다. 선이 승리하여 치즈는 냉장고에만 있게 되길 빈다.

아랫도리 물건은 안녕한가?

독일 축구 국가대표팀 감독이 우리 모두에게 모범을 보였다. 그는 중요한 경기 중에 아무 생각 없이 바지 속에 손을 넣었다. 그리고 손을 다시 꺼내 냄새를 맡았다. 이 장면을 중계카메라가 모두에게 전달했고, 몇몇 선수들은 기자들 앞에서 이 일을 평가해야 하는 곤란을 겪었으며, 모두가 재밌어했다. 완전히 몰입한 긴장된 상황에서, 이 행동은 확실히 감독에게 큰 안정을 주었다. 그가 손으로 만졌던 물건이 맘에 들었고, 냄새 역시 흡족함을 주었던 것 같다. 순수 테스토스테론! 그렇다, 그와 그의 선수들이 경기장에서 벌인 원시적 전투를 그는 그렇게 승리로 이끌 수 있었다.

감독의 행위는 의도치 않게 미디어의 큰 관심을 받았지만, 사실 무척 인간적인 행동이다. 지금까지 단 한 번도 신체 구멍이나 주름 어딘가에 손가락을 넣었다가 냄새를 맡아보지 않은 사람이 과연 있을까? 신체 구멍에서 나는 냄새는 때때로 향기롭지만, 또한 우엑 소리가 절로 나기도 한다. 배꼽 아래면 특히 더 그렇다. 그러면 즉시 속으로 묻게 된다. "냄새가 좋지 않은데, 뭐가 문제지?"

원인은 아주 다양할 수 있다. 그러나 단지 개인적인 느낌일 수도 있다. 건강한 질에서 불쾌한 냄새가 전혀 안 나는데도, 혹시

나 나쁜 냄새가 날까 걱정하는 여자들이 많다. 남자들 대부분은 아마 여성의 질에서 매력적인 향이 난다고 말할 터이다. 그러니 첫 번째 평가는 침대를 같이 쓰는 사람에게 받는 것이 가장 좋다.

향샘과 성호르몬

사춘기에 성호르몬이 향샘을 통해 신호를 보내면, 음부의 고유한 냄새가 발달한다. "안녕, 때가 되었어. 잠재적 섹스파트너가 저기 온다!" 이런 기쁜 소식에 대비하여 자연은 기발한 준비를 해두었다. 이미 언급했듯이, 우리의 에로틱 향은 오로지 적합한 대상만을 그리고 유망한 유전자를 가진 최고로 건강한 대상만을 유혹한다. 음부를 비롯한 몸 냄새가 서로에게 향긋하다면, 두 사람은 천생연분이고 무엇보다 건강하고 튼튼한 후손이 약속되었다는 뜻이다.

이때 음모가 효율적으로 향을 강화한다. 음모는 우리의 체취를 저장하고 퍼트린다. 성적인 냄새 신호와 유행을 따른 음부 제모 중에서 무엇이 더 중요한지는 이제 각자가 결정해야 한다. 그러나 음모는 단지 성가신 털이 아니다. 음모는 향을 퍼트리는 일 외에 또 다른 중요한 기능을 담당한다. 음모는 음부 주름을 건조하게 유지하고 통기성을 높인다. 음모가 없으면 금세 악취가 나고 땀이 차서 축축해진다. 어쩌면 음모를 일종의 천연 순면 팬티라고 봐도 될 것이다. 음모는 음부에 공기를 허락하고, 연약한 피부가 땀에 짓무르지 않도록 해준다.

　그러나 불쾌한 냄새의 진짜 원흉은 무엇일까? 이미 아는 것처럼, 우리의 피부에는 수십억 박테리아가 살고 있다. 우리의 작은 피부박테리아 동물원은 pH 농도가 산성일 때 최적으로 보호되고 보존된다. 반면 음부는 향샘 때문에 산성도가 낮다. 즉 알칼리성 환경이다. 매끄럽고 뽀송뽀송한 손에 사는 박테리아들과는 다른 박테리아들이 이 후텁지근한 어둠 속으로 모인다.

　낭만주의자들은 지문과 같은 이런 내밀한 냄새를 기꺼이 사랑의 향이라 부를 터이다. 그러나 낭만을 모르는 사람들이 아침 욕실을 지배한다. 그들은 모든 냄새를 제거하려는 듯 비누질을 열심히 한다. 그러나 그것은 실패가 예약된 노력이다. 씻은 뒤에는 언제나 '옛날' 향이 금세 다시 돌아온다. 비누로 잃은 동료 수를 다시 옛날처럼 채우기 위해 향샘과 박테리아들이 지치지 않고 계속 향을 공급하기 때문이다. 음부 환경이 균형을 이루면, 그러니까 우리가 외적으로 심하게 개입하지 않으면, 음부에서는 불쾌한 냄새가 안 난다. 음부를 알칼리성 비누로 위협하고 좋은 냄새를 풍기는 박테리아의 생활공간을 파괴하면 비로소 냄새가 불쾌해진다. 그러므로 음부에도 비누를 너무 많이 쓰면 악취가 난다! 브래지어와 마찬가지로 땀이 차는 합성섬유 팬티도 같은 효과를 낸다. 그러니 면 소재의 고전적인 얇은 팬티를 입는 편이 낫고, 음부에는 약산성 세정제(무향 계면활성제)를 써라.

아주 특별한 환경

외음부에만 고유한 냄새가 있는 게 아니다. 내음부 점막에서도 편안하고 은은한 냄새가 난다. 만약 여기서 특이한 냄새가 나면, 청결 부족과는 무관한 더 중한 질병의 표시일 수 있다. 성적 접촉을 통해 전염되는 이른바 성병이 뒤에 숨어 있을 수 있다. 모든 성병이 분비물이나 화끈거림 같은 두드러지는 증상을 동반하는 건 아니므로, 자기도 모르는 사이에 성교를 통해 전염시킬 수 있다. 피부조직검사와 소변검사로 성병을 진단할 수 있고, 남자의 경우에는 여기에 정액검사가 추가된다.

질에서 불쾌한 냄새가 난다면, 냄새만 나는 경우는 아주 드물다. 가임기 여성의 30퍼센트가 질에서 나는 비린내와 다량의 분비물 때문에 괴로워한다. 이것은 성병이 아니라 세균성 '질염'이다. 특히 정액이 질에 들어오거나 생리혈이 거꾸로 흐르면 생길 수 있는 아주 불편한 상황이다. 정액과 생리혈은 분해 가능한 단백질을 다량 공급하고, 질의 pH 농도를 4~4.5 이상까지 높인다. 자연적인 질환경의 파괴는 면역 장애로 이어질 수밖에 없다. 점막의 pH 농도가 너무 높으면 나쁜 균들이 증식하고, 이 균들이 단백질을 분해하여 비릿한 부패물질을 형성한다. 그중 하나가 입냄새 주제 때 이미 언급했던 시체독 카다베린이다…….

거대한 유산균, 이른바 도더라인간균이 건강한 산성 질환경을 보존한다. 이들은 질에서 최대 18밀리그램까지 유산균을 증식하고, 과산화수소H_2O_2뿐 아니라 일종의 천연항생제인 박테리오신을 생산한다. 그렇게 조성된 산성 환경은 침입한 감염균을 언제 어디서나 효과적으로 소탕한다. 몇몇 끈질긴 균들이 이런 산성 공격에서 살아남더라도, 유산균이 질벽에 천연장벽을 쌓기 때문에, 어떤 병균도 질벽에 들러붙을 수가 없다.

그럼에도 건강한 질에서 병을 유발하는 몇몇 효모균이 발견된다. 피부나 장 혹은 다른 사람에게서 옮겨졌을 터이다. 그러나 이런 침입자들 역시 도더라인간균의 방어력이 약해졌을 때만 우리에게 해를 끼칠 수 있다. 사회적 심리적 스트레스, 생리불순, 항생제, 피임약, 흡연 그리고 자주 바뀌는 섹스파트너가 질 환경을 파괴할 수 있다. 비타민 D 결핍과 장환경 훼손도 질환경 훼손에 영향을 미칠 수 있다. 질을 물로 씻는 행위는 모든 박테리아에게 문을 활짝 열어주는 거나 마찬가지다. pH 농도가 7인 물은 질환경에 너무 강한 알칼리성이기 때문이다. 그러므로 외음부만 다른 첨가물 없이 따뜻한 물로 씻는 게 좋다. 모든 주름을 꼼꼼히 벌려가며 씻고 밖에서 보이는 부분의 분비물과 죽은 세포들만 씻어낸다. 그러면 질의 자기정화시스템이 방해받지 않고 제 기능을 한다. 반대로 향 물티슈, 음부 로션, 스프레이 같은 것을 질 세정에 쓰면 질환경 균형이 깨진다.

훼손된 질환경 치료법은 오랫동안 도더라인간균이 들어 있는 질좌약뿐이었다. 그러나 지금은 치료 효과가 있는 질박테리아를 프로바이오틱스 형태로 복용할 수 있다. 이들은 장을 통해 질로 이동하여 그곳에서 평화와 질서를 재정비한다. 그리고 편안하고 은은한 향도 돌아온다. 산성 젤과 비타민 C를 질에 바르는 방법도 인기가 높다. 이 방법은 나쁜 냄새를 빨리 제거할 수 있지만, 혹시 있을지 모르는 가드네렐라 바지날리스와 아토포비움 바지나로부터(비린내를 만드는 병균의 이름이 이렇게 어렵다……) 생체막을 확실하게 보호하지는 못한다. 이런 병균은 항생제로도 거의 해결되지 않기 때문에 재발이 잦다. 이런 침투성 균이 일단 권력을 쥐면, 그것을 다시 없애기가 아주 힘들다. 지금까지는 면역체계의 강화, 산성 질환경의 재건 그리고 유산균 백신 접종을 썼다. 최근에 다른 방법들이 연구된다. 예를 들어 연구자들은 달갑지 않은 박테리아를 내성과 부작용 없이 죽이는, 독성이 없는 물질(효소, 항균단백질, 아로마 오일, 에틸피루브산염)을 쓰고자 한다.

아무튼, 음부의 미생물은 성교를 통해 옮겨질 수 있다. 그럼에도 세균성 질염의 경우 '진짜' 성병과 달리 지금까지도 부부치료가 권장되지 않는다.

부부치료 얘기가 나와서 말인데, 만약 당신이 남자고 지금 느긋한 자세로 앉아 '나랑은 상관없는 일이야'라고 생각한다면, 크게 착각한 것이다. 당신도 가드네렐라 바지날리스에 감염될 수 있고 당신의 최고 물건에서도 역겨운 냄새가 날 수 있다. 그래서 남자의 물건과 그것에 연결된 위생이 '남성 전용'이라는 제목으로 곧 다루게 될 4장 전체를 차지한다. 그러니 지금은 간략히 언급만 하고 끝내기로 하자. 아랫도리에는 점막이 아주 많고, 거기에는 온갖 미생물이 우글거린다. 대부분은 사랑스러운 미생물이지만, 살기 좋은 이곳으로 병원체가 이따금 침입한다. 그러나 방어벽이 튼튼하고 정기적으로 따뜻한 물로 씻으면, 대개는 아무 문제 없다. 따뜻한 물 틀기, 음경포피를 뒤로 당기고 씻기, 포피를 다시 앞으로 밀어 덮기. 끝. 음모를 가볍게 잠깐 닦아준 후 부드러운 팬티를 입는다. 음부의 미생물 환경에 이보다 더 좋은 세정 방법은 없다. 혐기성 미생물, 그러니까 포피 밑에 사는 공기를 싫어하는 박테리아가 음경에 많이 서식하면, HIV에 감염될 위험이 크다. 포피를 제거한 음경은 공기가 잘 통하기 때문에 HIV에 감염될 위험도 적다. 아무튼, 건조한 귀두에 미생물이 전체적으로 적게 살고, 성가신 세균을 전염시키는 빈도가 낮다(비록 장담은 못하지만). 포경수술을 받은 남자의 아내들은 세균성 질염에 덜 걸린다.

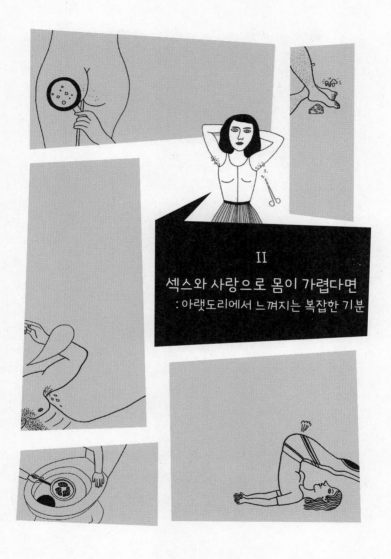

II

섹스와 사랑으로 몸이 가렵다면

: 아랫도리에서 느껴지는 복잡한 기분

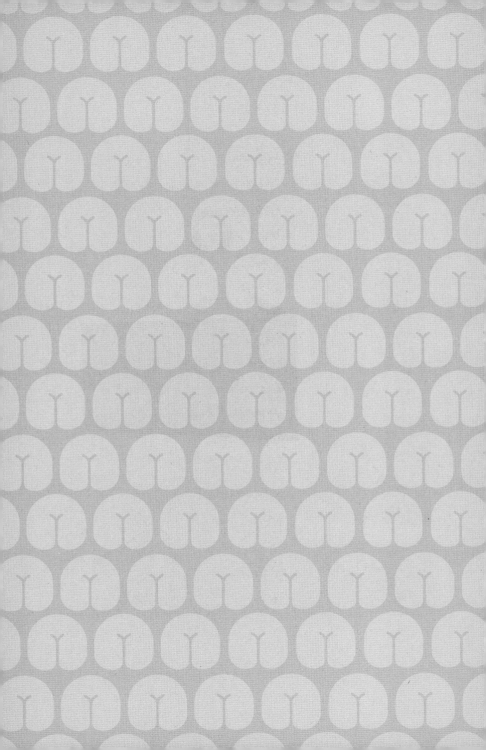

4

남성 전용

다른 포유동물처럼 인간에게도 아직 음경뼈가 있었던 좋은 시절은 끝났다. 그러나 고릴라, 늑대, 곰, 바다코끼리, 그리고 다른 여러 종의 수컷들에게는 여전히 음경뼈가 있다. 바다코끼리의 음경뼈는 놀랍게도 60센티미터나 된다! 우리의 조상인 원숭이의 음경뼈는 겨우 1~2센티미터고, 심지어 침팬지는 작고 작은 귀두 안에 더 작고 작은 음경뼈를 가졌다. 현대 남성에게 애석하게도, 진화는 음경뼈를 없애 버렸다. 그리하여 발기부전 주제가 높이 떠올랐다.

음경뼈가 왜 사라졌을까? 놀라지 마시라. 음경뼈는 일부일처제 때문에 사라졌다! 오늘날 남성은 경쟁자가 끼어들기 전에 서둘러 여성에게 임신시키기 위해 늘 발기된 상태로 준비하고 있지 않아도 된다. 짝짓기 기회가 흔치 않기 때문에 기회가 생길 때마다 즉시 이용해야 하고, 시간 압박 아래에서 정확히 성공해야 했던 시절에는 음경뼈가 특히 중요했다. 또한, 우리 조상의 음경뼈는 호스 모양의 요도가 손상되지 않게 보호해주었다.

일부일처제를 어느 정도 엄격히 지키고, 최소한 순차적 일부일처로 사는 현대 남성에게는 고정된 섹스파트너가 있다. 그래서 발기가 될 때까지 느긋하게 시간을 가질 수 있고, 이웃이 끼어들어 여자를 빼앗아갈 걱정 없이 여유롭게 섹스를 즐길 수 있다. 일부일처 덕분에 성병 전염도 드물다. 일부다처라면 성병이 금세 퍼져 부족 전체를 위험하게 했을 터이다. 이런 위험을 피하는 대신에, 오늘날의 뼈 없는 음경은 필요할 때마다 오로지 혼자 힘으로 딱딱해져야 한다.

음경은 일종의 유압펌프를 통해 곧게 선다. 음경이 늠름하게 우뚝 서면, 여자의 본능에 신호를 보낸다. 번식에 유익한 아주 건강한 남자가 여기 있다! 반면 음경이 곧게 서지 않으면 더 심각한 문제가 뒤따를 수 있다. 진화생물학적 관점에서 발기부전은 후손을 위한 좋은 시작이 결코 아니다. 그래서 자연이 알아서 이런 유전자의 번식을 막는다.

"누구나 한 번쯤 겪는 일이야." 여자가 남자를 위로하기 위해 만든 이 문장은 과학적으로도 입증되었다. 실제로 거의 모든 남자가 한 번쯤 발기부전의 순간을 경험한다. 곤혹스럽긴 하지만 걱정할 일은 아니다. 발기부전이 6개월 넘게 이어지고, 발기 시도의 70퍼센트가 실패로 끝난다면 치료가 필요하다. 발기부전을 상세히 살펴보기 전에, 발기 때 음경에서 무슨 일이 벌어지는지부터 알아보자.

발기는 심장의 마법봉

　　　　　　　바람을 넣어 세우는 풍선인형처럼 음경을 우뚝 세워 오랫동안 유지하려면 가장 먼저 긴장이 필요하다. 여기에 흥분시키는 촉각 자극과 기분 좋은 생각이 더해져야 한다. 음경과 성감대를 만지면 척수 하단의 발기센터가 자극을 받고 신경 자극이 마침내 음경에 도달한다. 앞에서 이미 언급했던 부교감신경이 이 일을 수행한다. 부교감신경은 자율신경계로서 내부장기와 혈액순환의 무의식적 제어를 담당한다. 부교감신경이 '회복신경' 혹은 '휴식신경'이라 불리기도 하는데, 신체 비상식량 저장, 신체적 이완, 소화, 혈관 확장을 담당하기 때문이다.

　흥분 반응은 뇌의 영향을 많이 받는다. 분위기가 맞으면 흥분이 유지되지만, 스트레스와 다른 방해가 생기면 음경은 글자 그대로 축 늘어진다. 그러나 뇌가 그린라이트를 켜면 작은 혈관들이 확장하면서 음경의 해면체를 팽창시킨다. 여기에는 아미노산 L-아르기닌으로 만들어진 일산화질소가 필요하다. 이 전달물질은 혈관근육을 이완시켜 음경 혈관을 확장하고, 그러면 음경이 불끈 일어선다. 그러므로 불임을 유발할 수 있는 모든 것, 즉 과체중, 고지혈, 고혈압, 흡연, 당뇨 그리고 당연히 스트레스가 혈관에 영향을 미칠 수 있다. 스트레스호르몬으로 유명한 아드레날린과 노르아드레날린은 진정한 발기 킬러다. 그것들은 혈압과 심장박동을 올리고 음경을 쪼그라들게 한다.

모든 것이 계획대로 진행되면 음경에 혈액이 가득 차고 흐물흐물하던 음경 피부가 팽팽해진다. 바람을 가득 채운 타이어처럼 압력이 높아진다. 딱딱하게 커진 음경이 모험심에 불타 위를 올려다본다. 정맥이 압력에 눌려 혈액이 아주 느리게 몸으로 돌아가기 때문에 음경은 오랫동안 딱딱함을 유지할 수 있다. 몇몇 약물, 혈액 상태의 변화, 신경계 질환, 종양, 음경 손상, 그러나 또한 코카인에 의한 혈액 응고 장애의 경우, 음경에서 혈액이 응고되어 장기 발기를 유발할 수 있다. 어쩌면 몇몇 사람에게는 장기 발기라는 말이 매혹적으로 들리겠지만, 장기 발기는 매우 고통스럽고 위험한 사건일 수 있다. 당연히 쾌락 역시 동반하지 않는다.

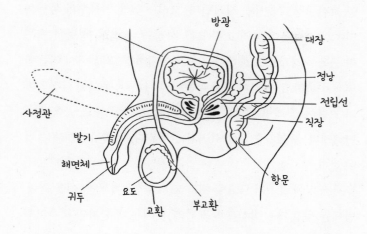

〈음경과 발기〉

부교감신경이 요도샘을 자극하고, 쿠퍼액이 형성된다. 쿠퍼액은 일종의 청소부대로서 정액을 위해 요도관을 깨끗이 정비한다. 또한, 쿠퍼액은 음경의 질 입장을 돕는 자체생산된 최고의 천연윤활제다. 그러나 쿠퍼액에도 정자가 들어 있을 수 있다. 지난번에 출동했다가 이미 오래전에 물러났더라도, 그때의 정자가 일부 남아 있을 수 있다. 그러므로 사정 직전에 콘돔을 착용하면, 콘돔에도 불구하고 임신 가능성이 있다.

아무튼, 부교감신경은 설사와 구토에 과잉 반응한다. 변기에서 토할 때 갑자기 발기가 느껴지면, 구토가 성욕을 일으킨다고 생각할 수도 있겠지만, 사실은 그저 동반현상일 뿐이다…….

기계적 반복 자극이 귀두에 증가하면 부교감신경의 대적자인 교감신경도 활동을 시작한다. 그러면 언젠가 척수의 사정센터에서 경보음이 울리고 부고환, 사정관, 전립선, 정낭의 매끈한 근육이 저절로 수축한다. 요도가 팽창하고, 회음근이 리듬에 맞춰 수축하고, 정액이 밖으로 뿜어져 나온다. 동시에 심장박동과 호흡이 더 격렬해지고, 동공이 커지고, 땀이 나고, 근육이 단단해진다. 오르가슴 뒤에 회귀가 진행된다. 이제 휴식하며 쉬어야 한다.

섹스 외에 발기가 필요할 때가 또 있을까? 어쩌면! 예를 들어, 밤에는 음경 기능 야간훈련을 위해, 낮에는 내 환자의 경우처럼 병증을 보여주기 위해.

그 환자는 진료시간에 걱정 가득한 얼굴로 음경의 갈변을 내게 보여주었다. 나는 갈변 부위를 관찰했고, 나이가 들면 생기는 반점으로 노인사마귀라 불리기도 하는 무해한 각질사마귀(지루각화증)일 뿐이니 걱정하지 않아도 된다고 말했다. 이미 여러 병원을 순회한 그는, 내가 자세히 살피지 않아서 그럴 거라며 여전히 의심을 버리지 못했다. "잠시만요, 잘 보이게 키워볼게요." 그가 말하고 손으로 몇 번 만지니, 불뚝 선 음경 위에서 각질사마귀가 새로운 판결을 기다렸다. 일단, 발기부전은 확실히 아니다. 그리고 각질사마귀는 여전히 각질사마귀다.

꼬마 친구, 이제 어쩌지?

음경이 휴식을 끝내지 않으면 어떻게 될까? 아무리 자극을 줘도 계속 축 늘어져 있다면? 제법 오래가는 발기부전은 나이가 들수록 증가한다. 30대 남성의 최대 4퍼센트, 70대 남성의 절반 이상이 발기부전을 앓는다. 40세까지는 발기부전의 대략 절반이 정신적인 이유다. 넓은 의미에서 스트레스, 바이오리듬, 업무, 근심 등이 우리의 영혼뿐 아니라 음경의 영혼도 압박한다. 우울감, 불안감, 부담감이 스트레스신경인 교감신경을 과도하게 자극하면, 부교감신경은 아무 일도 할 수가 없고 기둥은 설 수가 없다. 오래도록 고대했던 새로운 불꽃을 발견했고 이제 그 불꽃을 정성껏 살려내야 하는 바로 그때, 이 친구는 잔뜩 화가 나서 파업을 한다.

생식능력, 늠름한 남근, 발기능력은 남자의 원초적 자신감에 속한다. 그래서 잠자는 남근은 거대한 낙인이고 터부다. 추측건대 발기부전과 싸워야 하는 남자들의 수는 통계수치보다 더 높을 터이다. 건강검진을 핑계로 병원에 오지만, 사실은 생식능력을 개선하거나 최소한 발기라도 가능하게 해줄 약을 처방받고자 하는 남자들만 보더라도 짐작할 수 있다…….

발기부전은 의사와 환자 모두가 인내심을 가지고 예민하고 섬세하게 최대한 조심스럽게 접근해야 치료에 성공할 수 있다.

그리고 아내나 애인들은 힘없는 남근을 부드럽게 대하고, 남자가 마음을 편히 갖게 해야 한다. 그러면 풀 죽은 꼬마 친구가 어쩌면 다시 팽팽하게 긴장할 것이다. 반대로 남자의 영혼을 압박하면 스트레스가 더 커져서 남근이 부활할 확률은 점점 더 떨어진다. 문제는 남자 스스로 강한 압박을 받아 재도전 자체를 두려워하게 된다는 점이다. 이미 그런 상황이라 생식능력이 약해진지 오래라면 병원에 가서 원인을 밝혀야 한다! 발기능력 저하는 더 심각한 질환의 경고신호일 수 있다. 이런 고난이 언제나 오직 스트레스나 테스토스테론 결핍 때문에 생기는 건 아니다. 관상동맥심장질환의 첫 번째 징후 혹은 당뇨 합병증으로 발기가 안 되는 경우도 많다.

　당연히 비뇨기과 전문의는 확실한 진단을 위해 음경 기능에 영향을 미칠 수 있는 신경 손상과 호르몬대사장애를 검사할 것이다. 신체적 원인이나 약물 복용도 발기부전을 유발할 수 있는데, 예를 들어 고혈압 치료를 위한 베타 차단제와 정신질환 치료제가 여기에 속한다. 또한, 해면체 손상이나 전립선비대 역시 원인일 수 있다. 발기부전의 가장 빈번한 원인은 혈관의 병변이다. 그러므로 축 늘어진 마법봉은 심장이나 동맥의 혈액순환장애를 알리는 첫 번째 징후일 수 있다. 당뇨병이 있고 담배를 피우고 술을 많이 마시고 비만이며 지방대사장애와 비타민결핍이 있는 남자들이 특히 위험하다. 그러니 정기적으로 혈액검사를 받아 모든 것이 정상인지 확인하자. 예를 들어 아미노산 호모시스테인이 혈액에 너무 많으면, 이것이 혈관을 해치고 고혈압, 심근경색, 혈전증, 뇌졸중, 치매뿐 아니라 발기부전 위험도 높인다. 엽산과 비타민 B6, B12가 혈액에 넉넉하게 있을 때 호모시스테인 농도가 줄어든다. 또한, 흥미롭게도 정기적인 섹스가 호모시스테인 수치를 낮춘다. 보라, 섹스가 이렇게 건강에 좋다!

마법봉이 축 늘어진 채 일어나지 않으면 어떻게 해야 할까?

종종 그렇듯, 이 문제에서도 넘버원 해결책은 건강에 나쁜 생활습관을 바꾸는 것이다. 스트레스 해소, 운동, 건강한 식생활. 그리고 무엇보다 이 문제를 자연스럽게 얘기하고, 장기간 계속된 경우라면 더 심각한 원인이 있는지 의사와 상의해야 한다. 그다음 뭘 해야 할까? 거의 모든 미디어가 칭송하는 바로 그 약을 먹어야 할까? 광고 사진에서 노인들이 희망에 찬 모습으로 미소 짓고 있고 그 옆에는 진하게 이렇게 적혀 있다. "발기부전? 생식능력 약화의 특효약!" 동종요법 약물, 약초, 영양제가 칭송된다. 비록 고객 만족도 차이가 크긴 하지만, 발기가 실패 두려움에 강한 영향을 받기 때문에 유사 치료제와 심지어 플라시보도 도움이 될 수 있다. 효과가 있을 거라는 믿음이 때로는 거대한 산을 옮긴다. 발기부전의 경우, 플라시보 효과가 최대 30퍼센트까지 도움이 될 수 있다.

하루 1000밀리그램 이상씩 고용량으로 복용할 수 있는 아미노산 L-아르기닌이 유용하다. 이 아미노산은 발기 때 음경의 혈액순환을 개선한다. 그러나 비뇨기과에서 가장 인기가 높은 약은 그 유명한 비아그라 부류다. 이런 약에는 실데나필, 타달라필, 바르데나필, 아바나필 같은 효능물질이 들어 있다. 제품에 따라 섹스 직전에 복용하거나 매일 복용하는데, 예를 들어 타달라필 같은 효능물질은 즉흥적인 섹스에 대비해 매일 복용할 때는 5밀리그램, 주말에만 먹을 때는 20밀리그램이 처방된다. 이 효능물질은 혈액에 오래 머물며 흥분물질 분해 효소를 억제하기 때문에 효과가 오래간다. 아무튼, 양파와 마늘이 천연 비아그라를 생성한다. 황화수소가 혈압을 낮추고 음경 혈관을 확장한다.

음경이 밤에 딱딱해지고 아침에 불뚝 솟지만, 섹스 때 세금 걱정을 잠깐 했는데 벌써 음경이 힘을 잃는 경우라면, 심각한 생리적 원인이 없으므로 이런 약이 특히 도움이 될 수 있다.

음경을 다시 꼿꼿이 세우기 위한 새로운 방법이 있다. 아직 덜 알려진 방법인데 바로 충격파 치료다. 생식능력이 없는 쥐에게 실험했는데, 작은 충격파가 쥐의 성기를 다시 꼿꼿이 세웠다. 조직이 납작해지거나 매듭처럼 굳어서 음경이 휜 환자들에게도 효과가 좋았다. 당연히 문제가 되고 섹스 때 통증을 유발할 수 있는 이런 질환의 원인은 아직 밝혀지지 않았다. 통증을 유발하는 근육 경직을 풀기 위해 근육을 부드럽게 흔드는 것처럼, 음경 역시 부드러운 방식으로 치료한다. 조직 경직이 6개월에서 12개월 이상 계속되지 않는 경우라면 치료 성공률은 매우 높다. 대부분 매주 15분이면 충분하다. 5주 뒤에는 경직이 풀리고 음경이 다시 똑바로 펴진다. 고에너지 충격파는 아프지 않으니 걱정하지 않아도 된다. 결합조직의 탄력성 개선으로 혈액순환도 좋아지고 발기기능에도 효력을 낼 수 있으니, 축 늘어진 마법봉에도 시도해볼 만한 것 같다.

Use it or loose it: 해면체 훈련

사용하라, 안 그러면 잃는다. 안 쓰면 녹슨다. 음경도 마찬가지다. 연습을 게을리하면 발기부전이 올 수 있다. 발기부전의 원인은 다양하다. 먼저 해면체의 3분의 1이 골반기저근과 연결되어 있다. 골반기저근은 가능한 한 강철처럼 딱딱해야 한다. 그래야 음경으로 유도된 혈액이 곧장 거꾸로 흘러 해면체가 비는 일이 생기지 않는다.

여자들에게 골반기저근 훈련을 권할 때, "질을 안쪽으로 끌어당긴 채 엘리베이터를 타라"고 조언한다. 2층, 3층, 4층, 5층, 그다음 다시 내려온다. 남자들의 경우는, "음경 끝을 몸쪽으로 끌어당기는 상상을 하라"고 권한다. 한번 시도해보라. 간단하고 쉬운 연습이지만 효과는 아주 크다. 지금까지 생식에 아무 문제가 없었더라도, 회음부와 음경에 스포츠의학에서 활용하는 전기자극을 주면 골반기저근이 단련되고 성기의 근육세포와 신경이 자극되며 섹스의 폭발성이 개선된다. 치료 목적이라면 의료보험 혜택도 받을 수 있다. 필라테스나 요가 혹은 물리치료를 통한 골반기저근 훈련은 남녀 모두에게 똑같이 사랑을 지원한다.

또한, 예방 차원에서 마법봉을 때때로 만져줘야 한다. 그것이 테스토스테론 수치를 눈에 띄게 높이고, 테스토스테론이 생식 능력을 높이기 때문이다. 정기적인 산소공급은 음경의 노화를 막는다. 하루에 몇 번씩 음경을 바지 밖으로 내놓아 신선한 공기를 맡게 하라는 얘기가 아니다. 음경은 혈액을 통해 산소를 얻는다. 음경이 아무 일도 안 하고 잠잘 때는 혈액의 산소공급이 현저히 떨어진다. 그러나 호스가 열리고 신선한 산소를 가득 실은 혈액이 해면체로 질주해 들어와 신경과 조직을 돌보면, 상황은 급변한다. 흥분 자극을 줄 파트너가 당장 없는 사람은 직접 자기 손으로 해면체에 산소를 공급할 수 있다. 또한, 음경 스스로 자기 자신을 돌본다. 음경은 자발적 훈련으로, 그러니까 밤에 3~5회씩 흥분하고 아침에 활기찬 발기를 실행함으로써 자신의 안녕을 알린다. 깨어 있을 때 언제든지 출동할 수 있으므로 잘 훈련된 건강한 상태를 유지해야 한다는 걸, 음경은 잘 알고 있다!

연구에 따르면, 일주일에 다섯 번 정도 사정하는 것이 전립선암 예방에 좋다. 그리고 진지한 연구는 없지만, 상태(점성)나 맛 (짠맛과 밤꽃이나 가죽나무꽃 혹은 매자나무꽃 향기) 면에서 신선한 정액이 여자들에게 공통적으로 더 환영받는다. 그러므로 자위를 통해 정액을 그냥 버리는 행위는 비록 거룩한 종교적 견해에는 위배되지만, 의학적으로는 절대적 권고이다. 정액의 맛을 추가로 향상하고 싶다면, 신선한 파인애플을 먹고 물을 많이 마셔라.

어떤 남자들은 아직 자신의 정액 맛을 모른다. 혼자서도, 섹스 뒤에도 맛본 적이 없다. 어떤 남자들은 오럴섹스 뒤에 애인과 키스하지 않는다. 정액의 일부가 입술에 남았을 수 있고 그것이 역겹기 때문이다. 생명 탄생 이외에 사용된 짭짤한 정액에 비도덕적 악이라는 낙인을 찍은 폐쇄적인 성교육이 이런 혐오감을 만들었다고 생각하는가? 아니면 그저 취향이 다른 걸까? 사실 여자들의 취향도 고려해야 한다. 커플의 섹스든 혼자 하는 자위든, 관계를 돌보는 것은 언제나 중요하다. 자신의 음경과 친하게 지내는 사람은, 실패의 두려움에 쉽게 빠지지 않기 때문이다. 그러므로 모든 남자는 당당하게 발기의 시간을 가져야 한다. 자위가 소위 장님을 만들고 척수를 마르게 한다는 모든 경고는 오래 전에 거짓으로 판명되었다! 그리고 이따금 자신의 정액을 맛보면, 자신의 고유한 맛을 알게 되고 언제 어떤 맛이 나는지도 알게 된다. 그리고 시간이 지나면서 확신하게 된다. 그래, 이게 나야. 나는 맛있고 사랑받을 자격이 있어.

음경이 빠져나오지 못하면

: 표경

고래를 잡아야 할 것처럼 들리는 단어지만, 사실은 아주 힘들고 불편한 병명으로, 포피가 수축한다는 뜻이다. 포피는 음경과 마찬가지로 모양과 길이가 다 다르다. 포피를 양말이나 모자라고 에둘러 표현하는 사람이 있듯이, 포피는 예민한 귀두를 보호한다. (작은 가리개만 차고 사냥에 나가야 했던 선사시대 남자들은, 웃자란 풀들이 귀두를 때리거나 긁거나 할퀴지 못하게 포피가 막아주니 얼마나 고마웠을까!) 포피는 모든 '관계자들'에게 훌륭한 놀잇감이다. 당연히 이 좋은 피부를 잘라내지 않는다는 전제 아래에서 얘기다. (이 얘기는 조금 있다 하기로 하자.)

대략 여섯 살까지는 포피가 꽉 끼고 (포경수술을 하지 않은 경우) 코끼리 코 모자를 음경에 씌워놓은 것처럼 보인다. 그것이 정상이다. 여기에는 진화적 의미가 담겨 있다. 자연적인 포피수축으로 선사시대 어린아이의 귀두를 보호한 것이다. 흥미롭게도 포피 1제곱센티미터 안에는 촉각수용체가 정확히 단 두 개뿐이다. 비교를 위해 말하면, 손끝의 볼록한 부분에는 1제곱센티미터 안에 촉각수용체가 150개 있고 크기도 다섯 배 더 크다. 대략 15세부터 음경의 성적 역할이 늘어나면서 촉각수용체가 더 줄어 포피의 민감성이 극적으로 떨어진다. 사춘기가 되면 포피는 확장되고 탄력이 생겨 귀두 뒤로 쉽게 젖혀졌다가 다시 제자리로 돌아올 수 있다. 16세 청소년의 95퍼센트가 귀두에 아무 문제가 없다. 그러나 뒤로 젖혀진 포피가 너무 끼거나 다시 제자리로 돌아오지 못하는 경우가 때때로 생긴다. 그러면 조이는 통증이 극심하고 소변이 제대로 나오지 않으며 결국 포피가 물풍선처럼 부풀어 오른다. 감염으로 붉어지고 붓고 진물이 흐른다. 탄력을 잃은 포피가 귀두 뒤로 젖혀졌다가 돌아오지 않고 음경의 목을 조르면, 음경이 질식사하거나 심지어 괴사할 수 있다. 비상! 당장 비뇨기과로 가야 한다!

조임이 심하지 않으면, 일단 보존치료를 하면서 약 4주 동안 고농축 코르티손 크림을 처방한다. 코르티손 크림은 염증을 가라앉히고 피부를 부드럽게 만든다. 감염 징후가 있으면 항생제, 항진균제, 오일을 추가로 처방하고 방부성 및 항염성 음경 목욕을 해야 한다. 여자들과 마찬가지로, 생식기 감염이 있는 경우, 장환경을 건강하게 재건하는 것이 도움이 된다. 면역체계가 튼튼해야 한다! 그러므로 모든 신체적 위기와 마찬가지로, 혈중 미량영양소(비타민, 미량원소, 지방산)에 주의할 필요가 있다. 당뇨병 환자는 혈당을 완벽하게 조절해야 하고, 흡연은 당연히 금지다. 이미 손상된 연약한 포피에 과도한 폭력을 가해선 안 된다. 어리석은 처치로 포피가 찢어지고 흉터가 남고 사태가 더욱 나빠질 수 있다. 열정적 전투 때 포피 아랫부분의 포피소대(포피와 귀두를 연결하는 띠 조직)가 쉽게 손상된다. 모든 보존치료가 더는 도움이 안 되면, 수술로 포피를 제거해야 한다.

싹둑, 제거: 포경수술

병적 원인 없이 시행되는 포경수술은 첨예한 대립을 보이는 매우 뜨거운 주제다. 미국과 유대인의 경우, 태어난 직후에 포피를 제거하고, 무슬림은 유년기에 수술한다. 수천 년 전부터 그렇게 해왔다. 예측하기로 전 세계 남성의 3분의 1이 포경수술을 받았다. 포경수술을 한 남자와 하지 않은 남자 중 누가 더 정력이 세고 더 감각적이고 더 나은 애인이냐에 관한 온갖 이론과 신화가 대립한다. 그러나 대부분의 연구가 증명한다. 별 차이 없다고. 조임이나 염증 때문에 포피를 제거할 수밖에 없고, 그래서 앞으로의 쾌락 감각을 걱정하는 남자들에게는 아주 중요한 연구결과다.

포경수술 전후를 '비교 측정'한 연구결과에 따르면, 포경수술 뒤 성 기능, 감각, 오르가슴, 성욕에 아무런 제한이 없다. 수술이 성적 쾌락에 별다른 영향을 미치지 않는다고, 대다수가 평가했다. 단지 몇몇만이 더 나빠졌다고 응답했다. 순전히 과학적으로 보면, 포경수술은 성 기능과 쾌락에 중대한 차이를 만들지 않는다. 포경수술을 한 사람이든 하지 않은 사람이든, 귀두의 촉각에 아무 차이가 없다. 흥미롭게도 두 집단 모두 흥분의 순간에 감각이 무뎌졌다. 아마도 통증 없이 섹스를 즐기라는 자연의 뜻이 아닐까? 포피를 간직한 남자들의 경우 섹스 때 포피가 젖혀져 말린 부위의 감각이 살짝 무뎌진다. 또한, 자연은 귀두에 보상체계를 마련해두었다. 귀두는 온기를 좋아한다. 아마도 질의 온기를 좋아해서 주변의 다른 장소보다 이곳을 더 자주 찾게 하려는 배려일 터이다. 귀두는 이런 편안하고 따뜻한 온기를 느낄 때마다 흡족해한다. 그래, 바로 이곳이야! 자연은 그렇게 은밀히 종족 보존을 지원한다.

여자들은 대개 포피가 제거된 음경이 보기도 좋다고 생각하고, 또한 위생 측면도 계속 강조한다. 그러나 깨끗하게 관리된 포피는 강력한 미생물 덕분에 매우 위생적이다. 그리고 음순의 점막 주름 역시 '다행스럽게도' 멸균 상태가 아님을 잊지 말아야 한다. 그러나 수많은 연구가 확인했듯이, 포경수술을 했을 때 성병과 HIV 감염위험이 낮다. 포피는 불결하지 않다. 그러나 감염이 잘 된다. 그럼에도 나는 의사로서 포피를, 그대로 둬도 괜찮은 자연의 소중한 장치로 본다. 포경수술은 병증을 없애고 재발을 막는 치료법이고 앞으로도 그럴 것이다. 다른 모든 수술과 마찬가지로 합병증이 있을 수 있다.

제발 음경을 음경으로
가만히 둬라

아주 긴 헛된 병원순례 끝에 내
게 온 환자가 있었다. 그는 걱정이 이만저만이 아니었다. 귀두가
너무 건조하고 아팠으며, 특히 섹스 뒤에는 습진과 홍반이 생겼
고, 가려움증도 있었다. 진정한 골칫덩이! 20대 중반이었고 오
래 사귄 여자친구가 있었다. 한 동료 의사는 광범위한 성병을 예
상했고, 여자친구가 의심을 받았다. 섹스 뒤에 증상이 점점 더
심해졌으니까! 그러나 어떤 검사에서도 병균이 나오지 않았다.
그럼에도 이 젊은이는 온갖 항균 크림, 항생 크림, 탄닌 크림, 코
르티손 크림, 아연 연고, 음경 항균 목욕, 올리브오일 클렌징을
썼고, 위생에 더 철저히 신경 썼다. 항상 음경을 꼼꼼히 씻고, 당
연히 섹스 뒤에도 꼭 씻었으며, 씻은 뒤에는 꼭 드라이기로 (제대
로 읽은 거 맞다) 말렸다. 감염되어 진물이 흐를 때 권고되는 모든
수단을 썼다. 그러나 이 경우에는 아니다. 이 젊은이의 경우는
감염이 아니라, 폭력적이고 과도한 관리로 귀두가 너무 건조해
져서 보습력이 무너진 것이기 때문이다.

우리는 수많은 헌신적 관리를 멈추고 일단 가만히 두기로 했
다. 하루 한 번 샤워 때 포피를 뒤로 당겨 따뜻한 물로 헹구기만
하고, 포피를 뒤로 당긴 채 음경을 살살 흔들어 물을 털어준다.

섹스 뒤에는 곧장 일어나 샤워실로 가는 대신 그냥 편하게 누워서 분비물이 그냥 마르게 둔다.

이런 '복잡한' 치료법은, 신체 자체 보호크림이 마침내 맡은 임무를 완수할 기회를 준다. 피지를 함유한 귀두지가 귀두 부위를 다시 미끌미끌하게 만들기 시작하자, 점막을 보호하는 박테리아 환경이 재건되었다. 음경의 지방을 비누로 씻어내지 않자, 짜잔, 4주 뒤에 음경이 깨끗해졌고 모든 병증이 사라졌다. 그리고 한때 소위 위험했던 여자친구의 질이 갑자기 사랑스러운 웰빙 장소가 되었다.

치료가 항상 이렇게 간단하진 않다. 어떤 치료법도 도움이 안 되어 결국 포피를 제거해야 할 수도 있다.

주의: 오랫동안 병증이 계속되고 치료에도 회복되지 않으면 간단한 조직검사를 하는 게 좋다. 병리학자의 미세한 조직검사가, 혹시 있을지 모르는 변성을 간과하지 않게 해준다.

고환 기본지식

모두가 음경에 대해 말한다. 하지만 고환에 대해 말하는 사람은 드물다. 고환에는 정말로 중요한 것이 있다. 방치되고 종종 무시되는 쌍방울에 대한 가장 중요한 진실을 여기에 정리해둔다. 확신하건대, 고환을 잘 아는 사람이라도 이제껏 몰랐던 새로운 몇몇 지식을 발견할 것이다.

- **모양**: 달걀형

- **무게**: 각각 약 20그램

- **부피**: 보통 자두만 한 고환을 측정하는 데 초음파를 이용하지만, 간편하게 쓸 수 있는 고환측정기도 있다. 부피가 1~25밀리리터인 타원형 나무 혹은 플라스틱 구슬들이 사슬에 줄줄이 달려 있다. 고환 옆에 이 구슬들을 대서 크기를 비교한다. 성인의 고환은 길이가 4~5센티미터고 두께는 2~3센티미터며 부피는 20~25밀리리터다. 초음파도 없고 고환측정기도 없으면 일반 자로 부피를 계산할 수 있다. 길이×너비×높이×0.5=고환 부피. 아무튼, 고환은 저마다 다르게 생겼고, 한 몸에 달린 좌우 고환도 서로 다르다.

- **주요임무**: 고환은 진정한 발전소다. 혈기왕성한 청년의 경우 고환은 정자를 1초에 약 1000개, 하루 1억 개를 생산한다. 이 임무를 완수하기 위해, 생산라인이 250~300

개나 되고 총 300미터에 달한다. 정액의 신선도를 유지하기 위해, 정액이 보관된 음낭을 따뜻한 신체에 두지 않고 일부러 밖으로 빼냈다. 바깥이 체내보다 전체적으로 2도가 더 낮고 그렇게 정액은 바깥 저장고 안에서 생식을 위한 최적 온도를 얻는다. 사정된 정액은 여성의 몸에서 최대 3일까지 생식능력을 유지한다. 여성이 이 기간에 여러 남자와 섹스를 하면 여러 정액이 섞인다. 실제로 이런 일이 생각보다 자주 발생하는 것 같다. 음경의 모양에서도 이를 짐작할 수 있다. 피라미드 모양으로 끝이 점점 좁아지는 귀두는 화살처럼 질 속으로 들어가기 편리할 뿐 아니라, 귀두 가장자리에 붙은 귀두관이 삽이나 갈퀴처럼 이전 섹스파트너의 낯선 정액을 최대한 밀쳐내 자기 정자를 단독 승자로 만든다. 과학자들이 추측하기로, 정액과 테스토스테론을 줄기차게 생산하는 끝없는 고생 덕분에, 남자들이 여자들보다 평균적으로 덜 늙는다. 그 대신에 정자 생산에 에너지를 쓰느라 다른 곳에서 에너지가 부족할 수 있다. 그리하여 "샘이 말랐다"라는 관용구가〔생식능력이 없는 고자를 에둘러 표현하는 관용구—옮긴이〕 진정한 최후의 의미를 획득한다. 족보 분석으로 밝혀진 것처럼, 고환 없이 평생을 산 환관이 고환을 가진 동년배보다 14년을 더 살았다. 쥐와 개의 경우에도 결과가 비슷했다. 난자와 수정하는 '1등 정자' 는 고환에서 출발하여 질을 지나 여성의 몸 안까지 7미터 에 달하는 아주 긴 길을 전진한다! 정자들은 꼬리를 흔 들며 분당 3~5밀리미터를 전진한다. 이 과정에서 가장 중요한 순간에 추진력을 더해주는 사정은 참으로 고마 운 일이다. 연구에 따르면, 베타칼틴과 리코펜, L-카르 니틴, 셀레늄, 비타민 C, 비타민 E가 풍부한 건강식이 정자의 품질을 최고로 만든다. 그리고 알코올은 정자 생산을 억제하고 불임을 유발할 수 있다. 현대 남성의 정자는 약 10여 년 전부터 질이 급격히 떨어지고 있다. 연구에 따르면, 지난 40년 동안 건강한 남성의 정자 수 가 절반으로 줄었다. 핀란드 남성의 정자 수는 아직 넉 넉한 것으로 밝혀졌지만, 유럽과 북아메리카, 오스트레 일리아, 뉴질랜드에서는 후퇴 추세가 계속된다. 반면, 남아메리카와 아시아, 아프리카에서는 이와 관련하여 특별히 나쁜 소식이 없다. 그 원인은 알려지지 않았지 만 연화제, 독성 물질, 패스트푸드, 흡연이 서구세계에 만연하기 때문이라고 암묵적으로 동의한다. 또한, 주 머니에 핸드폰을 넣으면 고환이 너무 따뜻해질(이른바 달 같이 익는다) 뿐만 아니라 전자파가 정자를 해칠 수 있다. 전자파는 50센티미터나 떨어져 있어도 그 효력을 미친다! 그러나 착각하지 마시라. 핸드폰은 믿을 만한 피임 도구가 결코 아니다. 그러니 달걀은 시원하고 안전하게 보관하고 콘돔을 쓰자. 한 번 사정되는 정액(2~6밀리리터) 안에 정자가 평균 4000만~4억 개 들어 있다. 1밀리미터당 2000만~1억2000만 개까지가 정상이다. 정액에는 고환에서 생산한 정자와 더불어 정낭, 전립선, 방울요도샘에서 분비한 체액이 들어 있다. 방울요도샘은 전립선 아래에서 약알칼리성 맑은 액체를 조절한다. 정액에는 물, 단백질, 요산, 과당, 지방, 몇몇 비타민, 산이 들어 있고 자궁을 수축하는 조직호르몬도 있다. 한 번 사정된 분량의 정액은 약 5칼로리다.

- **그네 운동:** 고환은 정낭 안에 있는 정삭(부고환에서 정자를 정낭으로 보내는 통로)에 매달려 있다. 왼쪽 고환이 대개 오른쪽 고환보다 살짝 아래에 달려 있는데, 서로에게 공간을 확보해주기 위함이다. 살짝 무질서하게 보이지만, 만약 나란히 달렸더라면 다리를 더 벌리고 앉거나 걸어야 했으리라. 또한, 서로 비좁게 바짝 붙어 있으면 꼬일 위험도 있다. 고환이 꼬이면 절대적인 응급상황이다. 혈류가 막히고 고환이 질식사할 수 있기 때문이다. 왼쪽 고환이 더 밑에 달린 이유가 하나 더 있다. 고환정맥

의 흐름 때문인데, 오른쪽 고환정맥은 혈액을 곧장 심장 대정맥으로 보내지만, 왼쪽 고환정맥은 왼쪽에 있는 신장정맥을 경유하는 우회로를 택한다. 왼쪽 고환정맥과 신장정맥이 직각으로 연결된 데다 수문밸브도 적어서 혈액 반송이 약간 더 어렵다. 그래서 때때로 혈액이 정체되어 고환정맥류가 생길 수 있다. 이것 역시 즉시 치료해야 하는데, 정체된 혈액이 고환을 뜨겁게 달궈 장기적으로 정자 생산을 방해할 수 있기 때문이다. 그러므로 친애하는 남자들이여, 좌석 열선을 버리고 뜨거운 물에 오래 앉아 있지 말고 다리를 꼬지 말라. 그리고 아빠가 될 계획이라면 부디 노트북을 무릎에서 내려놓아라. 고환이 맘껏 그네를 타게 둬라. 그리하여 시원하고 좋은 생산 환경을 마련하라.

• **통증:** 위험한 전초기지에서 남성성이 손상되지 않도록, 고환에는 통증 섬유가 아주 많다. 고환을 차이면 배 속까지 아프고 심지어 메스껍기까지 한데, 그것은 고환의 원래 위치에서 해명된다. 고환은 태아 발달 과정에서 원래 배에 있다가 음낭으로 내려온다.

• **고환 엘리베이터:** 정삭과 고환을 둘러싼 복근 주변에 고환

올림근이 있다. 아랫도리가 갑자기 너무 차지면, 고환을 몸 쪽으로 살짝 더 끌어올리는 이른바 고환올림 반사반응이 나타난다. 고환이 심하게 냉각되는 것을 막기 위한 장치다. 정자 생산은 무조건 무사히 계속 진행되어야 하니까. 또한, 작은 가리개만 하고 초원을 누비며 사냥할 때 풀과 나뭇가지들이 허벅지 안쪽을 건드리고 연약한 음낭에 너무 가까이 올 때도 고환올림근이 고환을 위로 끌어올린다. 말하자면 고환을 바짝 당겨 올리고 걷는다! 아무튼, 여자들은 고환올림 반사를 아주 재밌어하며 가지고 논다. 남자의 허벅지를 쓰다듬으면, 음낭이 살아 움직인다. 음낭이 수축하여 주름이 생기고 마법사의 손에 이끌리듯 통째로 위로 이동한다.

• **장난감**: 어떤 남자들은 고환 애무를 못 참는다. 어떤 남자들은 손이나 혀 혹은 입으로 고환을 부드럽게 어루만지는 걸 좋아한다. 또 어떤 남자들은 고환을 세게 당기고 움켜쥐고 주무르고 때때로 세게 눌러주기를 바란다. 심지어 세차게 때려주기를 바라기도 한다. 이런 행위를 전문용어로 '생식기 스팽킹'이라고 부른다. 섹스숍에는 예민한 부위를 장식하거나 통증으로 쾌락을 높이는 스팽킹 도구들이 무수히 진열되어 있다. 이 분야의 문외

한이라면, 상식을 위해서라도 잠깐 인터넷을 살펴보길 권한다. 고환과 음경을 하나로 묶는 링, 요도에 끼울 수 있는 음경플러그(귀두링이 달려 있다), 실리콘이나 강철로 만든 고환 받침(무게 추가 달린 것도 있고 없는 것도 있다), 음경이나 고환링과 사슬로 연결된 젖꼭지 집게, 고환 진동기, 항문과 사슬로 연결된 고환링(딱딱한 것도 있고 말랑말랑한 것도 있다), 고환 가죽커프스, 음경 케이지, 고환 케이지, 고환 전동압박기……

• **색상:** 성인의 음부와 고환은 다른 부위보다 더 짙은 갈색이다. 피그멘트 세포가 많고 이 세포들을 테스토스테론과 에스트로겐 같은 성호르몬이 자극하기 때문이다. 다시 말해, 성인의 음부만 색이 있다. 때때로 음부 미백을 요구하는 환자가 있는데, 그것은 유아의 생식기와 관련이 있고 그래서 미성숙함의 표시다.

• **나이:** 고환은 50세부터 작아지고 정자 생산량도 준다. 고환 피부가 늘어진다. 그러므로 노인을 '늙은 포대'라고 낮춰 부르는 것은 사실 욕이 아니다.

• **'블루 볼', 파란 방울:** 섹스 때 절정에 이르러서도, 어쩌면

오직 여자의 만족만을 생각해서 사정을 참고 오르가
슴을 지연하면, 고환으로 가는 혈액이 정체된다. 그러
면 때때로 고환이 파랗게 변하고 얼마 동안 고환과 사
타구니에 극심한 통증이 생긴다. 그러니 시작한 일을
미루지 말고 끝내라.

• **건강검진:** 여자의 경우, 가슴을 직접 만져보는 것이 아주
유효한 유방암 건강검진이다. 마찬가지로 남자의 경우
는 샤워 뒤에 의무적으로 한 번씩 고환을 세게 만져보
는 것이 좋다. 20~40세까지의 젊은 남자는 특히 고환
을 속속들이 만져야 한다. 고환을 감싸고 있는 안정적
인 덮개를 손가락으로 쓸어내리듯 만지면 된다. 고환
종양은 불편함이나 통증으로 존재를 알리지 않고 조용
히 몰래 자란다. 고환이 한쪽으로만 부풀어 오르면, 물
론 대수롭지 않은 증상일 수도 있지만, 고환암의 초기
증상일 수도 있다. 고환암의 발병 위험요소는 마리화나
인데, 뇌와 마찬가지로 고환에도 대마초 수용체가 있기
때문이다. 마리화나는 뇌의 정자 생산 조절도 방해한
다. 고환암은 제때에 발견만 한다면 치료가 잘 된다. 그
러므로 아이들이 생식기를 만지고 노는 걸 금지하지 말
라. 자기 몸을 잘 알수록 질병을 더 빨리 발견한다.

오, 드디어

: 여성의 오르가슴

존경하는 신사 여러분! 책을 덮
지 마세요. 이제부터 여성 생식기를 다루지만, 틀림없이 여러분
에게도 유용한 내용이 있을 테니까요. 믿어보세요!

둘이든 혼자든, 보조도구를 사용하든 안 하든, 모든 인간은 기
꺼이 성적 절정에 오르고자 애쓴다. 남자의 경우 절정은 생식의
전제조건이다. 여자에게 절정은 자연이 준 특별 보너스로, 오로
지 쾌락으로만 여겨진다. 쾌락 전용 기관, 즉 클리토리스를 자연
으로부터 선물받았음에도 여성의 쾌락이 남성의 쾌락보다 더
강력히 금기시되는 것은 정말 기이한 일인 것 같다.

여성이 아주 오랫동안 평등권을 얻기 위해 투쟁해야 했고 여

전히 계속 투쟁해야 하는 현대 세계에서, 여성의 쾌락은 뭔가 두렵고 위협적이고 통제하기 어려운 일로 여겨지는 것 같다. 그래서 침묵하게 하고 통제한다. 그리고 쾌락을 추구하고 깨우고 발견하도록 격려하지 않는다. 거의 모든 사회에서 남자들은 "뿔을 세워라"라는 격려를 받지만, 여자들의 쾌락과 섹스, 성욕은 종종 죄악시된다.

그럴수록 여자들은 자신의 몸을 탐구할 필요가 있다. 여성 생식기는 눈에 보이게 밖으로 나와 있거나 달려 있지 않고 깊숙한 곳에 숨어 있기에 더욱 그러하다. 살피고 갖고 놀고 감탄하라! 오르가슴에 도달하기 힘든 여자들은 특히 새겨들어야 한다. 명확한 연구결과는 아니지만, 여성의 최대 67퍼센트가 오르가슴 장애를 겪는다. 그 원인은 남성의 경우와 마찬가지로 신체적, 심리적, 그리고 당연히 또한 기술적 문제일 수 있다. 그러나 무엇보다 사회문화적 요인이 있다. 덜 개방적인 환경에서 자라 성 자체를 불경스러운 일로 여겼기 때문에, 자신의 몸을 느끼고 성적 환상, 소망, 상상을 맘껏 펼치는 법을 익히지 못한 사람은 오르가슴을 느끼기가 더 어려울 수 있다. 여기에 압박감이 더해지면 악순환에 빠진다. 모든 여성이 '불감증'이라는 낙인을 잘 알기에, 아무런 감흥이 없는데도 흥분을 연기하고 열정적으로 신음소리를 낸다. 당연히 오르가슴 없이도 섹스는 멋질 수 있다. 하지만 항상 아무런 감흥이 없는 섹스라면? 오르가슴의 순간에 뇌의 여러 부위가 동시에 강하게 활기를 띠고, 전달물질 불꽃놀이가 펼쳐진다.

도파민, 세로토닌, 노르아드레날린, 엔도르핀, 갑상선호르몬, 옥시토신, 프로락틴, 테스토스테론과 에스트로겐이 강렬한 감정을 마련한다. 전문가들은 이런 감정을 헤로인 주사 효과나 무아지경이라고 바꿔 부른다. 기계적으로만 보면 올바른 리듬과 적합한 존속기간이 중요한 구실을 하고, 해부학적으로 최적의 부위를 자극해야 한다. 그러려면 에로틱 지식이 어느 정도는 있어야 한다.

혼자 할 때는 오르가슴에 도달하지만 파트너와 함께 하면 안되는 사람이라면, 좋아질 확률이 매우 높다. 성적 판타지와 욕구를 파트너에게 얘기하라. 처음에는 말하기 창피할 수 있지만, 그것이 가장 중요한 첫 단계이다. 여자들이 오르가슴에 도달하는 길은 아주 다양하다. 자위, 오럴섹스, 삽입, 섹스 도구의 도움 등등. 어떤 사람은 원하는 분위기가 따로 있고 모든 것이 이 분위기에 맞아야 한다. 어떤 사람은 에로틱한 꿈만 꿔도 혹은 청바지 재봉선만 눌러도 벌써 오르가슴을 느낀다(오르가슴 세계는 참 불공평하다). 또 어떤 사람은 심지어 방광이 가득 차면 오르가슴을 느낀다.

남성과 여성의 오르가슴 네 단계

　　　　　사람이 다 다르듯, 오르가슴도 다양하다. 그럼에도 윌리엄 마스터스William Masters와 버지니아 존슨Virginia Johnson은 1950년대와 1960년대에 인간의 성행위를 조사하고 넘쳐나는 여러 가정을 정리하여 오르가슴 과정을 네 단계로 분류했다. 흥분단계, 고조단계, 오르가슴단계, 해소단계.

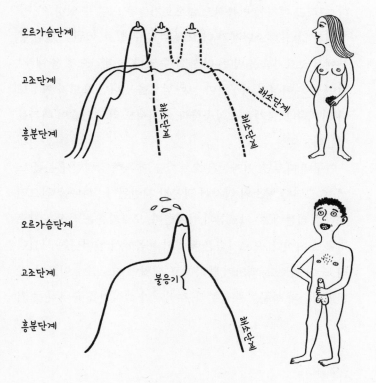

우선 흥분이 상승한다. 그러다 안정된 특정 수준에 도달하면, 한동안 저절로 고조되다가 마침내 절정(오르가슴)에 다다르고 그 다음 해소된다. 남자의 경우 해소단계 전에 불응기가 있다. 말하 자면 이 단계에서는 다시 오르가슴에 도달하지 못한다. 반면 여 자는 언제든 다시 오르가슴에 도달할 수 있다. 네 단계의 시간적 흐름은 사람마다 다르다. 그러나 연구에 따르면 남자의 반응 흐 름은 어느 정도 고정되어서 대부분이 아주 비슷하고 과정을 예 상할 수 있다. 흥분이 가파르게 상승하고 다시 가파르게 내려간 다. 그러나 여자의 경우 존속기간과 강도 그 외 모든 것이 다르 다. 그리고 여자는 반복적으로 오르가슴을 느낄 수 있다. 즉, 불 응기가 없다. 해소단계가 더 오래 걸릴 수 있고, 이런 편안한 흥 분에서 오르가슴을 몇 번 더 느낄 수 있다. 통계적으로 볼 때, 경 험이 많은 여성이 지구력이 좋은 남성을 만나면 초보자 여성보 다 더 자주 오르가슴에 성공한다. 여기서도 역시 연습이 대가를 만든다.

연구에 따르면, 여자들은 오르가슴 때 특히 강렬한 흥분을 느 끼고, 그래서 평소의 감각이 당분간 제한된다. "하나를 얻으면 하나를 잃는다"는 가르침과 일치한다. 오르가슴은 적잖은 칼로 리를 소비한다. 오르가슴은 확실히 온몸에서 일어나는 사건이 다. 숨이 가쁘고, 맥박이 빨라지고, 혈압이 최고점에 이르며, 골 반기저근과 항문이 수축한다. 젖꼭지가 생식기를 흉내 내듯 커지고 곤두선다. 피부가 붉게 상기되고 땀이 흐른다. 근육이 수축하고 어쩌면 얼굴이 이상하게 찡그려질 수 있다. 오르가슴 표정은 자의적으로 통제할 수 없다. 아주 내밀한 순간이라 볼 사람도 없으니 굳이 통제할 필요가 없기 때문이리라.

섹스 때 남성 생식기의 변화는 눈에 명확히 보이기 때문에 아주 잘 알려져 있다. 그러나 여성의 생식기도 섹스 때 남자 못지않게 활기를 띤다. 애무를 하면 척수의 반사신경을 통해 외음부와 클리토리스의 해면체가 채워진다. 그래서 어떤 사람들은 클리토리스를 미니 음경이라고 한다. 대음순이 살짝 벌어지고 외음부의 내부가 개방된다. 음경에서처럼 혈액이 고이고 두세 배로 커진 소음순이 대담하게 외음부 밖으로 정체를 드러낸다. 클리토리스 역시 해면체를 통해 부푼다. 클리토리스 끝이 두덩뼈(치골) 쪽으로 당겨지는데, 두덩뼈는 섹스 과정에서 계속 클리토리스를 누르고 마사지한다. 모든 피부와 점막이 거대한 성감대로 변하고 혈액순환이 증가하며 외음부가 분홍색 혹은 주홍색으로 물든다.

흥분이 시작되고 10~30초가 지나면, 질이 벌써 촉촉해지고 분비샘들이 질액을 분비한다. 질액은 음경이 행복하게 미끄러지게 돕는 진정한 천연윤활제일 뿐 아니라, 질의 산성도를 낮춰 정자들이 오래 살아 있게 한다. 이 단계에서 스킨샘이 특히 중요한 역할을 한다. 요도 옆 점막에 있는 작고 작은 구멍이 스킨샘인데, 이것이 섹스 때 질입구를 촉촉하게 적셔 음경이 들어오기 쉽게 한다. 적절한 자극이 있을 때 이런 분비샘이 질액을 더 많이 분비하여 큰 파도를 이루고 심지어 소변이 섞이기도 한다. 이런 현상은 관련 사이트에서 인기 검색어 '스퀴팅Squirting'으로 설명된다.

〈여성 생식기〉

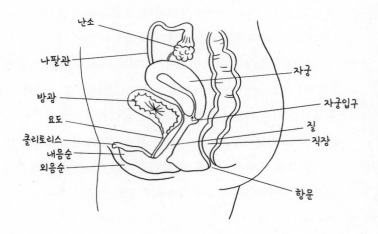

이제 질은 세로로 수축한다. 질의 아랫부분 3분의 1이 좁아져서 음경에게 최적의 압박감을 제공한다. 의사들은 이것을 '오르가슴 커프스'라고 부른다. 안쪽 깊은 곳은 음경과 정액을 위한 공간을 마련하기 위해 넓어진다. 오르가슴 커프스는 오르가슴

때 3~25회까지 수축이완을 반복하고 이를 위해 최대 40초가 필요하다. 직접 헤아려보고 싶다면 초반에 아주 빨리 헤아려야 한다. 그때는 수축이 1초에 한 번씩 천천히 진행되지 않기 때문이다.

자궁도 커진다. 놀랍게도 약 50퍼센트나 커진다. 자궁은 다이빙 선수처럼 곧게 선 다음 리드미컬하게 자궁입구부터 정자 호수로 다이빙한다. 자궁입구는 성공적인 수정 기회를 높이기 위해 오르가슴 뒤에도 족히 30분 동안 확장 상태를 유지한다.

여담으로 덧붙이건대, 클리토리스 오르가슴과 질 오르가슴이 각각 따로 있을 거라는 견해에서 벗어나라. 클리토리스는 외음부 앞쪽의 작은 핵일 뿐 아니라, 불타는 빙산의 일각이며, 귀두보다 최대 네 배 더 많은 다양한 수용체가 자리한다. 클리토리스는 메두사의 뱀처럼 음순을 지나 질 안쪽까지 약 11센티미터 길이로 이어져 질관 앞쪽의 거친 면을 G스팟을 만든다. 그러니까 이 모든 것은 서로 연관되어 있다. 그래서 여자들은 다양한 방식으로 절정에 도달할 수 있다. 어떨 땐 뒤에서, 어떨 땐 앞이나 중앙에서, 어떨 땐 약하게, 어떨 땐 강하게, 어떨 땐 천천히, 어떨 땐 빨리, 뭐든지 가능하다. 그래서 흥미진진하다.

6

남자들도 생리를
알아야 할까?

"전쟁은 생리 질투이다. 남자들도 가끔 피를 흘리고 싶다!" 얼마 전 어느 담벼락에서 본 그래피티 내용이다.

이 주장에 동의하진 않지만, 정말로 남자들도 생리에 관해 어느 정도는 알 필요가 있을 것 같다. 그들의 어머니, 아내, 딸이 겪는 일이고 그래서 또한 그들 자신의 삶과도 어느 정도 관련이 있는 일이기 때문이다. 그리고 어쩌면 나의 설명이, 담벼락에 폭로된 생리 질투를 완화하고 더 나아가 남자들의 전쟁 욕구도 누그러트릴지 누가 알겠는가! 세계평화를 위하여!

지구의 절반이 약 3000일, 대략 8.2년이나 피를 흘리는데도 많은 문화권에서 생리는 여전히 터부다. 어떤 지역에서는 생리 중인 여성이 공동체로부터 격리된 특별 생리 움막에서 지내야 한다. 불결한 상태이기 때문에 다른 사람과 접촉하면 안 되고, '성스러운' 물건을 만져서도 안 된다. 코미디가 따로 없다. 생리 중에는 학교에 갈 수 없는 나라들도 있다. 여학생들이 생리 때문에 가택연금을 강요받는다. 여러 가난한 국가에서는 생리용품을 구하기 어려워서 그리고 단 몇몇 학교에만 보건시설이 있기 때문에 집에 갇혀 있어야 한다. 유네스코 보고서에 따르면, 사하라 이남 아프리카에서 여학생의 최대 10퍼센트가 생리 때문에 수업의 5분의 1을 결석한다. 또한, 남부 아시아에서는 초경 전에, 글자 그대로 자기 몸으로 경험하기 전에 생리가 무엇인지 아는 여학생이 단 3분의 1뿐이다. 이란 소녀의 48퍼센트가 생리를 질병으로 여긴다. 안타깝게도 부족한 설명이나 주제의 터부시로 인해 위생관리가 부족하고, 위생제품이 넉넉히 공급되지 않으며 깔끔한 쓰레기처리가 어렵다. 주로 어린 소녀들이 고통을 겪는다. 인도 소녀의 단 12퍼센트만이 위생제품을 구할 수 있다. 나머지는 낡은 헝겊 조각으로 겨우 버틴다.

혹시 이렇게 생각하는가? 아프리카와 인도니까 그렇지, 유럽에서는 생리가 더는 터부가 아니야! 그렇다면 나는 당신에게 묻고 싶다. 식당에서 화장실에 갈 때, 당신은 생리대나 탐폰을 보란 듯이 가방에서 꺼내 세련된 스포츠용품인 양 모두가 볼 수 있게 손에 들고 가는가?

아니다! 당연히 아니다. 탐폰을 꺼내지 않고 핸드백을 통째로 들고 화장실에 간다. (알리바이: 어차피 화장품도 핸드백에 있으니, "잠깐 화장 좀 고치고 올게!") 혹은 동행자에 따라 핸드백에서 수줍은 듯 조심스럽게 생리대를 꺼내 얼른 바지주머니에 찔러넣는다. 탐폰이나 생리대를 브래지어 안에 숨기는 여자들도 있다. 가슴을 커 보이게 하려는 게 절대 아니다…… 화장실에 도착해서도 옆 칸에 앉은 여자가 눈치채지 못하도록 생리대나 탐폰 포장을 가능한 한 조용히 벗겨낸다.

그렇다, 서구 여자들도 생리 주제를 개방적으로 다루지 않는다. 젊은 여성 약 60퍼센트가 생리 언급을 거북해한다. 흥미롭게도 여의사들 역시 다르지 않다. 여의사들은 대개 흰색 바지를 입고 진료하는데, 다른 여자들과 마찬가지로 생리 때문에 이따금 곤란을 겪는다. 생리 날짜를 정확히 예상할 수 없다. 어떨 땐 약간의 출혈로 시작을 알리지만 때로는 큰 범람으로 오기도 한다! (남자들이여, 조금만 참아라. 당신들 얘기가 곧 나온다!) 종합병원에서 근무하던 시절, 여의사의 피 묻은 바지는 일상이었다. 야간근무가 바이오리듬을 뒤죽박죽으로 만들고 화장실에 갈 시간조차 허락하지 않는 곳. 남자 동료들과 함께 도는 회진 때 창피를 당하지 않고 경멸의 눈초리를 피하는 방법은, 가운으로 서둘러 가리는 것뿐이었다.

세계적인 의학전문지《란셋The Lancet》이 터부를 깨고 마침내 생리를 대화 주제에 올리는 기발한 시도를 했다. 생리 이모티콘 선발대회! 약간 귀여워 보이는 붉은색 핏방울 혹은 빨강머리 탐폰이 즉흥적으로 떠오른다. 우승작은 (이것도 멋진데) 핏방울 두 개가 찍힌 흰색 팬티였다.

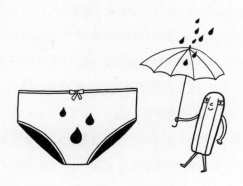

그리고 이제 드디어 친애하는 남자들이여! 매력적인 여자가 침대에 힘없이 누워 있고, 바지와 침대시트에 핏자국이 선명히 보이는 사진을 어떻게 생각하는가? 답해보라. 혐오스러운가? 아무튼, 인스타그램은 그런 사진을 삭제했다. 그 일로 분노가 들 끓었고, 인스타그램은 페미니스트들로부터 욕 폭탄을 맞았다.

그런 사진은 삭제해야 마땅하다고 생각하더라도 잠시만 참아라. 이런 생리적 과정 덕분에 당신이 지금 이 세상에 존재함을 이미 잘 알고 있지 않은가!

도대체 무슨 일이 일어나는 걸까?

인류가 존재한 이래로, 여자들은 21~35일(평균 28일) 주기로 생리를 한다. 생리는 3~6일 정도 걸리고 대략 60~80밀리리터의 혈액을 잃는다. 서구 소녀들은 첫 생리(초경)를 대략 12~15세에 하고 마지막 생리(폐경)는 대략 50세에 한다. 이 기간에 난자를 400~500개 생산하고 매달 생리를 한다. 단, 임신과 수유기에는 생리를 하지 않는다.

생리를 하는 한, 언제든 임신할 수 있다. 그러나 생리 때 정확히 무슨 일이 일어나는 걸까? 전문가조차도 피가 어떻게 밖으로 나오는지 설명할 때 이따금 말을 더듬는다. 자궁은 거꾸로 매달린 자루와 같다. 자궁의 두꺼운 입구가 질을 통해 외부세계와 연결되어 있다. 자루 바닥에는 뿔 두 개가 난 것처럼 좌우에 하나씩 나팔관이 연결되어 있고, 나팔관 끝에 난소가 있다. 평균 28일 주기로 난소에서 난자 하나가 나온다. 이 난자가 정자와 수정이 되면 자루(자궁) 속 점막에 자리를 잡고, 모든 일이 잘 진행되면 수정란이 태아가 되고 이 태아가 아기로 성장한다. 수정이 안 된 난자는(대부분이 이런 운명을 맞는다) 버려져야 한다. 이때 수정란의 보금자리를 위해 아주 잘 꾸며놓은 점막까지 같이 씻겨 내려간다. 난자가 자궁내막에서 수정이 안 되고, 난소가 호르몬 분비를 멈추면 생리가 시작된다. 호르몬 금단으로 점막의 대사와 혈액순환이 힘들어지고 결국 모든 것이 무너진다. 집주인이 전기와 수도를 끊어버린 상황과 대략 비슷하다. 점막 대방출! 모조리 처분해야 한다! 대방출 직후에는 당연히 새로운 점막 상품이 다시 진열된다.

점막을 2주마다 새로 짓고 그다음 다시 모조리 허무는 이런 허비를 왜 할까? 이에 관한 토론은 계속될 것이다. 한 이론에 따르면, 생리는 손가락, 혀, 음경, 운명이 가져왔을 병원체를 씻어내기 위한 일종의 대청소이다. 또 다른 가정에 따르면, 생리는 임신에 대비한 면역체계 전지훈련이다. 이런 훈련 덕분에 자궁에 개보수 활동과 신진대사활동 조직이 이미 마련되어 있다. 이런 조직은 필수인데, 신진대사에게는 임신이 최고 규율이기 때문이다. 또 다른 가정은 붕괴를 에너지 절약으로 본다. 당장 이용하지 않는 조직들을 내보내면 항시 대기 상태에서 벗어나 에너지를 아끼게 된다. 연속가열로 사우나를 뜨겁게 유지하는 것보다 필요할 때만 온도를 올리는 것이 에너지를 덜 소비한다. 또 다른 설명에 의하면, 호르몬의 영향을 받는 세포들이 생리 주기에 따라 모양이 바뀌어 퍼즐이 맞지 않게 되고 구멍이 안 맞는 레고블록처럼 떨어져 나간다.

온갖 이론, 가정, 설명과 상관없이 한 가지는 확실하다. 생리는 완전히 자연스러운 과정이고 생식을 위해 절대적으로 필요하다. 그럼에도 생리는 일반적으로 혐오스러운 것, 비위생적인 것, 섹시하지 않은 것으로 통한다. 우선 이런 낙인과 선입견부터 쓸어버려야 할 때가 되었다!

"생리는 비위생적이다"

여자들이 매달 흘리는 이 피는 정확히 어떤 피일까? 일반 피와는 다를까? 정말로 불결할까? 아니면 심지어 위험할까? 생리혈은 물, 단백질, 면역세포, 질액, 혈액, 자궁점막에서 떨어져나온 세포, 질 유산균의 혼합이다. 일반 혈액에는 없는 385개 단백질이 생리혈에는 있으니, 확실히 다르고 또한 독특하다. 생리혈은 일반 혈액과 달리 응고가 안 된다. 응고가 되면 자궁에 금세 거대한 핏덩이가 형성되고 그것이 좁은 자궁입구를 막아 생리혈이 밖으로 나오지 못할 터이다. 생리혈에 때때로 덩어리가 섞여 나오기도 하는데, 그것은 응고된 피가 아니라 푸딩 같은 점막 부스러기가 적혈구와 섞인 것이다.

생리혈은 위험하지도 않고 독성도 없는 완전히 무해한 액체다. 적어도 건강한 여성의 일반 피보다 더 위험하진 않다. 다른 체액과 마찬가지로 생리혈도 HIV와 간염을 전염시킬 수 있다. 단, 이런 질병을 가진 여성에 한해서다. 오히려 생리 중인 여성 자신이 이 기간에 약간 더 위험에 처하는데, 혈액으로 인해 질의 pH 농도가 올라가 이른바 병원체가 침입할 수 있기 때문이다.

그리고 정말로 불쾌한 냄새가 날까? 생리혈은 살짝 쇠 맛이 난다. 신선한 생리혈의 냄새는 완전히 편안하다. 탐폰을 쓰레기통에 너무 오래 두거나 생리 당사자의 질환경이 병들었을 때, 불쾌한 냄새가 활개를 친다. 후자의 경우 냄새를 경고로 이해하고 가능한 한 빨리 병원에 가야 한다.

탐폰 교체는? 생리 기간에 외출해야 하고 식당에서 탐폰을 교체해야 할 때 어떻게 하는지 물었던 나의 질문을 기억하는가? 삽입체를 사용하지 않으면 탐폰 교체 때 손가락에 피가 묻을 수 있고, 이런 피는 화장지만으로 깨끗이 닦이지 않는 게 사실이다. 상황에 따라 이 피는 화장실 문손잡이, 비누디스펜서, 수도꼭지 등에 묻을 수 있다. 다음에 화장실에 온 사람은 그것을(문손잡이, 비누디스펜서, 수도꼭지) 잡을 수밖에 없다. 미생물학을 조금 아는 사람이라면, 피와 함께 (바라건대 그리고 대부분 건강한) 질분비물이 옮겨질 수 있음을 잘 알 것이다. 그러나 이런 생리혈은 좋은 면역체계 덕분에 대부분 전혀 해롭지 않다.

교체 후에 손을 씻는 것도 중요하지만, 무엇보다 교체 전에 손을 씻어야 한다! 그러지 않으면, 원치 않는 균을 제 손으로 몸속에 넣고 현재 힘들게 일하는 질에 부담을 더하는 상황이 쉽게 벌어질 수 있다. 아무튼, 몇 시간에 한 번씩 규칙적으로 탐폰을 교체하면 탐폰을 통한 특별 감염위험을 줄일 수 있다. 반면, 요즘 유행하는 생리컵은 독성 박테리아 감염위험을 몇 배로 높인다. 매번 뜨거운 물에 소독하지 않으면 정말 위험하다. 박테리아는 생리컵 벽에 끈질기게 붙어 있어, 물에 간단히 헹구는 것만으로는 부족하다!

"그날인가봐!": 생리전증후군

여자들이 예민해지거나 우울해하거나 짜증을 내면 자주 듣게 되는 말이 있다. 모두가 잘 아는 그 말, "또 그날인가 봐!" 주로 남자들이 이렇게 말하지만, 남자들만 그런 건 아니다. 여자들이 생리 때 기분이 나빠진다는 선입견은 왜 생겼을까?

생리 주기의 규칙적인 반복은 난소호르몬 덕분이다. 생리 주기의 전반부에는(생리 첫날이 생리 주기의 시작점이다) 에스트로겐이 지배하고, 후반부에는 그러니까 배란 뒤에는 프로게스테론(황체호르몬)이 지배한다. 프로게스테론은 남자들이 몹시 겁내는 PMS(생리전증후군)와 연관이 있다. 프로게스테론 때문에 대개 30세 이상의 몇몇 여성이 '그날' 직전에 짜증을 잘 내고 혹은 공격성을 보인다.

생리전증후군이 언제 왜 누구에게 나타나는지 확정할 수는 없다. 다만 추측하기로 신경, 호르몬, 정신의 불균형에서 오는 것 같다. 어떤 여성들의 경우에는 생리 기간에 피부 트러블이 생긴다. 예를 들어 지루성 뾰루지가 한두 개(혹은 여러 개) 올라온다. 이런 뾰루지의 주범은 프로게스테론인데, 이 황체호르몬은 남성호르몬 테스토스테론과 마찬가지로 피지선을 자극하여 피지 생산을 높이고 그 결과 뾰루지가 생긴다. 어쩌면 생리전증후군을 가진 여성은 그저 남성적 공격성을 약간 더 가졌을 뿐일지 모른다. 남자들 역시 충격적으로 인지하게 되는 바로 그 공격성 말이다.

문명의 고전적 죄악이 생리전증후군을 지원한다. 설탕, 카페인, 알코올, 니코틴, 운동부족. 그리고 자신 혹은 파트너가 유발하는 스트레스를 통해. 그러나 생리전증후군은 원인이 밝혀지지 않았고 모든 여성에게 나타나지도 않는다.

하지만 이 기간에 체내에 수분이 많이 쌓이고 체중이 갑자기 증가하는 것은 사실이다(그래서 또한 우울해진다). 그나마 한 가지 위안이 될 만한 징후가 있는데, 가슴이 둥글게 팽팽해지고 더 커진다. 이 기간에 행복호르몬 세로토닌이 약해지기 때문에 그것을 보충하기 위해 초콜릿 욕구가 올라간다. 그러나 이것은 오로지 전반적으로 약간 황폐해 보이는 문명생활에서만 관찰되는 현상이다. 자연인에게는 초콜릿 욕구, 여드름, 당뇨, 과체중이 생기지 않는다. 원시적으로 사는 사람들은 우리 문명인보다 생리를 더 짧고 가볍게 한다.

우리 몸은 여전히 우리가 석기시대에 산다고 생각한다. 진화는 생리와 관련하여 석기시대 이후로 아무것도 바꾸지 않았다. '당시'에는 오늘날보다 더 자주 임신을 했고 더 오래 젖을 먹였다. 현대문명의 피임방법 때문에 현대 여성은 석기시대보다 더 많은 피를 흘린다. 그래서 더 자주 철분결핍을 겪는다. 철분은

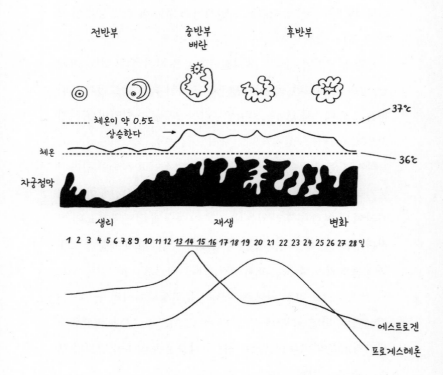

적혈구 생산에 꼭 필요하다. 그러므로 생리 주기가 짧고 생리량이 많으면, 혈액 부족으로 금세 코 주변이 창백해지고 두통이 오고 머리카락이 빠지고 피부 트러블이 생긴다.

그러면 애석하게도 생리 기간 내내 편두통이 추가된다. 편두통은 '섹스를 피하기 위해' 즐겨 사용하는 핑계이기도 하지만 또한 매우 고약한 통증이다. 생리 기간의 편두통은 에스트로겐 수치의 급격한 하락 때문이다. 편두통에 설사와 위경련을 동반할 수 있다. 이런 경우라면 고생이 이만저만이 아니다. 뇌와 소화계는 신경과 전달물질을 통해 서로 연결되어 있다. 여기에 몇몇 장박테리아가 관여하기 때문에 2장에서 설명한 것처럼, 장 환경 재정비가 도움이 될 수 있다.

맞다, 생리전증후군은 확실히 있고, 생리 기간에 기분이 나빠지는 여자들이 있다. 그러나 모든 여성이 생리전증후군을 앓는 것은 아니며, 여자들이 짜증을 낼 수 있는 다른 이유가 10만 가지를 넘는다. 운동을 하거나 더 나아가 섹스를 하고 건강하게 먹으면 생리전증후군을 완화할 수 있다. 너무 심할 때는 경련치료제나 진통제도 도움이 된다.

"생리는 섹시하지 않다"

당신은 어떤 범주에 속하는가? 여자친구나 아내가 생리 중일 때, 섹스를 하나? 아니면 자제하는 쪽을 선호하는가?

당신은 어떤 범주에 속하는가? 생리 중에 성욕이 생기는가? 아니면 생각하기도 귀찮은 일인가?

분명 이런 사람도 있고 저런 사람도 있을 터이다. 다만, 이런 사람과 저런 사람이 부부나 연인이 아니길 바랄 뿐이다. 자궁에 혈액이 많이 공급되고 이 혈액을 배출하기 위해 약간의 경련이 생기는 생리 기간에, 섹스를 통해 통증 완화와 이완 그리고 특히 강렬한 쾌락을 느끼는 여자들이 있다. 이때 문제는, 파트너가 "너무 역겨워! 살려줘!"라고 외치며 침대에서 도망치는 상황이다. 그러면 여자의 욕구가 아무리 강해도 침대에 방수 매트가 깔리진 않는다.

방수 매트를 깔지 않더라도, 피를 보지 않는 다른 방법을 찾거나 흡수력이 좋은 스펀지를 사용하면 적어도 막대한 피바다는 막을 수 있다. '그날'에 피를 보지 않고 섹스를 즐기는 방법은 많다. 탐폰을 삽입한 경우, 손가락과 혀, 섹스 도구나 신체 부위로 충분히 성공적인 섹스를 즐길 수 있다.

한 바람둥이 남자가 가르치듯 내게 말하기를, 사람은 언제나 대안을 마련해둬야 한다는 것이다. 즉, 두 번째 여자를 대비해둬야 한다는 것! 그러나 그가 히죽거리며 덧붙였다. 아내가 생리를 시작해서 애인에게 몰래 갔지만, 애인마저도 입장 불가를 알리는 경우가 벌써 여러 번 있었단다. 이 경우 두 여자는 서로 아무것도 몰랐을 테지만 연구에 따르면, 실제로 "여자들이 함께 생리를 한다." 같은 '동굴' 혹은 셰어하우스에 함께 사는 여자들이 페로몬 영향으로 배란과 생리를 같은 시기에 할 수 있다. 자연이 왜 그렇게 설계했는지는 알 수 없으나, 혹시 여성연대나 기회균등과 관련이 있는 건 아닐까?

생리 중 섹스에 대한 나의 결론? 누구든 하고 싶은 대로 하라! 다만, 피는 세탁이 아주 힘드니, 도구를 이용해 시트를 깨끗하게 유지하라. 아무튼, 생리 중 섹스는 의학적 관점에서 전혀 해롭지 않고, 특히 자궁에는 편안한 쾌락을 준다.

질문이 하나 남았다. 생리는 왜 터부일까? 왜 여자들은 가능한 한 생리를 감추려 할까? 신문과 책들이 여러 추측을 내놓았다. 그중에서 빨간색 신호가 가장 고고학적인 설명인 것 같다. 빨간색이 경보를 울리고 위험을 상기시킨다! 혹은 부상을 연상케 한다. 섬세한 남자로서 상처 안에 음경을 넣고 싶진 않다.

한 정신분석학자의 추측에 따르면, 남자들은 생리혈을 즉시 모든 위험단계와 연결한다. 말하자면 생리 중인 여성과의 섹스를 꺼리는 데는 깊은 심리적 의미가 있다는 것이다. 섹스 중에

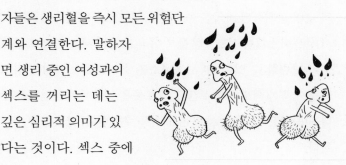

자신의 음경에서 피를 보면, 그것이 대학살을 상기시키고 거세 공포에 이르는 공포 환상이 엄습한다!

남자들과 피가 어쨌다고? 글쎄, 내 생각에 생리 질투는 도를 넘지 않는다. 생리 중인 여성을 놀리는 다음과 같은 농담에도 악의는 없다. "생리 중인 여자 경찰을 뭐라고 부르는지 알아? 레드 불!"

생리는 유니섹스 주제다. Let it flow!(흐르게 두자!)

생리뿐 아니라 우리를 우리로 만드는 것 역시 호르몬과 관련이 깊다. 호르몬은 신체가 자체 생산하는 전달물질로서, 우리를 강하게 조종한다. 탈모, 성, 노화, 피임, 폐경, 남성 갱년기, 정신 그리고 이 책이 다루는 모든 주제도 호르몬이 없으면 존재하지 않았으리라. 그렇다면 이 모든 호르몬은 우리의 신진대사에서 어떻게 작용할까? 호르몬은 봉사자이고, 간뇌와 뇌하수체의 지시로 만들어진다. 혈류에 호르몬이 넉넉하면 호르몬은 중앙에서 보내는 계속된 자극을 차단한다. 성호르몬은 친유성 물질로서 셔틀버스처럼 성호르몬을 기다리고 있는 세포 속으로 문제없이 탑승할 수 있다. 이 셔틀버스는 호르몬을 뒷좌석에 싣고 곧장 거룩한 세포핵으로 간다. 호르몬은 그곳에서 유전자를 만나 의뢰받은 임무, 즉 호르몬 효과를 수행한다. 단백질을 생산한다.

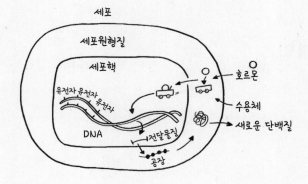

세포

세포원형질

세포핵

호르몬

수용체

새로운 단백질

유전자 유전자 유전자

DNA

전달물질

공장

피임약, 크림, 주사, 호르몬제 형태로 합성호르몬이 체내에 들어오면, 세포의 유전물질이 조작된다. 합성호르몬은 뇌의 조종 기능을 억제하고 몸 곳곳에서 효과를 낸다. 자연 호르몬과 비슷한 효력을 내지만 자연 호르몬은 일으키지 않을 부작용이 있다! 그 부작용에 관해 이제 알아보자.

7

피임

남자들은 자신의 남근을 자랑
스러워하고, 그런 큰 선물을 자연으로부터 받지 못한 사람들과
기꺼이 공유한다. 큰 선물이라고 말한 건, 자주 비교되는 남근의
크기를 염두에 둔 게 아니다. 남자들은 자신이 받은 최고의 선물
을, 특히 그 안에 들어 있는 것을 여자들이 같이 누리도록 허락
한다. 하지만 이때 그들은 아주 중요한 사실 하나를 자주 잊는
다. 그들이 여자들에게 떠넘겨버리는 주제 하나가 그 선물 안에
포함되어 있다는 사실! 남자들은 눈에 보이는 명확한 섹스 도구
를 가졌다. 하지만 제대로 피임하지 않으면, 섹스의 명확한 결과
가 여자들에게 나타난다.

오늘날 남자들이 할 수 있는 피임방법은 정관수술이다. 그러나 어떤 남자들은 이 방법을 심리적으로 받아들이지 못하는데 언젠가 한 친구가 말한 것처럼, 정관을 묶으면 '정밀한 사정'이 불가하다고 여기기 때문이다. 정관수술 말고도 소위 '정밀한 사정'을 콘돔에 할 수 있다. 그러나 그 외 피임방법은 확실히 여성의 손에 혹은 여성의 몸에 달렸다. 독일의 성생활 인구의 약 4분의 3이 피임을 한다. 가장 흔한 방법이 경구용 피임약(53~55%)이고, 그다음이 콘돔(36~37%)이다. 호르몬형 질링(누바링)과 3개월 주사제는 각각 2퍼센트고, 체온관찰과 소변검사는 각각 1퍼센트다. 남성과 여성의 불임 수술은 3퍼센트와 2퍼센트고 납득할 만하게 주로 40세 이상이다. 통계에 따르면 30대 여성의 경우 점차 자궁 내 피임기구인 루프 삽입으로 바뀌고, 피임 인구의 약 10퍼센트가 여기에 속한다.

다행히 피임은 이제 우리 사회에서 더는 터부가 아니다. 그러나 여성의 몸에 어떤 피임 장치를 쓰느냐는 아직도 터부로 남은 것 같다. 호르몬형 피임방법은 생리적 개입이기 때문에 충분히 신중하게 숙고해야 한다. 그러나 대개 그 반대인 것 같다. 피임약 복용 역시 젊은 여성들 사이에 이미 거의 당연한 일이 되어, 마치 사탕을 먹듯 약을 입에 넣는다. 그들은 몇 년, 더러는 몇십 년 동안 피임약 복용으로 자신의 몸에 무슨 짓을 하는지, 얼마나 자주 신체적 심리적 부작용이 있는지 의식하지 않는 것 같다.

호르몬 정조대: 피임약

피임약에는 에스트로겐과 게스타겐을 혼합한 복합제와 게스타겐만 사용한 단일제가 있다. 피임약에 함유된 호르몬은 기본적으로 합성호르몬이다. 잘 알려진 심각한 부작용으로, 혈압상승, 동맥경화, 뇌졸중, 혈전증 및 폐색전증, 간수치 증가, 몇몇 자가면역질환, 유방암 등이 있다. 그러나 대개는 혈전증 위험에 대해서만 상세하게 거론된다. 피임약은 혈액 응고를 촉진한다. 피임약을 먹으면 효능물질이 먼저 소화계를 지난 다음 간에서 분해된다. 이때 응고력이 높아져 정맥에 공포의 혈전을 형성하고 그것이 폐혈관으로 흘러가서 치명적인 폐색전증을 일으킬 수 있다. 이 위험은 복용 초기에 특히 높다. 오랫동안 복용하다가 잠시 중단하려는 사람이 명심할 것이 있다. 중단했다가 다시 복용을 시작하면, 혈전증 위험이 처음 복용할 때와 똑같은 수준으로 높다.

경구용 피임약은 안전한 방법으로 널리 알려졌지만 피임약의 호르몬이 질 건조, 체중 증가, 수종, 두통, 세균감염, 방광염, 기미, 갈색 질 분비물 같은 증상을 야기할 수 있다. 아주 일반적인 피임약 부작용임에도 이런 증상을 피임약과 연결하는 여성은 거의 없다. 뿐만 아니라 피임약에 함유된 인공 황체호르몬이 지성 피부, 모공 확대, 블랙헤드, 여드름, 탈모, 턱수염을 동반하는 남성화를 유발하기도 한다.

여자들은 대개 사춘기에 피임약을 먹기 시작한다. 소수의 경우이긴 하나 생리통이나 심한 여드름으로 고생하는 경우 치료약으로 피임약을 먹기도 한다. 난소 혹은 자궁내막의 낭종 같은 부인과 질환에도 피임약이 약효를 낼 수 있다. 그러나 피임약은 기본적으로 건강한 여성에게 성적 자유를 허락하고 원치 않는 임신의 위험을 없애준다. 여러 피임 도구가 약속하듯이, 후회 없는 섹스를 보장한다. 하지만 많은 경우 치러야 할 대가가 매우 높다. (호르몬 조작을 하지 않는) 남성이 선천적으로 누리는 즉흥적 쾌락, 욕망, 성욕 등의 감정을 많은 여성이 피임약 때문에 느끼지 못한다. 그들은 그것을 위해 스스로 섹스에 더 많은 동기를 부여해야 한다. 신체적 본능이라기보다는 오히려 머리의 결정이다. 의식적인 충동 혹은 명확한 외적 자극이 필요하다. 피임약을 중단한 뒤에야 비로소 그들은 시작 버튼 없이 그냥 본능적으로 생기는 성욕을 느낀다. 피임약이 마침내 허락해야 마땅한 본능적이고 성적인 자기 탐색을 제약산업이 오히려 통제하는 것이 정말 황당하지 않은가? 그러나 아무도 피임약의 이런 진실을 말하지 않는다.

피임약을 복용하지 않으면 섹스와 쾌락은 완전히 다른 차원이다. 많은 여성이 피임약 때문에 심지어 완전한 무관심, 성욕 상실, 우울, 두려움, 무기력을 경험한다. 성 해방의 상징인 피임약이 사실은 화학적 정조대임이 종종 드러난다. 아무튼, 남성용 피임약 개발은 성욕 상실과 우울증 같은 부작용 때문에 중단되었다. 질이 촉촉해지지 않을 때보다 음경이 서지 않을 때, 확실히 더 강렬한 경고 메시지가 전달되니까……

그리고 피임약 때문에 체취가 달라진다는 사실을 알고 있었나? 피임약을 먹는 여자는 자신의 체취를 바꿀 뿐 아니라 (잠재적) 파트너의 체취도 잘못 감지한다. 좋은 체취를 결정하는 것은 피부 냄새와 향샘 분비물이다. 좋은 냄새를 맡으면 분명 서로에게 호감이 생기고, 일이 잘 진행되면 부부가 되고 건강한 후손을 낳는다.

물론 피임약 말고도 우리는 향이 첨가된 세정제, 바디로션, 데오도란트, 향수 등 온갖 향물질로 다른 사람의 코를 교란한다. 그러나 땀을 흠뻑 흘리는 밤을 보낸 뒤에는 이 모든 향물질이 몸에서 씻겨나간다. 이때 때때로 나쁜 결과를 맞기도 한다. "자기야, 어젯밤 냄새가 더 좋았어." 그저 원나잇스탠드라면 대수롭지 않은 일이다. 그러나 이 남자가 평생의 남자라면 어떻게 될까? 이 남자와 몇 년을 같이 살고 마침내 아이를 낳기로 결심한다면? 피임약을 중단한 후부터 갑자기 남자에게서 좋은 냄새가 나지 않는다! 무슨 일인지 알 수 없어 당신은 어찌할 바를 모른다. 남자는 지금까지 피임약 냄새를 맡았고, 당신은 피임약 코로 남자의 냄새를 맡았다.

임신 유경험자라면 호르몬이 후각에 미치는 영향이 얼마나 큰지 잘 안다. 커피 광팬이던 사람이 갑자기 커피 볶는 냄새가 역겹다. 냉장고에서 새어 나오는 냄새, 불에 올려진 음식 혹은 향수 냄새가 갑자기 구역질을 유발한다. 혹은 호르몬 분비가 폭발하는 사춘기 냄새를 상기해보라.

너무 과감한 발언일지 모르지만, 어쩌면 피임약이 오늘날 높은 이혼율의 한 원인일지 모른다! 완전히 어처구니없는 주장은 아니다. 이런 특별한 '피임약 반전'에 대해 강연을 하면 강연 후 내게 와서 다음과 같이 털어놓는 부부가 종종 있다. "정확히 우리가 그래요. 피임약을 중단한 후로 나는 남편의 냄새를 맡지 못해요. 남편의 체취가 그냥 매력적이지 않아요." 이때 남편들은 대부분 비 맞은 강아지처럼 그 옆에 서서 말없이 고개를 끄덕인다. 실제로 그것 때문에 이혼한 부부가 있다.

기능방식과 위험

피임약은 뇌하수체에 보고한다. 체내에 이미 호르몬이 충분하니 더는 생산하지 않아도 된다고. 좀더 구체적으로 말하면, 호르몬 수치가 높게 유지되고 배란이 중단되는 임신 기간과 비슷하다. 난소가 활동을 접고 배란이 억제된다. 1950년대의 호르몬 폭탄과 비교하면 복합제 피임약의 에스트로겐 수치는 아주 낮고, 그래서 '마이크로필'이라 불린다.

에스트로겐이 없는 순수 프로게스틴 피임약은 '미니필'이라 불리는데, 이런 단일제 피임약은 비록 배란을 50퍼센트만 억제하지만 그 대신에 자궁점막 건축을 방해하여 수정란의 착상을 막는다. 또한, 자궁입구 점막을 두껍게 하여 정자가 안으로 들어오지 못하게 한다.

프로게스틴 피임약에는 종류에 따라 매우 다양한 부작용이 있다. 어떤 것은 혈압을 높이고 어떤 것은 수분을 없애고 어떤 것은 남성화 효과를 내고 어떤 것은 항남성화 효과를 낸다. 그러므로 지성피부, 여드름, 탈모, 과도한 체모 혹은 턱수염이 나는 병적 남성화를 겪는 여성에게는 항남성화 효과를 내는 프로게스틴을 사용한다. 남성호르몬 혈중농도가 높거나 보통의 농도에도 세포가 과민하게 반응하면 남성화 증상이 나타난다. (항남성화 효과를 내는 프로게스틴은 다음과 같다. 디에노게스트, 클로르마디논아세테이트, 사이프로테론아세테이트, 드로스피레논.)

그러나 여성들에게 환영받는 프로게스틴은 남성화 효과를 낸다. 즉 남성호르몬 테스토스테론처럼 작용한다. 이런 프로게스틴을 복용한 여성은 남성화된다. 지성 피부에 모공이 커지고 여드름이 생기고 머리가 빠지고 남자들과 똑같은 신체 부위에 털이 심하게 난다. 이를테면 턱수염이나 가슴 털이 자란다. 여기에 작용하는 효능물질은 데소게스트렐, 레보노게스트렐, 게스토덴, 노개스티메이트이다. 피임약 포장에 적힌 성분표를 잠깐 살펴보라……

복합제인 경우, 에스트로겐이 혈전증 위험을 높이고 프로게스틴이 그것을 강화한다. 데소게스트렐, 드로스피레논, 게스토덴 효능물질의 경우 혈전증 위험이 열 배까지 높아진다. 레보노르게스트렐이 가장 낮게 혈전증 위험을 높이지만, 그래도 세 배 이상이고 남성화와 성욕 상실 부작용이 있다.

복합제 피임약이 난소암, 자궁암, 대장암 위험을 낮춘다고 계속 선전되지만, 유방암과 자궁경부암 위험을 높인다. 통계적으로 보면 결국 다 같은 암 위험이지만, 학문은 여기서도 대립한다. 새로운 연구에 따르면, 피임약은 당뇨 전단계에서 당대사에 부정적인 영향을 미치고 질염 위험을 높인다.

이처럼 모든 부작용은 반갑지 않고 예상이 어렵고 예측도 안된다.

프로게스틴만 함유한 단일제 피임약, 그러니까 미니필이 대안일까? '미니'라는 낱말이 어쩐지 순하고 비교적 무해할 것처럼 들린다. 실제로 혈전증 위험이 어느 정도 낮아지지만 결코 0으로 떨어지진 않는다. 과체중, 흡연, 당뇨 같은 위험요소가 있어서 복합제 피임약이 너무 위험한 경우라면 프로게스틴 단일제 피임약을 복용하는 것이 낫고, 미니필은 수유 기간에도 허용된다. 그러나 이런 허용은 비판적 평가를 받을 수 있는데, 합성호르몬이 모유로 흘러 들어가기 때문이다. 칠레의 한 조사에서 확인되었듯이 레보노게스트렐로 호르몬을 복용한 어머니의 아이들이 기관지염, 안질환, 피부질환을 빈번이 앓았다. 자기 아이에게 이런 질병이 생기길 바라는 사람이 어디 있겠는가!

호르몬형 자궁 내 피임기구(루프)가 대안일까?

호르몬형 자궁 내 피임기구에 대한 산부인과 의사들의 견해가 갈린다. 많은 경우 힘겨운 생리가 가벼워져서 만족도가 높고, 특히 생리량이 많은 여성에게는 매우 편안한 방법이다. 그들은 이런 방법으로 예를 들어 철분결핍을 예방할 수 있다. 그러나 다른 한편, 자궁 내 피임기구가 일주일 내내 갈색 질 분비물을 내보내고, 이것이 혈액 부족으로 이어질 수 있으며 심지어 음부 통증도 유발할 수 있다.

제조사는 호르몬이 국소부위에만 효력을 낸다고, 즉 몸 전체에 효력이 미치지 않을 거라 광고한다. 그러나 자궁에 루프를 끼운 직후부터 벌써 호르몬 혈중농도가 올라가고 호르몬이 혈액순환을 타고 몸 전체에 퍼진다. 혈중농도가 미니필에 버금가는 경우도 있다.

나 역시 병원에서 매일 루프 피해자를 만난다. 그들은 남성화를 겪고 성욕을 잃고 부분적으로 우울해지고 두려움과 극심한 피로감을 느끼고 얼굴에 기미가 생기거나 편두통을 앓는다. 최신 연구가 입증하듯이, 루프는 스트레스호르몬 코르티솔 분비를 막대하게 높이고 신체적 스트레스 징후도 높인다. 사용자의 최대 60퍼센트가 부작용 때문에 기한 이내 다시 제거한다. 이에 대해서는 모두가 침묵한다. 자궁 내에 피임기구를 넣는 것은 의사에게 경제적으로 매력적이다. 그래서 어쩌면 오래전부터 이미 비호르몬형 대안이 있었음에도 루프가 권해졌으리라!

비호르몬 피임법

바라건대, 여기까지 읽은 당신은 이제 호르몬형 피임법을 개별적으로 신중하게 재봐야 한다는 사실을 확실히 깨달았으리라. 사람마다 호르몬 수용체와 호르몬대사가 다르기 때문에 똑같은 용량의 호르몬이라도 사람에 따라 다르게 반응한다. 그러므로 자신에게 맞는 피임법을 찾아야 한다. 그러나 다시 한번 아주 명확히 말한다. 호르몬은 라이프스타일 상품이 아니다. 대안이 필요하다.

자연 피임법인 배란법을 강력히 선전해야 한다고 주장하는 독자편지를 나는 자주 받는다. '아무것도 쓰지 않고' 오직 체온 관찰과 소변검사를 통해서만, 원치 않는 임신으로부터 자기 몸을 보호하자는 것이다. 물론 이 방법도 종종 잘 기능하지만 충분치 않다. 때때로 정자가 생각보다 더 오래 생존하거나, 스트레스나 질병 혹은 호르몬 불균형으로 배란이 미뤄질 수 있다. 완전히 안심할 수 있는 방법을 원하고, 직접 측정한 체온의 정확성이 의심되는 사람은 더 확실한 방법을 찾게 된다.

그리고 마침내 여기에 다시 좋은 소식이 있다. 정말로 안전한 비호르몬 피임법이 있다. 바로 구리 루프다! 호르몬형 피임법에 감탄하는 의사와 제약회사는 당연히 이 방법을 비판적으로 평가한다. 하지만 나는 개인적으로 구리 루프에 만족하는 환자들을 많이 만난다. 구리 루프는 구리이온을 방출하여 정자가 난자에게 가지 못하도록 방해하고, 실수로 수정된 수정란이 있더라도 자궁점막을 살짝 혼동시켜 착상을 막는다. 당연히 구리 루프에도 단점은 있다. 그것은 자궁에게 큰 이물질이고 당연히 자궁을 자극한다. 루프가 조직을 누르고 자율신경반사로 자궁이 급작스럽게 살짝 수축할 때 통증이 생기기도 한다. 생리를 심하게 해서 실수로 루프를 '분만'할 수도 있다.

작은 구리 사슬이 여러 면에서 보증된 대안일 수 있다. 가느다란 줄 형태인데, 자궁근육에 삽입되어 5년 동안 거기에 머문다. 이 사슬에는 소형 구리 실린더 네 개 혹은 여섯 개가 나일론 실에 꿰어져 있다. 사슬은 피어싱처럼 자궁 지붕에 이식된다. 세밀하고 유연하며 작은 자궁에도 적합해서 아직 출산 경험이 없는 여성과 청소년에게도 적합하다.

루프를 넣을 때와 마찬가지로 이 사슬을 이식하기 위해 산부인과 의사는 많은 경험과 연습을 해야 한다. 그러므로 이 방법을 택했다면 자궁 손상 위험을 최소화하기 위해, 시술할 의사가 얼마나 자주 이런 사슬을 삽입해봤는지 조사해야만 한다.

진주구리공이 유사한 방식으로 기능하다. 진주가 달린, 털실 뭉치처럼 생긴 구리공을 자궁 안에 삽입한다. 불과 얼마 전부터 독일에서 가능해진 이 피임법의 새로운 장점을 만나려면 아직 더 기다려야 한다. 지금까지 발표된 자료에 따르면, 진주구리공은 구리 사슬보다 더 빈번하게 밖으로 배출된다.

〈구리 사슬을 삽입한 자궁〉

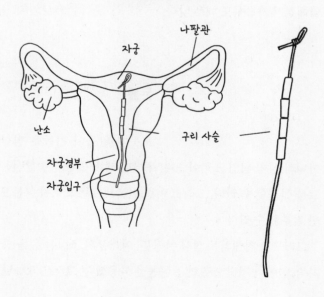

입증된 연구결과에 의하면, 자궁에 직접 삽입된 피임기구는 자궁점막암을 예방하는 데 도움이 되고, 유두종 바이러스 예방접종을 하지 않은 여성의 경우 자궁경부암 위험을 30퍼센트 낮춘다. (이 자료는 구리루프를 지지하지만 부분적으로 호르몬형 루프도 지지한다. 이물질의 삽입으로 점막 방어체계가 강화되고, 호르몬형 루프의 경우 호르몬 효과가 보충되기 때문이다.)

구리는 매우 중요한 미량원소로서 체내에 자연적으로 있고 음식물을 통해서도 섭취된다. 그러나 흥미롭게도 호르몬형 피임약이 간대사를 방해하여 구리 혈중농도를 높인다. 반대로 구리 사슬이나 진주구리공은 구리 혈중농도를 별로 높이지 않고, 알레르기 가능성도 매우 낮다.

콘돔

모두가 알듯이 콘돔은 임신뿐 아니라 성병 전염도 막아준다. 무방비 섹스가 병균 종합선물세트를 선사할 수 있다. 그리고 이런 선물세트는 오로지 콘돔으로만 거부할 수 있다.

그러므로 친애하는 신사 여러분! 여러분의 조상은 동물 창자, 가죽, 면이나 비단으로 만든 콘돔을 사용했다. 그것은 오늘날 시장에 있는 콘돔보다 실패율이 훨씬 높았다. 그러니 나중에 식은 땀 흘리지 말고 고마운 마음으로 고무 주머니를 손에 들어라.

우리끼리 얘긴데, 콘돔을 살 때 무엇을 보는가? 색상? 응원하는 축구팀 색깔? 우툴두툴 재미난 돌기나 볼록볼록 동물 문양? 딸기향 같은 달콤한 향? 아니면 아주 당연하게 XXL이라 적힌 통? 그렇다면 다음의 사실을 명심할 필요가 있다. 한 연구팀이 유럽, 아시아, 아프리카, 미국에서 남성 15000명의 음경 길이와 굵기를 측정했다. 이때 아무튼 인종별 차이는 발견되지 않았다. 몇몇 민족에 대한 음경 크기 환상과 유행하는 선입견을 입증하는 차이는 없었다. 발기 전의 국제 평균 길이는 9.16센티미터고 발기한 음경은 13.12센티미터다. 굵기의 경우, 발기 전 음경 둘레가 9.31센티미터, 발기 때는 11.66센티미터다. 조금씩 차이가 있을 수 있지만 전체적으로 단 2.28퍼센트만이 더 작은 음경을 가졌고, 대략 비슷한 퍼센트가 더 큰 음경을 가졌다. 그러므로 XXL 콘돔은 극소수에게만 맞다. 그러나 포장에 예를 들어 53mm라고 적혔으면 그것은 치욕이다. 밀리미터!!! 음경과 밀리미터는 결코 함께 갈 수 없다.

이 숫자가 무엇을 뜻하는지 아는가? 콘돔을 가로로 납작하게 접었을 때의 길이다. 그러니 먼저 자신의 음경 둘레부터 측정해야 한다. 그것을 위해 발기된 상태와 줄자가 필요하다(마트나 약국에서 잴 생각은 꿈에도 하지 마시길). 측정한 수치를 2로 나눠라. 그 결과값보다 약간 더 낮은 숫자가 적힌 콘돔을 선택하는 게 좋다. 음경 둘레를 입력하면 적합한 콘돔 사이즈를 알려주는 앱도 있다. 확실히 하고 싶다면, 혼자 조용히 두세 사이즈를 끼워보아라. 젊고 아직 성장 중이라 수치가 낮게 나왔다면, 유행하는 콘돔 중에서 '소형'이라고 적힌 것보다는 '편안한 착용감'을 강조한 제품을 사면 된다. 소형보다는 확실히 듣기 좋은 표현이다.

콘돔은 대개 라텍스 재질이다. 라텍스 알레르기가 있는 사람은(알려진 것보다 더 많다고 한다) 폴리우레탄 및 폴리이소프렌 재질로 갈아탈 수 있다. 그러나 콘돔에는 다양한 물질이 첨가되어서 라텍스와 별개로 알레르기를 유발할 수 있다. 소재를 제외하면 콘돔은 아주 비슷하게 만들어졌다. 끝에 작은 비상공간이 마련되어 있는데 여기에 정액이 모이고 음경과 질점막의 접촉을 막는다. 콘돔은 저렴하고 호르몬 대사를 방해하지 않으며 HIV와 간염 그리고 몇몇 다른 병균을 막아준다.

콘돔을 사용할 때는 사정 후 제때에 음경을 빼 콘돔을 제거하는 것이 중요하다. 질 안에서 음경이 힘을 잃으면 정액이 콘돔에서 흘러나오기 때문이다. 그리고 콘돔을 벗길 때는 부디 잘 잡아라. 초보자라면, 음경모형이나 바나나 혹은 발기된 음경으로 몇 번 연습을 하는 것이 좋다. 많이 지적되는 콘돔의 단점을 열거하자면, 피부가 직접 닿지 않아 민감성이 떨어지고, 고무 냄새와 첨가된 인공향이 불쾌감을 줄 수 있으며, 열과 오랜 보관으로 콘돔이 해질 수 있다. 절호의 기회를 위해 콘돔을 지갑에 가지고 다녔지만 오랫동안 쓸 일이 없었다면, 그것을 당장 버리고 새 콘돔을 넣어라. 안 그러면 불행한 깜짝선물을 받을 수 있다.

콘돔을 한 음경이 맨살 음경보다 당연히 '피부 촉감'이 낮다. 다행히 피부 촉감이 성적 흥분에 큰 구실을 하진 않는다. 질 내막의 민감성이 낮기 때문이다. 그렇지 않으면 어떤 여성도 산통을 견디지 못할 터이다. 그리고 섹스 때 속도와 강도는 콘돔과 무관하다. 음경 길이 역시 여성의 오르가슴에 중대하지 않다. 어차피 손가락과 혀 같은 작은 도구로도 오르가슴을 유발할 수 있다. 게다가 어떤 여성은 삽입 없이도 쉽게 오르가슴에 도달한다. 다만, 극단적인 해부학적 차이가 개별적으로 문제가 될 수 있다.

음경의 모양과 크기를 둘러싼 몇몇 환상들이 반박 불가의 사실로 굳어진 것 같다. 최근에 이탈리아 남자들과 식사를 같이 했는데, 그때 음경 크기가 대화 주제로 올랐다. 인기 많은 소셜미디어에서 얻는 사진 자료를 돌려보면서 중부유럽 남자들보다 더 인상적이고 강력한 음경을 가진 인종이 따로 있다는 데 의견이 일치했다. 그리고 모두가 그 사실을 애석하게 여겼다. 위로 차원에서 내가 보여준 통계자료는 아무 소용이 없었다. 반대로 내가 가르침을 받았다. "길고 가늘면 고통, 짧고 굵으면 행복." 정 그렇게 믿고 싶다면…… 아무튼, '남자의 코가 크면 물건도 크다'는 주장은 터무니없는 헛소리다.

8

"재미 삼아 해봤을
뿐인데"

: 콜라병, 진공청소기,
  여러 섹스사고

나이와 상관없이 모두가 신체
구멍에 온갖 것들을 기꺼이 밀어 넣는다. 아이들은 기본적으로
탐구욕에서 그렇게 하고, 어른들은 다른 욕구에서 한다. 하지만
그 얘기는 조금 있다 자세히 하기로 하자. 아무튼, 귀여운 꼬마
들은 완두콩이나 땅콩 혹은 작은 레고블록이 자기 콧구멍에 얼
마나 잘 맞는지 확인해본다. 손전등에서 완두콩 크기의 작은 전
구를 꺼내 자기 귀에 넣었던 일곱 살 아이가 병원에 온 적이 있
었다. 아마도 아이는 '머리에 불이 켜졌다'는 어른들의 말을 들
었을 테고 그 말이 사실인지 직접 확인하고 싶었을 터이다. 실험
을 성공했는지는 알 수 없지만 전구가 감쪽같이 사라진, 귀신이

곡할 노릇을 언젠가 이 개구쟁이가 부모에게 알렸다는 것만큼은 확실하다. 둘 다 의사였던 부모는 밖에서 귓속을 살폈고, 그사이 전구가 다시 밖으로 나와 아무도 모르게 소파 밑으로 굴러 들어갔을 거라 확신했다. 그렇게 이 문제는 끝났다. 그 후 몇 년 동안 일상적인 청력검사에서 이 소년은 모든 것이 정상이었다. 십대에 접어든 소년은 면봉으로 귓속을 후볐고, 그럴 때마다 오른쪽 귀에서 기이한 저항에 맞닥뜨렸다. 그러나 별다른 통증이 없었으므로 대수롭지 않게 넘겼다. 그러던 어느 날, 면봉이 어딘가에 꼈고, 몇 번을 이리저리 흔들자 면봉이 다시 움직였고, 면봉을 꺼낼 때 '퐁' 소리와 함께 작은 전구가 귀에서 나왔다! 전구 끝 나선형 홈에 면봉이 끼어 있었다. 전구가 사라진 지 8년 만에 사춘기 청소년의 머리에 아주 특별한 방식으로 불이 켜졌다.

어른의 탐구욕을 자극하는 신체 부위는 다른 곳인 것 같다. 정확히 어느 부위인지는 응급실에서 드러난다. 냉동 청어와 섹스를 했던 여자가 참기 힘든 통증을 호소했다. 섹스 중에 청어가 녹았고 여자의 연약한 질 곳곳에 가시가 박혔다. 여자의 질에서 정말로 비린내가 났을 뿐 아니라(질에서 나는 비린내를 과소평가해선 안 된다), 이 가련한 여자는 마취 속에서 응급수술을 받아야 했다. 운이 나쁘면, 기괴한 취향 때문에 신문에 날 수도 있다. 대장에 갇혀 탈출구를 잃은 불쌍한 장어를 꺼내야 했던 남자처럼. 혹은 지하 공작실에서 직접 만든 포르노 우주선에서 올가미 로봇에게 목이 졸려 죽은 전기기술자처럼. 올가미 로봇의 원래 임무는 포르노영화 관람 때 그저 자극을 극대화하는 것이었다. 인간의 판타지가 어찌나 무궁무진한지, 생식기 대신에 밀어 넣은 멜론이나 냉동 닭은 이미 고루해 보인다.

미로 속 오이

신체 구멍에 뭔가를 밀어 넣는 사람들 사이에 새로운 트렌드가 된 영상이 유튜브에 등장했다. 'Yoni Cucumber Cleanse(요니 오이 클렌징)'. 직접 따라 해보는 일종의 DIY 과정으로, 오이로 질을 세정하는 법을 가르쳐준다. 교육 비디오처럼, 오이 깎는 방법과 귀두나 다른 재밌는 무늬를 새겨넣는 법을 보여준다. 그다음 오이를 질에 넣고 깨끗하게 그리고 온갖 분비물에서 벗어나 자연 그대로의 원래 상태로 돌아가려면 어떻게 오이를 움직여야 하는지 상세히 가르쳐준다. 이때 생기는 오이즙이 질환경을 강화하고 pH 농도를 안정시키며 음부에 상큼한 향을 더한다고 선전한다. pH 농도를 산성으로 낮추고 싶다면 차라리 식초에 절인 작은 오이나 슐레지엔 지방의 새콤한 피클이 더 적합하지 않을까? 그것과 상관없이 진지하게 말하는데, 질은 세정이 필요치 않다. 모두가 알듯이 질에는 자동 세정시스템이 이미 내재해 있기 때문이다. 비누도 오이도 필요치 않다. 설령 의료전문상점이 질 세정을 권유하고 설득하더라도, 전문적인 질 샤워는 필요 없다. 믿을 만한 연구에 따르면, 정기적인 질 샤워가 난소암 위험을 두 배로 높인다. 샤워 때 박테리아 독소와 (제조사에 따라) 질 세척기의 플라스틱 재질에 함유된 연화제가 생식기로 흘러 들어가는 것으로 추측된다. 따라서 질 세정은 건강에 심각하게 위험하다.

오이의 경우, 온갖 박테리아와 균이 우글거린다. 껍질을 벗겨도 없어지지 않고, 오히려 껍질이 없어 더 많은 세균이 몰려든다. 입을 통해 몸 안에 넣으면 pH 1.5인 위산이 이 나쁜 무리를 어렵지 않게 녹여 없앤다. 반면 pH 4인 질은 이 과제를 해내지 못하고, 당신은 쉽게 감염될 수 있다.

솔직히 말하면, 인터넷의 오이 여왕들이 권하는 (완전히 엉터리에 위험하기까지 한) 세정법은 연막이고 오히려 잘 고안된 자위를 선전하는 것처럼 느껴진다. 아무리 강조해도 부족한데, 안타깝게도 이런 자위 방법은 감염위험과 질환경 파괴 위험과 연결된다. 그러니 부디 오이는 샐러드나 마사지에 사용하라! 또한, 바나나, 주키니, 당근, 여타 텃밭 열매들은 본연의 목적 이외에 다른 곳에 사용해선 안 된다! 뭔가를 질에 넣고 싶다면, 오이 세정법 같은 연막 없이 하라. 당신의 욕구를 인정하고 질에 넣을 기구의 안전성을 꼼꼼히 따져라. 만약 뭔가 일이 잘못된다면 즉시 응급실로 가고 제발 정직해라. 창피해서인지 대부분이 펄쩍 뛰면서 거짓말을 하는데, 그건 치료에 전혀 도움이 안 된다.

실제로 많은 것들이 질에서 길을 잃는다. 질은 여전히 마법의 미로다. 이 지점에서 마법의 미로를 직접 탐험해보자. 손을 씻고 거울 앞에 앉아 우선 밖에서 차분하고 조용히 음문과 질을 관찰한다. 점막을 벌려보고 겹, 주름, 융모에 감탄한 다음 손가락을 넣어 천천히 내부를 탐색한다. 자궁입구에 도달할 때까지 손가락을 깊이 넣어라. 자궁입구는 살짝 더 우글쭈글하고 가운데가 함몰되었다.

한 번도 해본 적이 없다면, 지금이라도 반드시 해봐야 한다. 그래야 당신의 아늑한 공간을 알게 되고, 더는 아무것도 그 안에서 잃어버리지 않는다. 설령 잃는다 해도 더 쉽게 다시 찾아낼 수 있고, 다음과 같은 상황에 처하지도 않는다. 야간 근무 때 70세 여자가 병원에 왔고, 음부에서 나는 불쾌한 냄새와 통증을 호소하며 감염을 의심했다. 이날 저녁에 이 여인은 몇 년 전 잃어버린 파란색 핸드크림통을 다시 찾았다. 자궁입구 바로 앞에서. 성관계를 갖지 않은 지가 오래되었고, 그래서 그동안 이 크림통이 누구의 길도 방해하지 않았다. 다행히 우리는 어렵지 않게 크림통을 꺼낼 수 있었다. 항생제 처방 이후 염증은 금세 가라앉았고, '길을 연다'는 말에 이토록 실질적인 의미가 담겼다는 것에 기뻤다. 이 여인에게 '길을 연다'는 말은 성의 부활을 뜻했다.

펑크가 날 수도……

어떤 환자의 대장에서 콜라병이 발견되었다. 환자의 해명에 따르면, 집에서 알몸으로 돌아다니다 미끄러졌고, 가끔 벌어지듯이 바닥에 세워진 병 위로 엉덩방아를 찧었다. 일어나 보니 콜라병이 감쪽같이 사라졌단다.

집에서 작업하는 남자가 비슷한 얘기를 했다. 아주 잠깐 허리를 숙였고 이때 실수로 빗자루 손잡이가 몸 안으로 들어갔는데 불행히도 자루가 부러지기까지 했다! 그야말로 엉덩이에 뿔이 난 상황…….

또 다른 신사는 대변을 본 뒤에 갑자기 엉덩이가 너무 가려워서 급한 나머지 칫솔을 넣어 긁었는데, 어쩌다 보니 대장 안에서 그만…… 혹은 밖으로 삐져나온 치질을 양초로 다시 항문 안으로 밀어 넣으려다 양초까지 넣었다는 환자도 있었다. 양초를 다시 꺼낼 방법이 없음을 너무 늦게 깨달았다.

통계로 볼 때 아무튼 남자들이 여자들보다 거의 40배 더 자주 '분실과 발견' 때문에 응급실에 온다. 분실된 물건은 대부분 대장에서 발견된다. 몸 안에 들어갔다가 글자 그대로 의사의 손에 이끌려 다시 밖으로 나온 물건들의 다양성은 믿기 어려울 정도고, 때때로 해부학적 상상력을 뛰어넘는다. 뻐꾸기시계의 솔방울 모양 시계추, 사과, 볼링핀, 끊임없이 진동하며 윙윙거리는

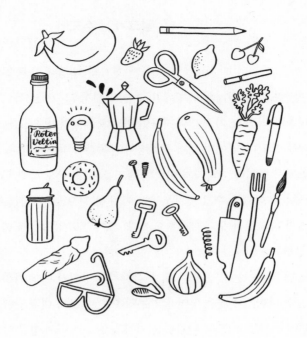

인공남근, 면도칼, 폭죽, 돌돌 말린 신문, 변기 솔…… 대부분 앞 머리가 뾰족해서 아주 쉽게 항문 안으로 빨려 들어간다. 그러나 그 안에서 잃어버리면, 뒷부분은 뭉툭해서 다시 배설하거나 끄 집어내기가 어렵다.

어떤 물건들은 대장 쪽으로 계속 전진한다. 그러면 대장벽에 구멍이 생기고 세균이 우글대는 대변이 복부로 들어가 치명적 인 감염을 유발할 수 있다. 또한, 물건 때문에 대장이 완전히 막힐 수 있다. 대변이 정체되고 대장 활동이 마비된다. 말 그대로 장이 막히는 물리적 장폐색을 피할 수 없고, 이것 역시 치명적이다.

이와 관련하여 특히 암울한 현실이 있다. 불법 마약 운송에 대장을 악용한다. 콘돔에 마약을 넣고, 운반자가 그것을 입으로 삼키거나 뒤로 '싣는다'. 대부분이 순전히 어쩔 수 없이 운반을 강요받겠지만, 이것은 목숨을 건 일이다. 콘돔이 몸 안에서 터질 수 있기 때문이다. 그러면 과다 복용된 초독성 마약 물질이 혈관에 도달하여 몇 분 이내에 간질 발작을 일으키고 빈맥과 심정지에 이른다. 마약 과다복용에 의한 사망.

그러나 독성이 없는 이물질이 터졌더라도, 너무 오래 기다리거나 집에서 위험한 방법으로 문제를 직접 해결하려 시도하면 훼손과 합병증 위험이 크고 이물질이 대장 안으로 더욱 깊이 들어갈 수 있다.

그러니 지체하지 말고 의사에게 가라. 그리고 모험소설을 지어내지 말고 진실을 말하라. 그래야 더 빨리 도움을 받을 수 있다. 이물질의 위치를 알아내고 제거할 때 의사의 창의성이 빛을 발한다. 대부분은 들어간 입구로 곧장 다시 꺼낼 수 있다. 손으로, 분만 집게로, 카테터, 자석, 올가미나 흡착기, 클램프, 혹은 일종의 열 분쇄기가 끝에 달려서 환자의 몸 안에 단단히 고정된 부분을 쪼갤 수 있는 내시경으로.

쐐기처럼 박힌 꽃병이나 유리잔은, 액상 깁스를 갈고리와 함께 물건 안에 채운 뒤 깁스가 굳으면 갈고리 줄을 당겨 밖으로 꺼낸다. 그러나 대수술이 필요할 때도 더러 있다. 복부와 대장을 절개하여 물건을 꺼내고 다시 봉합한다. 이런 수술 뒤에는 종종 몇 달 동안 인공 대장 출구를 달고 다녀야 한다. 수술 자리에 균이 닿지 않게 하고, 일반적인 배변 압력을 주지 않으려면 어쩔 수 없다. 이 모든 것을 극복하는 데 반년이 걸린다. 전혀 다른 목적으로 만들어진 물건을 에로틱에 남용한 대가는 때때로 아주 크다.

애석하게도 요도 역시 에로틱한 놀이에 애용되는데, 요도는 그런 놀이에 적합한 부위가 아니다. 그러기에는 요도가 너무 연약하다! 그럼에도 섹스숍에서 판매하는 금속 막대로 요도를 쑤시는 일이 벌어진다. 이때 생긴 흉터 때문에 요도가 좁아질 수 있다. 무엇으로든 너무 깊이 찔러 방광에 구멍이 나는 일이 드물지 않다. 또한, 구겨진 전선을 방광에서 꺼내는 수술을 해야 할 때도 있다. 사정 때 다시 밖으로 나오리라 믿고 일부러 구더기를 넣은 사람도 있었다. 그런데 구더기들이 밖으로 나오지 못했고, 의사는 결국 요도를 막고 있는 구더기들을 내시경으로 한 마리씩 끄집어내야만 했다.

에로틱한 실험정신도 좋지만, 요도는 놀이를 위한 터널이 아니고, 기이한 재료를 삽입해보는 실험구역도 아니다. 그러기에는 요도가 너무 연약하다.

'청소기의 짓궂은 장난'과
여러 위험

남을 사랑하고 자신을 사랑하는 일은 어차피 간단한 일이 아니다. 그뿐이랴, 인간은 또한 다치지 않고 살아남기 위해 주의해야 한다. 위험이 사방에 숨어 있다! 몸 안에 사물을 넣을 때만 곤란한 상황이 발생하는 게 아니다. 우리의 최고 물건을 너무 과감하게 사용해도 그렇다…… 소년들이여, 주목해라.

질 같은 신체 구멍은 부드럽고 탄력적이고, 무엇보다 들어왔던 음경이 다시 안전하게 밖으로 나갈 수 있도록 미끄럽다. 그러므로 진공청소기, 금속링, 하수관 등은 음경을 넣을 최적의 장소가 결코 아니다. 논리적이고 당연한 결론이다.

그러나 논리와 쾌락이 항상 함께 가진 않는다. 그래서 1960, 1970년대에 몇몇 음경들이 다쳤다. 사고의 주인공들은 자위를 위해 '코볼트Kobold'라는 진공청소기의 흡입구에 음경을 넣었었다. (아무튼, 코볼트 진공청소기는 황급히 시장에서 사라졌다.) 사전을 찾아보니 코볼트는 집에 사는 요정으로, 사람들에게 짓궂은 그러나 때로는 사악한 장난을 친다. 이 작은 가전제품을 어느 쪽으로 분류할지는 당신의 결정에 달렸다. 하나만 귀띔해준다면, 흡입구에서 약 11센티미터 떨어진 곳에 금속 회전판이 있다. 음경을 거기까지 삽입한다면…….

그러나 병목, 금속링 혹은 육각너트 역시 자위 때 음경에 끔찍한 손상을 줄 수 있다. 이런 것들은 음경 끝을 너무 세게 죄어 혈액과 림프의 순환을 압박한다. 그러면 공급로가 막혀 음경 끝이 훼손되고 최악의 경우 괴사할 수 있다

영화감독 우디 앨런Woody Allen의 말처럼, 자위는 정말로 사랑하는 사람과 하는 섹스다. 그러나 이런 섹스에도 위험이 도사리고 있다. 둘 혹은 그 이상이 관여된 섹스여도 마찬가지다. 예를 들어 음경골절이 발생할 수 있다. 음경을 강제로 꺾거나 심하게 구부리면, 예를 들어 '승마 자세' 때 여자가 몸을 너무 뒤로 젖혀 딱딱한 음경이 심하게 꺾이면 부러질 수 있다. 음경이 부러지고 해면체가 손상되고 음경 내부에 혈액이 고인다. 음경이 부어오르고 색이 변한다. 어떤 의학서는 절묘하게도 가지 그림으로 음경골절을 설명한다. 이런 경우에는 비뇨기과 수술 외에는 방법이 없다!

남자들은 하늘을 나는 원시적 꿈 외에 또 다른 꿈을 꾸는 것 같다. 발기를 오래오래 지속하는 꿈. 이런 소위 천국 같은 상태에 도달하기 위해 온갖 실험을 시도한다. 그러나 음경동맥의 근육세포를 이완시켜서 다량의 혈액을 해면체로 보내는 약물을 재미 삼아 해면체에 주입하는 사람이 있는데, 이것이 비록 즉각적으로 생명을 위협하진 않지만 장래의 성생활을 위협할 수 있

다. 이 약물은 원래 발기부전을 위해 개발되었다. 건강한 사람에게 주입하거나 실력 발휘 부담에 혹시라도 과량을 주입하면, 발기가 몇 시간이나 유지된다. 꿈꾸던 일이라고? 글쎄, 일단 계속 읽어보라.

프리아피즘priapism, 지속발기증. 발기가 지속되는 병을 의학에서 이렇게 부른다. (고대 그리스의 생식과 성의 신이 프리아포스다.) 지속발기증의 약 30퍼센트는 뚜렷한 원인이 없다. 나머지는 의도적으로 유발한 것으로, 마약이나 특정 약물 사용 때문에 생기고 혹은 여러 질병의 동반 현상이다. 남자들의 로망은 고통스러운 경험이 되고, 음경이 위험에 처한다. 혈액 정체로 인해 신선한 혈액이 공급되지 못한다. 이런 상태가 두 시간 이상 유지되면 비뇨기과 전문의가 해면체에 커다란 호스를 꽂아 정체된 혈액을 흡입해내야 한다. 그다음 이미 괴롭힘을 당한 음경을 집게로 세게 눌러 혈액을 짜내야 한다. 그리고 뻣뻣하게 굳은 채 새파랗게 질린 음경을 다시 원래 상태로 되돌리기 위해 아드레날린이나 그 비슷한 충혈완화제를 음경에 주입한다. 그래도 도움이 안 되면 남은 건 응급수술뿐이다. 어떤 경우든 마찬가지다. 음경이 제때에 이완되지 않으면 해면체는 응고된 혈액에 막혀 영구적으로 기능을 잃을 수 있다.

치명적 쾌락

모든 비뇨기과 응급상황에서 명심하자. 부끄러워할 시간이 없다! 응급실 의사가 처음 접하는 상황에 놀라거나 충격을 받을 확률은 비교적 낮다.

특정 섹스사고는 법의학의 일부이기도 해서 부끄러워할 겨를이 없다. 자위행위에 의한 사망. 사망사고 대부분은 특정 수준까지 호흡을 막아 특별한 쾌락을 맛보는 에로틱 놀이와 관련이 있다. 올가미로 목을 조르면 뇌에 산소공급이 차단되고, 명료한 사고와 이성이 마비되고, 신경 기능이 제어되지 않고, 마약에 취한 기분이 든다. 더불어 목 부위에 비교적 촘촘하게 얽힌 듯이 자리한 미주 신경에 압박이 가해진다.

경동맥을 지그시 눌러본 사람은, 점차 느려지는 심장박동과 혈압하락 효과를 경험했을 터이다. 혈관에 있는 작은 압력 수용체 때문인데 이것이 뇌에 '압력 과다'를 보고하고, 뇌는 미주 신경을 통해 혈압과 심장박동을 낮춘다. 그 결과는 결코 무해하지 않다. 기절과 심정지에 이를 수 있다.

목을 조를 때도 이 효과가 나타난다. 미주 신경이 최대로 활성화되어 음경이 발기하고 때때로 소변이나 대변이 나온다. 그렇게 법의학자는 이런 특별한 쾌락 극대화 방법에 목숨을 바친 사람을 알아낸다. 희생자는 대개 남성인데, 그렇다고 여자들이 이런 위험한 놀이를 전혀 하지 않는다는 뜻은 아니다. 다만, 남자가 500~1000명일 때, 여자는 한 명꼴로 있다.

성적 호기심과 실험정신은 삶을 아주 풍요롭게 할 수 있다. 당신도 시도해보라. 단, 응급실로 갈 위험이 없는 방식으로만!

9

머리에서 발끝까지
사랑으로 감염시키다

: 성병과 고지의무

나의 한 친구는, 호텔에서 샤워할 때 샤워커튼이 엉덩이에 닿으면 몸서리를 치며 끔찍해한다. 또 한 지인은 기차 화장실 문손잡이를 절대 맨손으로 잡지 않는다. 그는 발로 손잡이를 눌러 문을 연다. 이에는 이, 눈에는 눈이라면서. 지저분한 것은 지저분한 것으로 맞선다. 그의 머릿속에서 펼쳐지는 영상은 이렇다. 앞서 화장실을 쓴 사람이 소변을 보고 음경을 잡았던 손을 씻지 않은 채 손잡이를 잡는다. 그렇게 '음경 분자'와 병원체가 문손잡이에 남고 그것이 다음 사람의 손에 옮겨진다!

당연히 여자들도 그런 접촉을 두려워한다. 호텔 식당에서 목격한 어떤 여자는 냅킨으로 의자를 도배하고 포크도 냅킨으로 감싸서 쥐었다. 사물과 특히 변기에 대한 접촉공포는 실제로 얼마나 근거가 있을까? 이것을 궁금해하는 사람이 많다. 최근에 나는 다음과 같은 이메일을 받았다. "HIV가 체액을 통해 전염된다고 알고 있습니다. 대변을 볼 때 변기 물이 항문에 튀는 일이 벌써 여러 번 있었어요. 만약 내 앞에 변기를 사용한 사람이 HIV 감염자라면 이 바이러스가 변기 물에 있을 테고 그 물이 튀었으니 나도 HIV에 감염될 수 있지 않나요?"

당연히 그런 일은 생기지 않는다! 대변이나 소변에는 감염성 바이러스가 거의 없고, 설령 있더라도 변기 물에 희석되며, 병원체는 몸 밖에서 오래 생존하지 못하므로 분명히 이미 죽었을 터이다. 그럼에도 변기는 여전히 성병이 '전염된' 완벽한 핑계이자 인기 있는 알리바이다. 이런 신화는 원초적 농담을 통해 오래전에 반박되었다. "변기에서 임질이 전염될 수 있을까?" "그렇지 않아. 임질에 걸린 여자와 변기에서 한다면 모를까."

위험천만하다

아저씨들의 농담과 별개로, 다양한 감염공포를 보여주는 이야기들이 아주 많다. 깊이 자리한 심리적 원인이 무엇이든, 건강한 피부보호막은 아주 튼튼해서 소위 나쁜 균이 침투할 가능성은 거의 없다. 해변의 비치 의자에서도 호텔 의자에서도 전염되지 않는다. 감염공포가 널리 퍼졌음에도, 하필이면 섹스 때 충분히 자신을 보호하지 않는 경우가 많다. 새로운 열정, 새로운 파트너, 새로운 정사 때 그 어떤 것도 쾌락을 방해해선 안 되니까. 사랑에 빠진 사람들은 장밋빛 안경 때문에 모든 것을 건강하고 생기있고 매력적으로 보고, 자기들은 당연히 위험집단에 속하지 않는다고 믿는다. 혹은 '러시안 룰렛'처럼 위험보다는 짜릿함을 먼저 느끼는 사람도 있다. 또한, 매우 과학적으로 사고하는 남자들이 있다. 그들은 질외사정을 구원의 섹스라고 믿는다. 그들은 사정 직전에 최고의 물건을 질에서 빼내 소중한 정액을 모두가 볼 수 있는 곳에 흘려보낸다. 아마도 그들은 이것을 포르노에서 봤을 테고 자부심을 갖고 따라 할 것이다. 유난히 깐깐한 자칭 '예방 전문가'는 면담시간에 자신의 '뽀송뽀송한 오르가슴' 특별기술을 내게 설명했다. 그는 사정 순간에 고환과 항문 사이를 눌러 정액을 배출하는 대신 뒤쪽 방광으로 민다. 그러면 나중에 소변과 함께 '자연적으로' 배출된다는 것이다. 어떤 남자들은 골반기저근 수축만으로 이것을 해낸다. 나중에 정액이 소변에 섞여 나오면, 소변이 탁하고 끈적끈적하고 뿌옇게 보인다. 당연히 이것 역시 위험한 섹스다. 임신도 성병도 그런 식으로는 막지 못한다. 여기서 남자들이 잊고 있는 게 있다. 귀두와 요도의 점막은 병원체를 대대적으로 환영한다. 장대한 마무리가 없이도 마찬가지다. 실수는 인간적이지만, 이 경우에는 대단히 위험하기도 하다!

물론, 콘돔 없는 삽입은 부정할 수 없는 프리미엄 이벤트다. 그러나 이런 이벤트는, 두 사람이 감염병 검사를 받았고 누구에게도 성병이 없다는 확증이 있을 때만 가능하다. 이런 신뢰가 전제되었다면 콘돔을 완전히 없애도 된다. 그러나 누구든 섹스 파트너가 될 수 있는 '자유로운' 성교라면 전염 위험이 너무 크기 때문에 콘돔을 없애면 절대 안 된다. 게다가 최근 몇 년 사이에 성병이 글자 그대로 다시 돌아왔다! 피부과 의사, 산부인과 의사, 비뇨기과 의사, 감염학자들이 눈코 뜰 새 없이 바쁘다.

HIV/AIDS는 오랫동안 만연한 공포시나리오였다. 그러나 그사이 에이즈 환자들에게 이 병은 약물로 통제할 수 있는 일종의 지병이 되었다. 혈중 바이러스 수치를 한계치 밑으로 낮출 수 있기 때문에 섹스 때 콘돔 사용 의무를 반드시 지키지 않아도 될 것 같은 기분이 든다. 치명적인 잘못된 결론이다. 내 생각에 1980년, 1990년대에 매우 성공적이었던 콘돔 캠페인의 부활이 시급하다. 콘돔 홍보 포스터와 "티나! 콘돔이 얼마지?"라고 큰 소리로 묻는 영상광고가 함께한 이 캠페인은 당시 문제의식을 일깨웠고, 콘돔 주제를 일상에서 다루게 했다.

현재 애석하게도 많은 이들이 STI(Sexually Transmitted Infections),

즉 성적으로 전염될 수 있는 감염의 귀환을 경험한다. 미국의 한 연구팀은 섹스를 활발히 즐기는 14~19세 소녀들을 대상으로 성병을 조사했다. 약 38퍼센트의 소녀들에게서 성병 병원체가 발견되었고, 18퍼센트 이상에게서는 심지어 발암 위험이 아주 큰 인간유두종 바이러스가 발견되었다. 수치가 점점 늘어나고 고전적인 위험집단, 즉 남자 동성애자나 마약 중독자에게만 해당하는 문제가 아니다.

기차역 주변이나 섹스 클럽, 그러니까 클럽 손님들 일부가 마약을 하고 주말마다 60~80회씩 콘돔 없는 섹스가 벌어지는 곳에만 감염위험이 있는 게 아니다. 감염위험은 이미 오래전부터, 모든 계층의 매춘손님과 홍등가와 함께 조용한 시민들의 거주지로 돌아왔다. 더 나은 음경 퍼포먼스를 위해 비아그라 같은 약물을 복용하는 남자들은 감염률 순위에서 막상막하다. '한 번은 괜찮다'는 말이 애석하게도 여기서는 안 통한다. 한 번의 방심이 자신과 파트너 그리고 장래의 수많은 애인에게 불쾌한 깜짝 선물을 줄 수 있기 때문이다.

진짜 문제는, 창피함 때문에 아무도 말하지 않고, 그래서 감염이 계속 확산하는 데 있다. 창피함이 얼마나 한심한 곳에서 시작되는지를 안다면, 이 비극을 더 명확히 이해할 수 있으리라. 설문에 따르면, 독일인 다섯 명 중 한 명이 마트에서 콘돔을 살 때 창피함을 느끼고, 18~24세인 경우는 심지어 42퍼센트가, 그러니까 거의 두 명에 한 명꼴로 콘돔 구매를 창피해한다!

증상만으로는 애석하게도 어떤 병원체의 감염인지 한 번에 정확히 밝히기 어렵다. 어떤 STI는 음흉하게도 초기에 아무 증상이 없다. 그래서 아무도 모른 채 계속 전염된다. 악마적 시나리오다. 뭔가 잘못되었음을 알리는 고전적 증상은, 요도나 질의 분비물 유출, 생식기 부위나 입안(오럴섹스 뒤에)의 궤양, 벌어진 상처, 사타구니 부위의 림프절 확대, 음부와 고환의 통증 등이다. 그리고 불행은 대개 혼자 오지 않으므로, 다른 STI 병원체가 있는지 즉시 검사를 받는 것이 좋다.

끔찍한 성병(옛날에는 '쾌락 전염병'이라 불렸다)과 그 원인을 좀더 자세히 살펴보자!

바이러스

바이러스는 에이즈, B형 간염, C형 간염, 포진, 생식기 사마귀, 무사마귀(전염성 연속종) 같은 전염병을 일으킬 수 있다. 바이러스는 10~300나노미터로 아주 작고, 우리의 세포 안으로 침투하여 기생하며 우리의 신진대사를 이용해 번식한다. 바이러스는 전염성 유전물질을 감싸고 있는 단백질 껍질로 구성된다. 고약한 것은, 이 유전물질이

DNA(디옥시리보핵산)나 RNA(리보핵산)로 구성되었다는 점이다. 그러니까 우리와 똑같은 구성성분을 가졌다. 건축자재에 함유된 당류가 DNA와 RNA의 차이를 만든다. 인간의 경우 DNA는 건축설계도를 저장하고, RNA는 유전자 조각에 내재된 단백질을 이 설계도에 따라 결합한다.

바이러스의 껍질에 있는 단백질은 도킹작업과 세포 침투를 담당한다. 세포에 침투한 바이러스는 자신의 단백질 외투를 벗고 나쁜 바이러스 유전물질을 방출한다. 우리의 세포가 그 유전물질로 새로운 바이러스 입자를 조립한다. 그렇게 생겨난 후손들이 곧장 유기체 안으로 흘러 들어가고 계속해서 체세포를 감염시킨다.

바이러스는 포진처럼 접촉을 통해 혹은 에이즈나 B형 C형 간염처럼 체액을 통해 전염된다.

HIV/AIDS

1980년대 이후로 HIV 감염은 성병 역사의 극적 최고점이다. HIV, Human Immunodeficiency Virus. 번역하면 '인간 면역 결핍 바이러스'다. 이것은 레트로바이러스 두 유형(HIV-1과 HIV-2)을 가리킨다. 여기서 레트로는 '올드 스타일'이 아니라, 인간 세포에 진입한 후 동행한 효소의 도움으로 자신의 RNA 유전물질을 바꾸는, 바이러스의 파멸적 특징을 가리킨다. 바이러스 유전물질은 이제 인간 유전물질처럼 보이고 곧장 인간 유전물질에 섞여 들어간다. 신체는 그것이 자신의 유전물질이라고 생각하고 유전자코드를 읽는다. 그리고 다음 단계에서 바이러스 단백질이 생산된다.

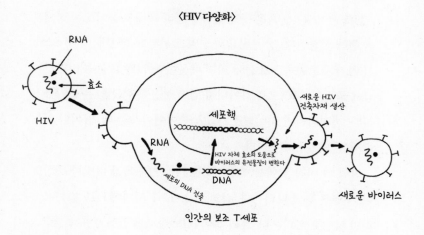

〈HIV 다양화〉

인간의 보조 T세포

우리의 면역체계는 새롭게 생산되는 바이러스에 맞서 항체를 만들지만, 그것을 완전히 물리치지는 못한다. 분열하지 않는 잠복 세포를 면역체계가 위험으로 인식하지 못하고 그래서 제거하지 않기 때문이다. 또한, 현재까지 개발된 약물 역시 그 일을 해내지 못한다.

'CD4 수용체'가 있는 모든 세포는 HIV의 습격에 파괴될 수 있다. 그것이 도킹정거장이기 때문이다. 신체는 면역세포(보조T 세포, 대식세포, 병원체 전투 세포)와 뇌의 청소부대를 만들지만, 언젠 가는 지쳐서 감염과 종양에게 패한다. 바이러스 감염이 에이즈 로 발전한다. AIDS, Acquired Immunodeficiency Syndrome, 후 천성 면역 결핍 증후군.

HIV는 항문, 질 혹은 구강 점막을 통해 체내로 들어오는 정액 을 통해 전염된다. 질 분비물과 혈액도 전염요소인데, 바이러스 가 여기에 고농축으로 들어 있기 때문이다. HIV는 몸을 떠나면 금세 죽는다. 그러므로 컵이나 수영장 물을 통한 전염은 불가능 하다. 전염되려면 바이러스가 고농축이어야 하는데, 땀이나 침 에서는 농도가 너무 낮다.

전염 뒤 여러 날에서 여러 주가 지난 다음, 독감 비슷한 증상 이 약 열흘 동안 나타난다. 감염 뒤 2~12주 사이에 HIV 검사를 하면 양성으로 나온다. 우리 몸이 HIV 항체를 만들기까지 그렇 게 오래 걸리기 때문이다. 평균 8~10년에 달하는 잠복기 기간 에는 일반적으로 아무런 증상이 나타나지 않는다. 그러나 이 기 간에 바이러스 증식과 보조 T세포 상실이 계속 이어져 서서히 면역체계가 파괴된다. 그러므로 에이즈 환자는 건강한 사람에 게 아무 문제가 안 되는 병원체조차 이기지 못한다. 예를 들어 구강 효모균 감염 혹은 중증 폐렴을 앓을 수 있다. 또한, 악성 종 양이 자라고 뇌와 신경계가 손상된다.

현재 HIV 치료는 혈중 바이러스 농도를 낮추는 현실적인 목표에 초점을 둔다. 농도를 낮추는 데 성공하면 에이즈 합병증을 막을 수 있고 전염 위험도 막을 수 있다. 그러나 면역체계가 약해지거나 바이러스가 약물에 내성이 생겨, 애석하지만 치료 중에도 언제든지 바이러스가 다시 증가할 수 있다. 특히 약물 복용이 규칙적이지 않은 경우, 바이러스가 전염될 수 있다. 한 환자는 HIV 양성 애인에게서 전염되었다. 그 전에 애인을 치료하던 의사가, 바이러스 수가 0에 가까워 전염 위험이 없다고 확언했었음에도 불구하고. 그러나 일반적으로 규칙적인 검사와 적합한 치료를 받는 한, 혈중 바이러스 농도가 6개월 넘게 한계치 이하에 있는 한, 바이러스 전염 확률은 낮다. 100퍼센트 안전을 보장하진 못하지만, 아무튼 96퍼센트 안전하다. 비교를 위해 말하면, 콘돔을 사용하면 95퍼센트 안전하다.

HIV는 계속해서 자신의 유전물질을 바꾼다. 그래서 지금까지 에이즈 백신 개발이 불가능하다. 바이러스를 여러 방식으로 공격하기 위해 환자들은 여러 효능물질이 조합된 약을 먹는다. 변이를 막고 질병을 제압하기를 바라면서. 그러나 약물 부작용을 완전히 배제할 수 없다. 초기에 종종 구토, 소화불량, 수면장애, 혈액순환장애, 식욕부진과 싸운다. 장기적으로 무엇보다 알레르기, 신진대사장애, 뼈질환, 신장질환, 신경질환, 우울증이 이어질 수 있다. 특히 옛날 약물은 얼굴 지방을 분해하여 얼굴을 수척하게 한다. 다행히 그사이 개발된 새로운 약물은 부작용이 적고 효능도 더 좋다. 그리고 중대한 새로운 발전이 있다. 노출 전 예방요법(PrEP). HIV 음성인 사람이 섹스 전에 두 가지 효능물질이 들어 있는 HIV 알약 하나를 복용하면, 콘돔을 쓰지 않고도 HIV 전염으로부터 자신을 보호할 수 있다. 테노포비르와 엠트리시타빈 두 효능물질이 방금 습격당한 세포들 내부에서 HIV가 증식하지 못하게 막는다. 두 가지 방법이 있다. 하나는 예방약을 매일 복용하는 것이다. 처방전 없이 4주 치를 살 수 있다(50유로). 다른 하나는 '필요할 때' 복용한다. 성적 접촉 2~24시간 전에 혹은 접촉 후 24~48시간 안에 복용한다. 연구들이 입증한 것처럼, 규칙적인 복용이 전염 위험을 명확히 낮춘다. PrEP는 HIV 감염만 막는다. 다른 성병은 아니다. 현재 최고의 희망은 유전자 가위로 바이러스 유전물질을 인간의 DNA에서 잘라내는 것이다. 그래야 감염을 치료하고 백신을 개발할 수 있기 때문이다.

단순포진

대규모 기념식, 중요한 사업일정, 첫 데이트, 휴가 첫날. 한마디로 특별히 아름답고 섹시하고 능력 있고 당당해 보이고 싶은 모든 행사 때, 그러니까 가장 중요한 순간에, 입술에 커다란 물집이 떡하니 자리를 잡는다! 혹시 이런 가련한 사람에 속하는가? 입술뿐 아니라 방금 열거한 모든 행사 때 즉시 눈에 띄지 않는 음부나 항문 주위에도 물집이 생길 수 있다. 이 물집이 터지면, 붉고 작은 반구형 상처가 점막과 피부에 다닥다닥 생겼다가 며칠 뒤 딱지가 앉는다. 두껍게 화장을 해도 딱지는 가려지지 않는다. 그렇다, 포진은 정말로 고약할 수 있고, 가렵고 아플 수 있다. 해당 부위에 열이 나거나 림프절이 붓는 경우도 드물지 않다. 그리고 물집이 터져서 상처에 딱지가 앉거나 아물지 않는 한, 전염 위험이 있다. 포진이 치료되기까지 족히 일주일이 걸릴 수 있다.

얼굴에 포진이 생기면, 사람들은 그것을 즉시 알아차리고 전염성도 상기한다. 그래서 아무도 당신과 포옹하지 않는다. 사람들이 당신을 멀리한다. 위의 내용을 보면, 미안하지만 이것은 합당한 태도다…….

포진에는 두 가지 형식이 있다. 1형 단순포진과 2형 단순포진. 이때 단순은 '단순하다' 할 때 그 단순이다. 1형은 얼굴에, 2형은 음부에 주로 생긴다. 그러나 오럴섹스를 통해 1형이 음부에, 2형이 얼굴에 자리할 수도 있다. 일단 전염되면, 점막 세포에서 바이러스가 증식한다. 대부분이 모르는 사이에 발생하고, 때때로 구강점막염증, 이른바 입안이 심하게 헐었을 때 생기기도 한다. 부모에게 받은 사랑의 뽀뽀 때문에 아이가 포진에 걸릴 수 있고, 너무 아파서 며칠씩 아무것도 먹지 못한다.

포진 바이러스는 방랑 기질이 강해서 점막 세포에 가만히 머물지 않고 교감신경, 뇌간이나 척수 근처에 깊이 자리한 중추신경까지 간다. 그곳에 도달하면 비로소 영원히 안착한다. 이 녀석들은 하필이면 당신이 가장 원치 않을 때, 다시 밖으로 모습을 드러내기로 결정한다. 신경을 넘어 입술로, 엉덩이로 혹은 음부로 기어나온다. 신경은 바이러스 불청객을 불편해하고, 환자는 간지럽고 아프다. 이 바이러스는 목적지에 도착하면 세포 응집력을 파괴하여 독특한 물집을 만들어놓고 다시 물러난다.

성인의 85~90퍼센트가 혈액에 1형 바이러스를 갖고, 15~20퍼센트가 2형을 가졌더라도, 단 20, 30퍼센트만이 전형적인 물집을 형성한다. 이것을 위해서는 특별한 유전자조합과 시발을 알리는 방아쇠가 필요하다. 이를테면 발열, 일광, 생리 혹은 스트레스가 면역력을 약화하면 포진이 생긴다. 이때 혈액검사를 정확히 받아 부족한 미량영양소를 복용함으로써 면역체계를 정비하는 것이 도움이 된다. 경험으로 볼 때 비타민 D3, 아연, 셀레늄, 아미노산 리신(하루 3그램)이 도움이 된다. 리신은 경쟁 아미노산 아르기닌을 몰아내 바이러스의 먹이를 없앤다. 철분 결핍과 비타민 B 결핍도 해결해야 한다. 또한, 건강한 장환경도 큰 도움을 주고 수면, 운동, 정신보건도 마찬가지다. 정신보건이란 정신을 건강하게 유지하고 강화하기 위해 우리가 할 수 있는 모든 것을 뜻한다.

'가려움 단계'에서는 아시클로버와 펜시클로버 크림이 효과가 있고, 일단 물집이 생기면 이런 크림은 효과가 없다. 연구가 입증하듯이 이런 효능 물질에 내성을 갖는 포진 바이러스가 점점 늘고 있다. 거의 광고가 되지 않았고 처방전 없이 구할 수 있는 마법의 약은 황산아연젤이다. 그것은 가려움 단계뿐 아니라 딱지 단계에서도 효과가 있고, 가격도 아주 저렴하다. 약국에서 파는 열스틱이나 피부과의 염료레이저가 국소 치료에 도움이 된다. 또한, 통기성 방수 습윤밴드는 온실효과로 습한 환경을 만들어 빠른 치유를 돕는다.

드문 경우지만, 항포진 알약이나 물약을 복용해야 할 때도 있다. 환자가 이미 아토피성 피부염에 걸렸으면 손상된 피부에 포진이 빠르게 퍼지고, 뇌수막염 그리고(혹은) 뇌염을 일으킬 수 있다. 이런 경우 신속하게 치료해야 한다.

내밀한 사마귀

바이러스는 또한 우리에게 온갖 사마귀를 선사한다. 특히 음부에 자리를 잡는 사마귀. 예를 들어 반구형에 가운데가 움푹 들어간 피부색 사마귀가 있는데, 정식 명칭은 전염성 연속종이지만 대개 무사마귀라고 부른다. 수두바이러스의 일종인 몰루스쿰 콘타기오숨 바이러스가 원인이다. 몰루스쿰 콘타기오숨을 번역하면 '전염시키는 달팽이'라는 뜻인데, 감염속도가 달팽이처럼 느려서가 아니라 달팽이처럼 생겨서 지어진 이름이다. 반구형 사마귀를 터트리면 전염성이 매우 높은 바이러스 죽이 나온다. 무사마귀를 가진 사람이 사마귀 하나를 긁고 바이러스 죽이 손톱 밑에 묻은 채 자신과 다른 사람을 만지면, 자기 몸의 다른 부위와 다른 사람에게 사마귀를 옮길 수 있다.

아이들은 주로 수영장에서 무사마귀를 옮아오는 반면, 어른들의 주요 전염 통로는 섹스다. 그러나 배우자에게 무사마귀가 생겼다 하여 바람을 피웠다고 확신할 순 없다. 호텔 수건이 원인일 수도 있기 때문이다. 일단 감염된 바이러스는 접촉, 음부제모, 혹은 자위 때 퍼진다. 무사마귀는 치료하지 않아도 몇 달 뒤 저절로 치유되어 사라질 수 있다. 그러나 병원에서 사마귀를 제거하는 편이 더 빠르고 간단하다. 또한, 다른 전염성 성병이 있는지 검사를 받아야 한다.

공포의 동료, 생식기 사마귀는 무사마귀보다 훨씬 까다롭다. 생식기 사마귀는 생식기 외부, 엉덩이, 항문 주위에 머물기를 좋아한다. 생식기 사마귀의 겉모습은 닭벼슬이나 콜리플라워처럼 생겼다. 어떤 것은 보들보들하고, 어떤 것은 거칠거칠하고, 어떤 것은 평평하고, 색깔은 피부색, 붉은색, 혹은 갈색이다. 생식기 사마귀는 인간유두종 바이러스(HPV)를 통해 감염된다. 모든 사람의 60퍼센트가 이 바이러스에 감염되는데, 그중 20퍼센트는 위험성이 높은 유형에 감염된다. 생식기 사마귀에는 대개 무해한 HPV 하위유형인 9형과 11형이 들어 있지만 암을 유발할 수 있는, 위험하기로 유명한 18형도 있다. 모든 자궁경부암의 원인은 거의 100퍼센트가 암을 유발하는 HPV 하위유형이고, 항문암의 90퍼센트, 질암의 70퍼센트, 외음부암의 40퍼센트, 음경암의 50퍼센트 그리고 형식에 따라 구강암, 후두암, 인후암의 13~72퍼센트가 여기에 해당한다. 할리우드 스타 마이클 더글러스가 유명한 사례다. 그는 2013년, 어쩌면 오럴섹스에서 구강암을 얻은 것 같다고 공개했었다.

몇 년 전부터 더욱 정교해진 HPV 예방 백신이 사용된다. 이 백신은 면역체계에게 바이러스 방어 훈련을 시킨다. HPV 16이 유발하는 자궁경부암의 경우 예방 성공률이 아주 높다. 독일에서는 2007년부터 해당 백신이 소녀와 젊은 여성에게 무료로 제공되고, 최근에는 소년들에게도 제공된다. 소년들이 음경포피 밑에 혹은 다른 부위에 바이러스를 가져 본인이 병에 걸리거나 전염시킬 수 있기 때문이다. 9~14세 사이 그리고 첫 섹스 전에 예방접종이 완료될 때 가장 이상적이다. 예방접종 이후로 질병 발생률이 대폭 줄었다. 바야흐로 100개가 넘는 HPV 하위유형 중에서 9개를 예방하는 백신이 있다. 그러나 직접 포착되지 않는 HPV와 아주 비슷해서 교차반응을 보인다.

이미 감염된 경우에도 HPV가 유발한 생식기 사마귀, 암 전단계 그리고 암에 맞서는 전투에서 백신이 면역체계를 강화하는 사례가 많다. 최신 연구결과들에 따르면, 생식기 사마귀 예방접종을 하면 비록 다른 유형에 맞서는 백신이라도 HPV가 유발한 딱딱한 티눈이 더 잘 치료될 수 있다. 티눈에게는 불행한 일지만 사람에게는 반가운 부작용이다. 그러나 의료보험조합은 아직 이 백신의 이런 특별한 활용을 지원하지 않는다.

어떤 경우든 생식기 사마귀는 가능한 한 초기에 치료되어야 한다. 특히 색소레이저로 아주 우아하게 제거할 수 있다. 레이저 열이 바이러스를 죽이고 동시에 혈액 공급을 중단하여 사마귀를 떼어낸다. 이 방법의 장점은, 전자올가미나 외과적 레이저로 지지는 방법과 달리, 감염성 연기가 나지 않는 데 있다. 감염성 연기가 나는 치료의 경우, 수술실에 있던 모두가 공기를 통해 바이러스에 감염되어 성대에 사마귀가 생길 수 있다.

사마귀 치료에 팅크와 면역체계 활성 약물도 사용된다. 바이러스가 성공적으로 제거되면 백신과 면역치료를 통해 재발 위험을 줄일 수 있다.

음경사마귀 요약

음경에 사마귀가 생기면 남자들은 크게 걱정한다. 그러나 그것이 항상 성병이나 더 나아가 암의 징후인 건 아니다. 그래도 불안하다면, 사마귀 물질을 약간 긁어내서 조직검사를 의뢰할 수 있고, 그러면 실험실에서 현미경으로 정확한 진단을 하게 된다.

진단	특징	조언
노인성 사마귀/ 검버섯/지루각화증	35세부터 계속 생기고 대부분 편평하며 거칠거칠한 갈색 각질이 증가한다.	전염성과 위험성이 없으므로 그냥 긁어내거나 무시하면 된다.
섬유종	말랑말랑한 혹	전염성과 위험성이 없으므로 그냥 잘라내도 된다.
진주양음경구진증	귀두 주변에 둥글거나 원통형의 작은 돌기들이 생긴다.	해롭지 않은 평범한 변종으로 그냥 두거나 레이저로 제거할 수 있다.
매독-편평콘딜로마 (2차 매독)	납작하고 대부분 습하고 통증이 없으며 살짝 벌어져 종종 악취가 나는 적갈색 종기	박테리아성 감염으로 전염성이 있어 항생제 치료가 필수다.
생식기 사마귀	납작하거나 닭벼슬처럼 표면이 거칠다. 베이지색, 붉은색, 갈색	전염성 바이러스 감염으로 때때로 암을 유발하고, 재발률이 높아 반드시 제거해야 하고 예방접종이 필요하다.
무사마귀	작은 반구형으로 가운데가 움푹 들어갔다. 베이지색에서 붉은색까지.	바이러스 감염으로, 저절로 없어질 때까지 기다리거나 병원에서 긁어낸다.

박테리아

     성병은 대개 박테리아가 원인이다. 박테리아는 단세포생물로, 고리 모양의 유전물질이 껍질 없이 세포 안에 들었고, 인간의 미트콘드리아와 비슷하게 일종의 미니배터리에서 에너지를 공급받는다. 미니배터리 덕분에 박테리아는 아주 독립적이고 활동적이다. 어떤 박테리아는 공기를 좋아하고, 어떤 박테리아는 시큼하고 끈적이는 물질을 좋아한다. 외형은 구형(임질), 막대형(여러 장박테리아), 나선형(매독) 등 다양하다.

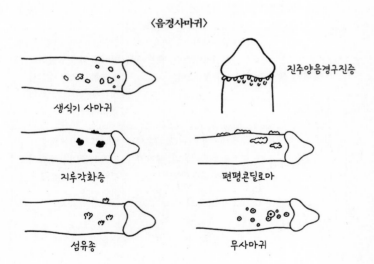

〈음경사마귀〉

진주양음경구진증

생식기 사마귀

지루각화증

편평콘딜로마

섬유종

무사마귀

박테리아의 표면에는 무늬가 있고, 우리의 면역체계는 그 무늬를 보고 공격한다. 또한, 우리는 항생제로 박테리아성 감염에 대항한다. 박테리아는 매우 전형적인 질병을 유발하지만, 또한 완전히 불특정한 질병을 유발하고 처음에는 아무런 증상이 나타나지 않을 때도 있다. 그래서 박테리아는 정말로 음흉하다.

여성의 주요 감염 부위는 질과 외음부다. 그곳에서 때때로 따끔거리고 화끈거리고 아프고 분비물이 나온다. 그러나 별다른 증상이 나타나지 않는 경우가 남성보다 훨씬 빈번하다. 이렇게 몰래 숨어든 감염은 만성 하복부 통증과 불임을 일으킬 수 있다.

생식기가 명확히 드러나는 것과 마찬가지로 남성의 감염은 기본적으로 증상 역시 명확히 드러난다. 소변볼 때 요도에서 강렬한 화끈거림과 따끔거림이 느껴지고, 방울져 떨어진 분비물 얼룩이 팬티나 파자마에 묻는다. 그러나 남자들 역시 자기도 모르게 병원체를 가지고 다니며 전염시킬 수 있다.

분비물 요약

원인	증상	비고
임질	남자: 노란빛이 도는 크림색 농-아침 몽정 방울. 여자: 불편함이 없거나 전형성이 없다.	항생제 내성이 강해진다 (매독은 분비물을 만들지 않는다).

클라미디아	남자: 하얀색 투명 분비물. 여자: 불편함이 없고 전형성이 없거나 노란 분비물	종종 모른 채 산다.
털편모충류	비린내 혹은 똥 냄새가 나는 연두색 분비물. 남자: 귀두에 붉은 점과 반점. 여자: 거품 형태의 분비물	
미코플라스마/ 유레아플라스마	남자: 분비물이 없거나 흰색 액상 분비물. 요도, 고환, 전립선, 부고환에 꼬집고 찌르는 통증이 있다. 여자: 없거나 회색 분비물, 하복부 통증, 방광염이 있을 수 있다.	
여성-분비물	혈액 분비물: 생리와 생리 기간 외의 하혈. 흰색이나 투명한 분비물: 건강한 자궁의 평범한 청소작업으로, 임신이나 배란 때 강해진다.	흰색 분비물이 팬티에 묻어도 괜찮다. 그것을 막는 팬티라이너가 오히려 생식기 환경을 악화한다.
남성-분비물	소변 뒤에 말끔히 털어 내고 음경 끝을 조이더 라도 소변 방울이 팬티 에 묻는다. 아침몽정*	무해하니 신경 쓰지 않거 나 흰색 팬티를 피하라. * 축하해요, 아름다운 하루가 밝았네요!

분비물의 세계를 관통하는 간단한 산책을 끝냈으니, 이제 정말로 고약한 박테리아의 됨됨이를 조금 더 상세히 알아보자.

클라미디아

클라미디아는 빈번하게 전염되는 성병 중에서 단연 선두다. 클라미디아는 은밀하고 으스스한 병원체다. 아주 단정한 성생활을 한다고 해도 전염될 수 있고, 당신도 이 박테리아를 가지고 있을 수 있다. 감염된 남성의 약 50퍼센트, 여성의 약 70퍼센트가 자신의 감염 사실을 전혀 알아차리지 못한다. 이 박테리아는 평생 인간의 세포 안에 살면서 우리의 전기를 몰래 끌어다 쓰는 불법 거주자다. 이런 점에서 바이러스와 닮았지만, 더 나은 유전 물질 장비를 가졌다. 그들은 세포벽을 가졌고 이른바 독립적으로 단백질과 지방을 생산할 수 있다. 다만, 이 박테리아는 증식에 필요한 에너지를 생산하지 못한다. 그래서 그들은 비루한 기생을 근근이 이어가기 위해 우리가 필요하다.

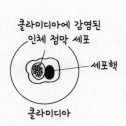

클라미디아에 감염된 인체 점막 세포

세포핵

클라미디아

클라미디아는 감염된 자위도구나 음경을 타고 와서 곧장 자궁입구, 혹은 성교 방식에 따라 항문, 목구멍, 심지어 눈에도 자리한다. 정액이 있고 없고는 상관없다. 삽입 한 번이면 족하다. 손으로 하는 애무에는 클라미디아 감염위험이 없으나, 오럴섹스는 다르다. 불행히도 사우나, 목욕탕, 수영장에서처럼 많은 사람이 (반)나체로 모여 있는 따뜻하고 습한 장소가 전염의 근원지다. 그러므로 온천을 다녀온 뒤에 요도가 화끈거리고 분비물이 나오면, 제일 먼저 클라미디아를 의심해야 한다. 여성의 경우 하복부 통증과 생리 외 하혈이 경고 신호일 수 있다.

클라미디아는 곧장 점막 세포에 전염된다. 여러 연구가 입증하듯이, 여성의 최대 10퍼센트가 자기도 모른 채 감염되기 때문에 의료보험조합은 만25세까지 검진비용을 지원하고 임산부의 경우 의무적으로 검사를 받아야 한다. 심각한 임신중독증이 생길 수 있고 태아에게 전염될 수 있기 때문이다. 눈 주위와 구강 및 인후에 심한 염증이 생긴다.

감염을 알아차리지 못한 채 그냥 두면, 염증이 나팔관을 막아 불임이 될 수 있다. 드물긴 하지만 남자들 역시 불임이 될 수 있다. 심지어 관절염이 생기기도 하는데, 면역체계가 균을 없애기 위해 필사적으로 애쓰는 과정에서 실수로 관절까지 공격하기 때문이다.

클라미디아가 확진되면, 최근 8주 동안의 모든 섹스파트너는 특수 항생제를 복용해야 한다. 최근에 편도선염 때문에 페니실린을 복용했더라도 그것은 클라미디아에게 아무런 영향도 미치지 못한다.

매독과 임질

매독박테리아는 현미경으로 보면 코르크 따개처럼 생겼다. 감염 부위에서 흐른 진물에서 매독박테리아를 얻지만, 또한 발병 3주 뒤부터 혈액으로부터 검출되는 항체에서 매독을 확정할 수 있다. 매독박테리아는 단계적으로 병증을 유발한다. 단계 사이에서는 아무 일도 없을 수 있다. 그래서 아무것도 감지하지 못한 채 지나갈 수 있다. 이른바 '흉내쟁이' 매독도 있다. 그러니까 이런 종류의 매독은 거의 모든 피부 증상을 흉내 낼 수 있다. 습진, 발진, 종기, 플라크, 곰보, 군데군데 좀이 슨 것 같은 탈모 등등. 그러므로 철저한 피부과 의사는 원인이 불명확한 발진 환자의 경우, 설령 불쾌한 반응을 보이더라도 혈액에 매독 항체가 있는지 반드시 검사한다.

매독(나선형 박테리아)

매독의 전형적인 단계는 다음과 같다.

단계	증상	비고
1 **(전염 후 약 3주)**	감염 부위의 무통 궤양: 생식기, 항문, 입, 림프절 주변이 부어오른다('딱딱한 궤양').	전염 위험이 크다.

2 **(전염 후 약 8주)**	독감과 유사하다. 온갖 종류의 발진 (반점, 플라크, 종기, 멍), 탈모, 근육통과 관절통	전염성 있고, 이제 박테리아가 온몸에 퍼져 췌장과 림프절에 머문다.
3, 4 **(전염 후 약 2~40년)**	모든 기관, 대동맥, 뇌, 척수가 썩는다.	전염성이 없고, 장기가 심하게 손상되어 치료 하지 않으면 사망에 이른다.

매독에 걸린 임산부는 드물지 않게 중병에 걸린 아기 혹은 죽은 아기를 분만한다.

매독에 비하면 보잘것없는 임질은, 비록 죽음으로 끝나진 않지만, 오늘날 치료가 쉽지 않다. 몇 년에 걸쳐 항생제 내성이 생겨 치료가 점점 더 어려워진다.

임질은 섹스 후 벌써 하루에서 일주일 뒤에 등장할 수 있다. 짝을 이루어 함께 누워 있는 동그란 빵 모양의 박테리아가 끈적이는 고름 안에서 헤엄치는 광경을 현미경으로 확인할 수 있다. 임질박테리아의 표면에는 작은 털들이 있는데, 그들은 이것을 이용해 섹스 때 점막에 들러붙는다. 여성의 경우 80퍼센트가 증상이 없고, 남자는 약 10퍼센트만 그렇다. 남자의 경우 기본적으로 유명한 아침 몽정과 소변볼 때 임질이 통증으로 아침 인사를 건넨다. 임질박테리아는 남녀 음부의 다른 기관에도 전염되고, 심지어 혈액을 통해 온몸을 돌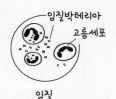
아다니기도 한다. 그러면 관절염이
나 심장내막염이 생긴다.

임질박테리아

고름세포

임질

　자연분만 때 신생아가 감염될 수
있고 그 결과는 결막염, 중이염, 폐렴이다.

　당신이 섹스 때 어떤 박테리아를 얻든, 파트너에게 그리고 믿
을 수 있는 의사에게 얘기해야 한다! 오늘날 고지의무는 HIV
와 매독에만 있다. 이때 자료는 익명이고 오직 통계 목적에만 사
용된다. 그러나 옛날에는 달랐다. 예를 들어 구동독은 1961년
에 '성병 예방과 통제를 위한 조례'를 도입했다. 성병에 걸린 사
람은 이름이 공개되고, '성관계가 문란한' 사람이라는 불명예를
얻었다. '공공질서를 위협한다'는 비난을 쉽게 받을 수 있었고,
'공공질서 위협'은 법적 처벌이 가능했다. 임질의 경우 남자들
은 통원치료를 받을 수 있었던 반면, 여자들은 이른바 성병 병동
에 입원해야만 했다. 성병 의심만으로도 '임질 요새'라 불리는
폐쇄시설에 보내질 수 있었다. 의심이 의학적으로 확인되지 않
았더라도, 여자들은 폐쇄 병동에서 몇 주 동안 매일 아침 부인과
검사를 받아야만 했다. 오늘날에도 여전히 많은 임질 환자가 명
예회복을 위해 싸우고 부당한 평판에 시달린다.

곰팡이

곰팡이 역시 매우 내밀해질 수 있고, 섹스 때 파트너를 바꿀 수 있다. 곰팡이는 움직이지 않는 미생물로 강력한 세포벽과 세포핵을 가졌다. 내밀한 곰팡이가 유발하는 병명은 아구창인데, 대부분 칸디다균에 의해 발병한다. 아구창에 걸리면 창피하다. 우선 보기 흉하고, 잘 씻지 않아서 생기는 병이라고 생각하는 사람이 많기 때문이다. 그러나 갑자기 열심히 씻으면 오히려 증상이 심해질 뿐이다.

질에 있는 칸디다균에 의해 효모균이 증식하면, 전형적으로 흰 가루 같은 침전물이 생긴다. 이 침전물은 떨어져나온 점막세포와 곰팡이의 혼합물이다. 남자의 경우 주로 귀두와 포피에 홍반이 생기고 회백색 침전물이나 축축한 분비물이 보인다. 화끈거리고 가렵다. 전형적인 피부 반응으로, 압정 머리만 한 붉은 반점이나 농포가 염증 주변에 생긴다. 의사들은 이것을 위성이라 부른다.

칸디다균

칸디다균은 아주 가끔 성교를 통해 전염된다. 섹스 없이도 원래 모두가 피부 내부에 이런 효모균을 갖는다. 그러나 아주 소량이고 또한 병을 유발하지 않는다. 이 균이 퍼졌다면, 그것은 대개 점막환경과 장환경이 손상되었고 면역체계의 방어력이 약해졌기 때문이다. 이런 이유로 만약 경비대 역할을 하던 박테리아가 추방되면 칸디다균들이 활개를 펴고 적극적으로 공격을 단행할 수 있다. 스트레스, 수면부족, 감염, 당뇨, 비타민 D 결핍 그리고 다른 미량영양소 결핍이 면역체계를 약화하고 피임약, 임신, 항생제 그리고 당연히 늘 그렇듯 흡연도 거든다. 질 샤워, 음경에 비누 사용, 음부 데오도란트, 땀 차는 팬티, 합성섬유 속옷이 위험요소다. 그리고 완전히 건강한 음경이라도 콘돔 없이 파트너가 자주 바뀌는 섹스를 즐기면, 지역 방어에 과부하가 걸릴 수 있다.

좋은 소식이 있다. 곰팡이는 대부분 좌약과 크림으로 금세 치료된다. 치료 뒤에는 반드시 프로바이오틱스로 질환경을 개선하고 부족한 미량영양소를 섭취하여 면역체계를 정비해야 한다! 반복적으로 서로에게서 주거니 받거니 전염되는 상황일 때만, 파트너도 같이 치료한다.

기생충

털편모충류는 단세포 기생충으로, 현미경으로 보면 작은 편모가 달린 깜빡이는 전구 같다. 콘돔 없는 섹스가 이런 불쾌한 감염을 돕는다. 이 기생충은 소독 안 된

뜨거운 월풀에서 몇 시간을 생존할 수 있다.

헐편모충류

섹스 혹은 온천 휴가 후 4~20일 사이에 음부가 가렵고 화끈거리고 고름 같은 분비물이 나온다면, 반드시 산부인과나 비뇨기과에 가봐야 한다. 남녀 상관없이 분비물에서 악취가 난다. 장박테리아가 질로 기어 나오거나 전립선에 염증을 내고, 단백질을 분해하고, 비린내와 똥 냄새를 풍긴다. 편모충류는 항생제로 쉽게 치료된다. 항생제 치료 뒤에는 이 기생충이 완전히 사라졌는지 다시 한번 검사를 받아야 한다.

흔히 옴벌레라 불리는 옴진드기는 뚱뚱하고 흉측하게 생긴 반구형 몸통에 다리가 네 쌍인 진드기 암컷이다. 암컷은 약 0.4밀리미터 크기지만, 수컷은 그 절반밖에 안 된다. 수컷들은 오로지 짝짓기를 위해 존재한다. 그래서 수컷들은 짝짓기 뒤에 곧바로 죽는다. 짝짓기가 끝나면 암컷은 본격적으로 임무를 수행하기 시작한다. 인간의 각질층에 입으로 터널을 파고 그곳에 매일 알을 두세 개씩 낳는다. 3주 후면 이 알들은 벌써 짝짓기 나이가 되어 계속해서 번식한다.

옴벌레는 눈에 잘 띄지 않아 몇 주 몇 달 넘게 넉넉한 시간을 갖고 퍼질 수 있다. 피부가 심하게 가렵고 시간이 지나면서 물집, 습진, 발진이 생기고 지루성 붉은 종기가 추가된다. 이것을

옴벌레

긁으면 박테리아도 그 위에 자리를 잡고 그 증거로 고름딱지가 앉는다.

옴벌레는 섹스를 통해 전염되고 또한 섹스 없이도 전염된다. 옴 환자가 병원에 오면, 직원 전체가 자기도 모르게 동시에 몸을 긁는다. 악수를 통해 전염될 위험은 아주 낮다. 옴이 전염되려면 맨살이 아주 가깝게 닿아야 한다. 또한, 가려움증이 등장하려면 3~6주가 흘러야 한다. 하지만 병원에서 직접 경험하기로, 2분이 채 지나지 않아 전체 직원이 몸을 긁는다. 이것은 우리 인간의 상상과 석기시대의 유산이다. 한 사람에게 기생충이 생겼으면 즉시 같이 긁는 것이 좋았다. 혹시라도 점프해서 달려들 벌레를 곧바로 몸에서 떼어내기 위한, 이른바 예방법으로.

자신이나 가족 중 옴벌레 감염이 의심된다면 다음의 체크리스트를 확인해봐야 한다.

- 따뜻한 침대에 누웠을 때 특히 가렵다.
- 섹스파트너도 심한 가려움증을 겪는다.
- 손가락 사이, 손바닥 가장자리, 발 안쪽 가장자리에 콤마나 S자 형태의 미세한 통로가 있다.
- 확대경으로 보면 이 미세한 통로에 작은 융기가 있다(그곳에 진드기가 있다).

- 진드기는 엉덩이, 음경, 사타구니, 손목, 팔꿈치 안쪽, 겨드랑이 주름, 유륜, 배꼽, 허리띠 선처럼 피부가 얇고 따뜻한 부위를 좋아한다.

크림이나 에멀전 제형의 치료제를 피부에 발라 치료한다. 먹는 약도 있다. 치료가 끝난 뒤에도 약한 코르티솔을 며칠 더 발라야 한다. 그래야 손상된 피부의 가려움증이 멎는다.

주인공은 언제나 마지막에 등장하듯, 드디어 가장 큰 생식기 기생충을 소개할 때가 왔다. 사면발이는 약 1.5밀리미터로 옴벌레보다 서너 배가 크다. 맨눈으로도 사면발이를 볼 수 있다. 사면발이는 발이 세 쌍이다. 두 번째와 세 번째 쌍에 발톱이 있는데, 사면발이는 이 발톱으로 음모를 움켜쥐고 피부에 바짝 들러붙는다.

사면발이가 가장 좋아하는 장소는 향샘이 풍부한 부위이다. 주로 밤에 가렵고 가려움증이 심하진 않다. 사면발이는 작은 멍, 그러니까 청회색 얼룩을 만든다. 가슴과 배에 털이 많으면, 때때로 이곳에도 사면발이가 서식한다. 최고의 치료는, 꼼꼼하게 빗기! 머릿니가 생겼을 때 쓰는 약이 사면발이 퇴치에도 도움이 된다. 또한, 침구류를 60도 이상으로 세탁하거나 하룻밤 정도 사용하지 않고 둔다. 사면발이는

사면발이

12~24시간을 인체와 접촉하지 못하면 이른바 굶어 죽는다. 적어도 포근한 침구류에 보금자리를 틀었던 사면발이들은 그렇게 없앨 수 있다.

사면발이는 거의 유일하게 섹스를 통해서만 전염되는데, 사면발이가 방금 자리를 잡은 수건이나 침구류를 사용해도 옮을 수 있다. 열심히 씻고 샤워해도 없어지지 않는다. 기껏해야 '아주 깨끗한' 사면발이를 가질 뿐이다. 아무튼, 왁싱 유행 때문에 현재 사면발이는 멸종 위기에 있다.

안전한 섹스를 위한 간략한 안내

이미 알고 있는 내용일 수도 있지만, 간략한 안내서를 훑어보기 바란다. 안전을 기해서 나쁠 건 없으니까!

1. 신뢰할 만한 고정된 파트너가 아니라면 반드시 콘돔을 사용하라! 오럴섹스에 쓸 수 있는 '러버댐'이 있으니, 낯선 엉덩이와 외음부에는 이것을 사용하라. 치과에서는 독성 아말감이 입에 닿지 않도록 그리고 삼킬 위험을 방지하기

위해 이미 이런 고무판을 사용하고 있다. 특히 여성 동성 애자들에게 러버댐은 감염을 막아주는 좋은 도구다. 언제 나 미생물이 많이 사는 손가락을 통해 그리고 오럴섹스로 감염될 수 있기 때문이다. 뿐만 아니라 질 분비물이 HIV 와 간염바이러스의 저장소일 수 있다.

2. 애석하게도 콘돔이 100퍼센트 안전하진 않다는 사실을 명심하라. 생식기 사마귀와 무사마귀, 포진이나 옴벌레 같 은 병원체는 콘돔 구역 이외에도 서식한다. 이들은 고환, 음순, 허벅지, 사타구니, 음부, 항문 주름도 좋아한다. 엉 덩이와 음부 전체를 덮는 팬티 형태의 콘돔이 가장 안전하 리라. 물론, 온몸 콘돔이 있다면 최고의 해결책일 테지만.

3. 적어도 처음에는 불을 켜고 시작하라! 파트너의 생식기를 자세히 살펴라. 사면발이는 음모 수풀 안에 작은 점처럼 매 달려 있다. 염증과 생식기 사마귀도 쉽게 발견할 수 있다. 파 트너의 몸에 곧장 돋보기를 댈 필요는 없지만, 안경을 쓰는 사람이라면 안경을 바로 벗어 던지지는 말아라. 애무 때 잠 깐이면 조사를 끝낼 수 있다. 그렇게 살피고 나면, 처음 만난 파트너라도 아주 낯설게 느껴지지 않으리라.

4. 감각적 섹스는 역시 모든 감각을 켜라는 뜻이다. 파트너 의 냄새를 맡아라. 불쾌한 냄새, 썩은 냄새, 치즈 냄새 혹 은 비린내가 나면, 경고 신호로 받아들여라.

5. 철저히 하고 싶다면 최근 혈액 및 조직검사 결과를 확인하라. 너무 사무적으로 들릴 테지만, 예를 들어 매춘 상황이라면, 확인해서 나쁠 건 없다. 당연히 최신 검사결과여야한다. 그래야 안심할 수 있다. 매춘이 아닌 이상, 그런 검사결과지를 가방이나 지갑에 넣고 다니는 사람은 없겠지만······.

6. 섹스 직전의 이 모든 행동이 너무 공격적이고 당혹스럽다고 생각하는가? 환상적인 모험 뒤 의사에게 달려가 항생제를 먹어야 한다면, 그것이 훨씬 더 당혹스러운 일이다! 게다가 병원체를 낯선 사람의 침대에서 얻어 배우자에게 옮겼다면 더욱 당혹스러운 일이다. 아내 혹은 남편에게 이 얘기를 어떻게 전한단 말인가? 그러나 얘기해야 한다! 감염 후 침묵하면, 서로가 병원체를 계속해서 주고받을 것이기 때문이다.

10

엉덩이

: 항문의 기쁨과 고난

어린아이들은 호기심을 가지고 자신의 몸을 탐색한다. 터부 따위 없다. 욕조가 최고의 장소다. 따끈한 물에 편히 앉아 엉덩이 구멍에 손가락을 밀어 넣는다. 놀랍도록 부드럽고 미끄러운 항문 점막을 만져보기에 이보다 더 좋은 장소는 없다. 이때 신기한 덩어리를 찾아내 밖으로 끄집어내는 경우도 흔하다. 욕조에 둥둥 떠다니거나 기이한 방식으로 가라앉는 덩어리. 부모는 깜짝 놀라고 '우엑' 소리를 지른다! 이런 반응에 아이는 혼란스럽다. 같은 덩어리가 변기에 떨어졌을 땐 크게 기뻐하지 않았던가?!

두 살에서 세 살까지의 이 기간을 항문기라고 부른다. 모두가 이 시기를 거쳤고, 이때의 모순된 반응이 다양한 형태로 우리 삶 전체에 남아 있다. 항문은 '우아!'와 '우엑!', 터부와 쾌락의 갈등 영역이고 그것이 또한 깨지는 영역이다. 정신분석학자는 예를 들어 똥과 관련된 욕에서 얻는 희열을 항문기 요소라고 본다. 또한, 항문기 아이가 '아무것도 내놓지 않겠다'는 마음으로 똥을 누지 않고 참는 것을 욕심과 연결하고, 배변을 통제하는 것처럼 다른 사람의 삶과 시간을 통제하며 재미를 느끼는 사람, 강박증이 있는 사람 혹은 아주 실용적으로 성교에 항문을 이용하는 사람들에게서 항문기의 흔적을 본다. 항문과 관련된 모든 놀이가 유년기에서 유래했다고 본다.

방금 책을 읽는 동안 약간 몸서리를 치거나 반사적으로 엉덩이에 힘을 주었다면, 당신은 최고의 독자다. 우리 사회에서 엉덩이보다 더 많은 터부를 가진 부위는 별로 없다. 하지만 바로 이 터부를 깨야 한다. 우리가 찾아내야 할 보물이 엉덩이에 있기 때문이다. 무엇보다 항문질환이 전 세계인을 괴롭힌다. 입에 올리기 꺼리는 병! 이제 과감히 살펴보자!

엉덩이 자동 세척기?

배변이 항상 흡족하진 않다. 드

물지 않게 '푸드득' 혹은 '철퍽' 소리가 나고 신음하게 하며 악취가 난다. 기뻐할 이유가 없다. 적어도 다른 사람의 배변을 목격하거나 자신의 배변이 관찰되는 기분이 들면, 절대 기쁘지 않다. 여자들은 이런 상황에서 특별한 해결책을 쓴다. 마치 자신의 똥에서 장미향이 나는 것처럼 주변을 속인다. 청결과 좋은 냄새를 자랑하기 위해, 조용히 미끄러지듯 뒤에서 나오는 소시지 냄새를 가리기 위해, 변기 방향제를 늘 사용한다. 향초로 냄새를 쫓아내고 방향제를 듬뿍 뿌린다. 혹은 배변을 참고 방귀와 변비의 위험을 감수하기도 한다. 이상형의 남자와 처음으로 함께 밤을 보내게 되면, 수많은 여성이 딜레마에 빠진다. "똥을 누느냐 마느냐 그것이 문제로다." 아무튼, 참는 것은 장기적으로 해결책이 아니다.

일본인의 배변은 조금 더 안락해 보인다. 해가 뜨는 나라의 발명품이 현재 유럽에서도 큰 인기를 끌고 있다. 전자동 변기. 모든 엉덩이를 위한 축제. 전자동 웰빙 변기에서만 편안한 배변이 가능한 사용자들에게는 축복이 아닐 수 없다.

이 변기에 처음 앉았을 때 나는 깜짝 놀랐다. 마치 앞사람이 30분 정도 앉아서 아이패드로 게임을 하다 나간 것처럼, 변기가 따뜻했다. 말하자면 변기에 보일러가 들어온다! 또한, LED 변기라서 밤에도 정확한 조준이 가능하다. 변기 내부 색상을 맘대로 조절할 수 있어서 인테리어 효과도 있다. 음악이나 물 내려가는 소리를 켜 민망한 소리를 덮을 수 있다. 내장된 환기장치가 냄새를 흡입한다. 향기 버튼을 누르면 꽃이나 과일 향이 똥 냄새를 덮는다. 다음 사용자는 이런 좋은 향기에 기분이 좋아질 것이다……

'레이디 버튼'도 있다. 이걸 누르면 따뜻한 물이 항문과 음부를 말끔히 헹구고, 부드러운 바람이 말려준다. 심지어 마사지 기능도 있다. 이 기능을 선택하면 노즐이 엉덩이 아래에서 앞뒤로 움직이고 세차장처럼 물 분수가 힘차게 씻어낸다. 부디 엉뚱한 상상은 하지 마시길.

미래형 디지털 변기는 건강 자료를 수집할 것이다. 소변을 분석하고 대변의 지방 함유량을 측정하여 곧바로 주치의에게 전달할 것이다. 페이스북, 인스타그램, 트위터 등에 만연된 자기표현 유행으로 볼 때, 변기에 내장된 카메라가 자랑스러운 똥 사진을 인터넷 커뮤니티에 곧장 전송하는 모델도 충분히 상상할 수 있다. 항문기 유아와 모토가 똑같다. "이것 봐, 내가 아주 멋진 걸 만들었어!"

자, 다시 일본의 슈퍼변기로 돌아가자. 이 모든 것이 그저 '똥단지'에 불과할까, 아니면 훌륭한 발명품일까? 실제로 전자동 세척기능은 처음 평판만큼 그렇게 미친 짓은 아니다. 고전적인 비데와 마찬가지로 이 슈퍼변기도 깨끗한 물을 사용하기 때문이다. 그리고 엉덩이 세척에는 사실 깨끗한 물만 있으면 된다.

뒤가 가려워!

적어도 5퍼센트가 배변 뒤 가려움증으로 고생한다. 주요 원인은, 많은 이들이 추측하듯 지저분한 엉덩이가 아니다. 정반대로 엉덩이를 너무 깨끗하게 씻은 게 문제다. 항문 주름은 아주 예민하다. 항문 주름은 어둠 속에 있다. 그래서 햇살의 항염증 효능이 항문까지 미치지 못한다. 이곳 기후가 고온다습하여 땀이 많이 차고 결국 피부가 살짝 연약해진다. 땀샘은 개별적인 항문 냄새 외에 약알카리성 분비물을 배출하는데, 이것이 산성보호막을 방해한다. 균이 득실거리는 갈색 덩어리가 자주 이곳을 통과한다. 항문 입장에서는 이런 혼합 상황만으로도 힘든데, 여기에 인간의 공격이 더해진다. 혹시 남았을지 모르는 잔여물을 씻어내기 위해 공격적인 수단을 쓰고, 피부가 가진 최후의 보호 기능까지 같이 씻어낸다. 이때 비누 잔여물이 연약한 항문 주름에 남으면, 독성 접촉 습진이 생긴다.

비누나 세정제 잔여물 외에, 향물질과 방부제가 첨가된 화장지나 물티슈 역시 절대 항문과 접촉해선 안 된다. 항문에는 예민한 신경섬유가 가득하다. 이런 예민함은 과학적으로 입증된 성감대로서 장점이지만, 종종 단점이 되기도 한다.

미세하게 가지를 뻗은 신경섬유는 괴로운 가려움증을 아주 서서히 전달하고, 조직에서 빈둥대던 비만세포가 가려움증 전

달물질인 히스타민과 트립타제를 분비한다. 이
전달물질을 통해 신경섬유에 염증이 생긴다.
그러면 손에 잡히는 도구에 따라, 긁고, 문지
르고, 비비고, 갈고, 쓸어낸다. 위에 설명한
것처럼 물만 사용하는 엉덩이 샤워가 당
연히 화학물질 자극을 막는 피부 친화적
대안이다.

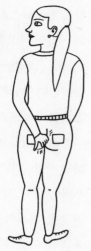

　그러나 항문 가려움증에는 수많은 다
른 진단이 내려질 수 있다. 세정제 잔여
물과 똑같이 대변 잔여물과 설사가 소화
효소로 엉덩이 피부를 자극할 수 있다. 또한,
아토피, 건선, 박테리아 감염이나 세균감염, 생식기 사마귀, 옴
진드기, 기생충, 포진, 사면발이 같은 피부질환이 가려움증을
통해 존재를 알린다. 흉터를 남기는 경화성 태선과 심지어 항문
암도 가려움증을 유발한다. 땀이 차서 과도하게 예민해진 피부
혹은 엉덩이 솜털도 당연히 가려움증을 일으킨다.

인요충

　온 식구의 엉덩이가 동시에 가렵다면, 실처럼 생긴 인요충이
공통 원인일 수 있다. 인요충은 여성의 경우 질염을 일으킬 수
도 있다. 이 기생충은 한밤중에 항문에서 기어 나와 엉덩이에

알을 낳는다. 그러면 아침에 방귀와 함께 공기 중에 퍼지고 다른 사람이 이것을 먼지처럼 들이마신다. 가려움증을 못 참고 엉덩이를 긁으면, 이제 기생충 알이 손톱 밑에도 들어간다. 손톱을 물어뜯는 사람의 몸에 주로 기생충이 생기는데, 이제 그 까닭을 짐작할 수 있으리라…….

종종 변기를 살피는 것이 진단에 도움이 된다. 물론, 변기의 하수 구멍이 가장자리에 있어 변기 바닥에 물이 차 있지 않은 경우라야 한다. 물에 휩쓸려 사라지기 전, 변기에 잠시 머물러 있는 똥을 자세히 관찰하면, 그 안에서 편히 쉬고 있는 작은 인요충을 볼 수 있다.

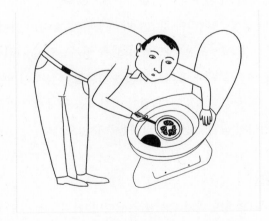

똥을 관찰하기 싫다면, 잠에서 깨자마자 직접 해볼 수 있는 대안이 있다. 스카치테이프를 항문에 붙였다가 조심스럽게 다시

떼어내라. 기생충이 있다면, 거기에 붙어 있을 것이다. 어떤 방식으로든 기생충을 발견했다면, 주치의에게 가라. 그가 정확한 진단을 내릴 뿐 아니라 기생충을 없애는 방법도 알려줄 것이다. 예방을 원한다면 손을 꼼꼼하게 씻고 특히 손톱 밑을 깨끗이 씻어라.

당연히 기생충만 항문을 괴롭히는 건 아니다. 항문과 전문의는 직장(대변 중간 저장소)과 항문관(대변 출구)의 건강을 담당한다. 치질, 마리스켄[항문주름이 늘어진 증상-옮긴이], 균열, 항문정맥 혈전증도 가려움증을 유발할 수 있다. 이것들이 가려움증 외에 또 무엇을 하는지, 이제 살펴보자. 그러려면 손거울이 꼭 필요하다.

엉덩이골에 생긴 고름주머니
: 모소낭(모발둥지낭)

특히 남자들의 경우 항문 주름에 뻣뻣한 털이 자란다. 엉덩이의 마찰로 이 털이 피부를 간질이고, 끊어진 털 끄트머리가 살을 파고들기도 한다. 조직은 상처에 반응하여 재빨리 방어세포와 차단세포를 파견하여 침범한 털을 격리하거나 포위한다. 애석하게도 그게 끝이다. 엉덩이골은 이런 고름주머니를 없앨 생각을 하지 않는다.

이제 손거울을 엉덩이에 대보자. 모소낭이 있는 경우라면 거울에서 항문 주름에 생긴 작은 포자들이나 뾰루지처럼 생긴 발진을 발견할 수 있다. 박테리아들은 증식 장소로 모공을 좋아한다. 그래서 모소낭은 쉽게 감염되고 장기적으로 진물, 고름, 피 혼합물을 분비한다. 고름은 포도상구균과 면역체계의 방어세포가 혼합된 것으로, 방어세포들은 가미카제 방식으로 자신을 희생시켜 고름을 끈적한 죽으로 만든다. 고름은 길이 막히면 새로운 길을 찾는다. 주변의 건강한 조직을 녹여 고름주머니를 계속 키워 결국 터지게 하거나, 조직에 새로운 터널을 뚫는다. 의사들은 이것을 '여우굴'에 비유한다.

고름주머니는 튼튼한 장벽에 둘러싸여 있어서 항생제가 침투하기 힘들다. 찔러 터트리거나 약을 복용하는 방식으로는 치료가 힘들다. 그렇다고 순진하게 자기 치유력만 믿고 기다려서도 안 된다. 터널체계 전체를 제거해야 한다. 터널체계 전체와 낚싯바늘처럼 안에 박혀 있는 털들을 모두 제거하지 않으면 재발할 수 있다.

대부분 감염된 곳을 열어두고 아물기를 기다린다. 그러니까 봉합하지 않고 피부를 그냥 벌려두어 진물이 밖으로 잘 흘러나올 수 있게 한다. 그러므로 상처가 아물려면 몇 주, 때로는 몇 달이 걸릴 수 있다.

항문에 달린 무화과
: 마리스켄

눈으로 보는 것만으로는 진단하기가 쉽지 않은 피부 병변이 항문 주위에 생긴다. 의사들도 때때로 표본을 채취하여 조직전문가에게 보내, 상처인지 감염인지 아니면 심지어 암인지 확인해야 한다.

쉽게 발견되고 아주 전형적인 증상은, 어쩌면 당신이 가장 소중하게 생각하는 부위의 피부가 늘어지는 것이다. 항문 주름이나 그 주변 피부가 화환 모양으로 삐져나온다. 이것은 말랑말랑하고, 때로는 '고기처럼 미끌미끌하다'. (놀라지 마시라. 항문과 전문의들이 정말로 이런 표현을 쓴다.) 이런 쓸데없는 살은 아무 이유 없이 삐져나오기도 하고, 항문질환이나 감염 뒤에 생기기도 한다. 아프진 않지만, 항문 청결에 방해가 된다.

항문 주름은 그 자체로 벌써 겹쳐진 부분이 많은데, 이렇게 늘어진 살에는 주름이 정말로 많다. 주름 사이사이에 대변 찌꺼기나 세정제 잔여물이 남아 문제를 일으킬 수 있다. 이것을 '마리스켄'이라고 부르는데 '작은 무화과'라는 뜻의 프랑스어에서 유래했다. 20대 젊은 여성에게 빈번히 생기는데, 치질로 착각되는 경우가 종종 있다.

마리스켄은 치료할 필요 없다. 미용 욕구가 아주 높거나 완벽하게 아름다운 항문을 원한다면 모를까! 실제로 섹스파트너의 아름답지 않은 항문 주름을 불평한 남자 동료가 있긴 했다. 몇 년째 계속, 심하게 '훼손된 주름'을 가진 여자들을 점점 많이 만나게 되는 것 같다면서. 마리스켄은 출산과 외음부절개 뒤에 자주 생긴다. 엉덩이 무화과가 너무 성가시면, 수술 혹은 레이저 열로 떼어낼 수 있다.

치질 : 흔하디흔한 엉덩이 질환

똥이 아무리 마렵더라도 몸을 흔들 때 똥이 밖으로 나오진 않는다. 어떻게 그럴 수 있는지 궁금해한 적이 있는가? 그리고 중요한 회의 때, 개인 트레이너와 운동할 때, 혹은 좋아하는 사람을 유혹할 때, 갑자기 몰아닥친 배변 욕구를 약간의 집중력으로 멋지게 가라앉혀 무사히 넘길 수 있는 게 정말 놀랍지 않은가? (물론, 모든 규칙에는 예외가 있기 마련이다.)

이런 대단한 일을 괄약근이 근력만으로 해내는 건 아니다. 더 많은 미세한 감각들이 동참한다. 괄약근은 항문관에 있는 일종의 패드를 이용한다. 항문관 내부와 거기에 달린 패드가 도착한 물건을 확인한다. 단단한지, 묽은지, 가스인지. 항문관 패드는 혈액으로 채워진 해면체 혈관으로, 압력과 필요에 따라 비우거나 채움으로써 정교한 개폐를 담당한다. 이 해면체의 이름이 치질이다. "치질이 있으세요?"라는 질문을 받았을 때, 자동으로 "아니요!"라고 대답한다면, 당신은 정말로 문제가 큰 것이다. 모두에게 치질이 있다. 하지만 모두가 치질 때문에 어려움을 겪지는 않는다.

이런 해면체는 음경에도 있다. 음경 해면체는 발기 때만 채워지고 이완 때는 비어 있다. 반면, 항문 해면체는 늘 발기상태로 쉬지 않고 일한다. 오로지 배변 때만 잠시 쉬면서 비울 수 있다. 그러려면 무엇보다 똥의 상태가 아주 좋아야 한다. 그것이 힘찬 말뚝처럼 괄약근을 벌리고 패드를 밀어내야 길이 열리기 때문이다. 반대로 똥이 언제나 죽처럼 묽은 상태면 괄약근을 제대로 벌리지 못한다. 그래서 해면체도 배변 때 충분히 비워지지 않는다. 이런 해면체는 변비보다 더 고약하게 항문을 괴롭힌다. 너무 딱딱한 똥이나 염소똥처럼 작은 알갱이면 밖으로 배출하는 데 더 많은 압박이 필요하고, 이것 역시 치질 질환의 원인이 된다. 너무 딱딱한 똥은 해면체 패드에도 좋지 않다. 통계가 보여주듯이, 설사나 변비가 있는 사람에게 주로 치질 질환이 생긴다. 늘 그렇듯, 자연은 건강한 균형을 요구한다. 통계에 따르면, 30대 이상부터 서구인은 70~90퍼센트가 치질 질환을 앓는다. 책상에 오래 앉아 있는 사람이라면 더 일찍부터 치질 질환이 생긴다. 50세부터는 치질 패드가 더 커진다.

전립선비대증이 치질 질환을 악화한다. 60세 이상 남자는 커진 전립선 때문에 소변을 볼 때 더 힘을 줘야 하고, 이것이 치질을 밖으로 내보낸다. 또한, 세월이 흐르면서 유전적 요인에 의해 결합조직이 약해진다. 밀폐 패드를 제자리에 잡아두는 지주 섬유가 바로 결합조직이다. 결합조직이 약해지고 지주 섬유가 느슨해지면 결국 패드가 미끄러져 내린다.

임신 기간에 치질 질환이 자주 생기는데, 태아가 자주 정맥혈 배출을 거꾸로 해서 역류가 생기기 때문이다. 또한, 너무 오래 앉아 있고 적게 움직이고 수분 섭취를 적게 해도 치질에 문제가 생긴다. 특히 항문에 자주 힘을 줘서 괄약근이 너무 강해지면, 혈액공급이 부족하여 패드가 제 기능을 못 하게 된다. 어떤 식으로든 밀폐 패드는 효과적인 밀폐 능력을 잃을 수 있고, 그러면 점막액이 흐르고, 심지어 똥이 샐 때도 있다.

치질 질환의 4단계

단계	치질	증상
1	검안경에서만 확인된다. 붉은 기운이 돌고 매듭 같은 돌기가 보이며 찢어진 틈에서 피가 나고 대변에 피가 묻어나온다.	새어 나온 분비물에 들어 있는 미생물군이 항문 가려움증을 유발한다.

2	항문에 힘을 주면 밖으로 밀려 나오고, 힘을 빼면 저절로 다시 들어간다(손거울로 확인!).	압박감, 화끈거림, 심한 가려움증이 있고 통증은 거의 없으며 배변 시 자주 피가 나온다.
3	밖으로 자꾸 밀려 나오고, 손가락으로 밀어 넣으면 다시 들어간다.	팬티에 종종 갈색 얼룩이 남고 가렵고 아프다.
4	오랫동안 밖에 매달려 있고 더는 안으로 집어넣을 수 없다.	출혈이 드물어지는 대신 통증이 심해 항문 위생이 어렵고 항문에 똥이 묻는다.

환자들은 대개 피가 나고 가렵고 아프면, 혹은 배변 뒤에도 계속 압박감이 느껴질 때 비로소 병원을 찾는다. 항문과 진료가 그다지 감탄스럽지 않더라도(감탄스러울 때도 있다!) 너무 오래 미뤄선 안 된다. 단계에 따라 다양한 치료법이 있기 때문이다.

〈치질 질환〉

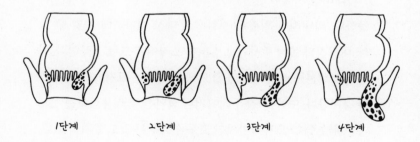

1단계   2단계   3단계   4단계

항문과 진료를 받으려면 특수 침대에 누워 다리를 넓게 벌리고 있어야 한다. 뒤집힌 딱정벌레를 연상시키는 이 자세를 이른바 '결석제거술 자세'라고 부르는데, 여자들은 산부인과 진찰대에서 이 자세를 경험한다(그런 의미에서 출산 자세라 해도 되겠다). 이 자세를 편안해하는 사람은 아마 없을 것이다. 드물긴 하지만, 왼쪽으로 눕거나 무릎과 팔꿈치를 대고 엎드리는 살짝 굴욕적인 자세를 취하기도 한다. 어떤 자세든, 의사에게 엉덩이를 드러내고 검사를 받아야 한다. 검사를 받는 동안 뭔가 멋진 일을 생각하고, 항문과 전문의가 자기 일을 사랑하고 다시 건강해질 '작은 엉덩이 구멍'을 소중히 여긴다는 사실을 상기한다면 굴욕감이 조금 줄 것이다. 항문과 의사는 환자의 몸에 난 구멍, 거기에 들어 있는 전체 내용물 그리고 환자의 발을 피하려 고개를 이리저리 돌리지 않는다.

의사는 먼저 항문을 시계처럼 본다. 결석제거술 혹은 출산 자세에서 3시, 7시, 11시 방향에서 비대해진 치질이 발견된다.

비대해진 치질이 문제라면 그것을 치료한다. 치료방법은 다양하다. 비대해진 치질을 경화제로 다시 제자리에 붙일 수 있다. 내시경과 함께 주사가 삽입되어 조직에 부드럽게 꽂힌다. 치질 패드에는 통증 수용체가 없으므로, 환자는 그저 누르는 느낌만 감지한다. 또한, 치질을 레이저나 적외선 열로 용접하는 것도 가능하다. 약간 모욕적이지만 고무줄로 묶는 것도 효과가 있다.

마치 고무줄로 머리를 동여매듯, 밀려 나온 치질을 꽁꽁 묶는다. 그러면 혈액공급 부족으로 자연스럽게 제거된다. 혈액 희석제를 복용하는 사람은 절대 이 방법을 쓰면 안 된다!

치질이 이미 3단계 혹은 4단계에 도달했다면, 방법은 수술뿐이다. 그러니 부디 늦지 않게 병원에 가기를 권한다. 그래야 의사가 악화를 막을 수 있을 테니 말이다. 단계가 많이 진행될수록, 장기적으로 항문 손상과 대변 유출 위험이 크다.

직접 뭔가를 더 하고 싶다면, 탄닌 물로 좌욕을 하거나 코르티손이 함유된(혹은 함유되지 않은) 항염증제나 아연 연고를 바를 수 있고, 통증과 가려움증이 심하면 마취 연고를 쓸 수 있다. 설사 유도제는 치질 질환을 더 악화시키므로 쓰지 않는 편이 낫다. 그러나 실리엄허스크(차전자피)나 아마씨 혹은 락토스 같은 섬유질 섭취는 권할 만하다. 양파, 자우어크라우트, 자우어크라우트즙, 말린 자두, 무, 꼬투리열매, 케피르 등도 좋다. 모두가 예쁜 똥을 만드는 데 도움이 되는 음식들이다. 그리고 항문은 살짝 강박증이 있다. 시간을 정확히 지키는 걸 좋아하고(언제나 같은 시간에), 나름의 의식이 필요하고(꼭 조간신문과 함께), 일정한 순서를 지켜야 하고(언제나 아침식사 뒤에 혹은 출근하기 전에), 뜻밖의 불상사가 일어나지 않을 장소에서(낯선 화장실을 싫어하고, 호젓하고 조용한 곳을 좋아한다) 항문은 안정감과 행복을 느낀다. 그래야 예쁜 소시지를 행복하게 바깥 세계로 내보낸다.

파란 구슬을 찾아서
: 항문 정맥 혈전증

　　　　　　　　　인체를 탐험할 준비가 되었는
가? 그렇다면 다시 한번 바지를 내리고 손거울을 엉덩이 구멍
쪽에 대고 조명을 켜고 항문을 꾸욱 눌러보라! 치질이 밖으로
밀려 나오지 않는 한, 부드러운 항문 주름 밑으로 푸른 정맥이
보일 것이다. 이 정맥의 임무는 산소 배달을 끝낸 혈액을 심장으
로 되돌려 보내는 것인데, 바로 이곳에 혈전이 생성될 수 있다.

　유명한 병리학자 루돌프 피르호Rudolph Virchow가 혈전증 요인
을 크게 세 가지로 분류했다.

　첫째: 혈관 내벽이 미끄럽지 않으면, 혈소판들이 그곳에 들러
붙는다. 욕실 벽과 비슷하다. 타일이 반질반질하게 잘 닦여 있
으면 석회와 오물이 잘 끼지 않는다. 반면 흠집과 균열이 있거나
이미 석회로 뒤덮여 있다면, 온갖 오물의 착륙지가 된다. 혈전은
이렇게 매달리기 편한 곳에 들러붙어 점점 커진다.

　둘째: 혈액의 흐름이 너무 느리거나 혈관이 눌려 정체되면.

　셋째: 혈액이 너무 걸쭉하거나 너무 쉽게 응고되는 경향이 있
으면.

실생활 차원에서 말하면 운동을 많이 하는 사람, 자전거도 즐겨 타고, 영화 〈파이트 클럽Fight Club〉에서처럼 '스포츠 섹스', 즉 섹스를 운동으로 즐기는 사람, 항문 섹스 때 도구를 이용해서 혹은 도구 없이 항문을 자극하는 사람, 이런 사람의 경우 항문 정맥이 막힐 수 있다. 또한, 늘 세게 힘을 줘야만 배변에 성공하거나 변기에 아주 오래 앉아 있어야 하는 경우도 항문 정맥이 막힐 위험이 있다.

항문 정맥이 막히면 가렵거나 몹시 아프다. 혹시 현재 엉덩이 구멍에 통증이 있는가? 그렇다면 계속해서 거울로 자세히 살펴야 한다. 주로 개와 고양이 몸에서 발견되는 진드기, 특히 피를 잔뜩 빨아 먹어 뚱뚱해진 진드기처럼 생긴 파란색 구슬 혹은 진주가 보이는가? 그렇다면 진단은 명확하다!

일단, 너무 걱정할 필요 없다. 이런 특수 혈전증은 다른 위험한 혈전증처럼 다리 정맥으로 내려가지 않고 폐색전증도 유발하지 않는다. 그저 똥구멍만 더럽게 아플 뿐이다. 고통을 도저히 참을 수 없으면 병원에 가서 똥을 모두 끄집어내고 좌욕과 소독 연고로 상처를 치료하면 된다. 고통을 그냥 참기로 한 사람은 3~5일 뒤 통증이 서서히 가라앉는 것을 느낄 수 있다. 이때부터 몸은 폐쇄를 없애기 시작한다. 그러나 완전히 없어질 때까지 약 4주가 걸릴 수 있다.

치열

앞에서 다뤘던 마리스켄을 기억하는가? 엉덩이골에 달린 무화과라 불렸던 바로 그 늘어진 주름 얘기다. 마리스켄은 해롭지 않지만, 때때로 이것이 찢어져 틈이 생길 수 있다. 그러면 이것을 치열이라 부른다. 얇고 가늘게 표면에만 생기기도 하지만 정말로 깊이 조직층까지 파고들어 궤양처럼 괄약근까지 공격할 수 있다.

배변 때 이 틈이 벌어지고 지독하게 아프며 통증이 몇 시간씩 계속된다. 하필이면 아주 예민하고 수많은 신경이 지나는 항문에 틈이 생겼기 때문이다. 제때 치료하지 않으면 만성이 되고 손으로 느껴질 정도로 피부가 변한다.

원인은 이번에도 너무 딱딱한 똥 혹은 너무 묽은 똥이다. 딱딱한 똥은 피부를 과도하게 팽창시키고, 묽은 똥은 너무 드물게 팽창 연습을 시킨다. 치질, 설사 유도제의 남용, 항문성교로 인한 상처가 치열 위험을 높인다. 변비가 있는 사람들이 쉽게 악순환에 빠질 수 있다. 그들은 설사 유도제를 먹는다. 그러면 죽처럼 묽은 똥이 벌어진 틈으로 들어가 상처를 무르게 하여 밑으로 파고든다. 결국, 틈에 궤양이 생긴다. 괄약근 내부가 더 경직되고 똥이 눌려 연필처럼 가늘게 밖으로 나온다. 밑을 닦으면 화장지에 피가 묻어난다. 상처에서 나온 진물이 항문 주변을 계속 무르게 하고, 만성 염증에 의한 항문습진이 가려움증과 극심한 통증을 일으킨다. 통증이 두려워 배변을 참고 그런 식으로 다시 변비가 시작된다. 그러므로 다시 설사 유도제를 먹고…… .

의학에서 늘 강조하듯이, 해결책은 하나다. 초기에 잡아라! 병원에 가거나, 항문 사진을 찍어 친한 피부과나 항문과 전문의에게 보내라!

입증된 테라피 원칙은 항문을 죄었다 풀었다 반복하는 항문 훈련이다. 항문 훈련을 위한 특수 마취 크림과 전문 확장 도구가 있다. 섹스숍이 아니라 약국에서 살 수 있다. 긴 줄을 기다려 마침내 차례가 되면 약사에게 "항문 확장기 주세요!"라고 말하라. 틀림없이 잊을 수 없는 경험이 될 것이다. 또한, 탐폰을 여기에 이용해도 된다(단, 너무 깊이 넣지 마시길). 무엇을 사용하든, 2분을 넘어선 안 된다. 2분 안에 항문은 다시 편히 쉬어야 한다.

항문에 아무것도 집어넣고 싶지 않다면 약의 도움으로 항문을 편안하게 이완시킬 수 있다. 크림형 혈압약(딜티아젬 크림)이 있는데, 이것을 항문에 바르면 압박을 낮출 수 있다. 니트로글리세린도 있지만, 부작용으로 두통이 생길 수 있고 또한 아주 비싸다. 사실 이 약은 관상동맥 협착증이 있는 사람들이 근육세포와 혈관을 이완하기 위해 사용한다. 이 약물은 근육에서 일산화질소로 변한다. 음경 해면체에서 발기를 유지하는 바로 그 작용이다. 하루에 두 번 항문 전체에 바른다. 이 약물은 또한 혈액순환을 개선하여 면역체계를 돕고, 그리하여 효능물질이 제 임무를 할 수 있게 한다.

경직된 항문을 이완하여 상처 치료 기회를 마련하는 또 다른 수단은 보톡스이다. 얼굴 주름을 아름답게 이완하는 것처럼(과하게 주입하지만 않는다면), 경직된 항문관 주름도 평평하게 펼 수 있다. 보톡스는 클로스트리디움 보툴리눔 박테리아를 희석한 독으로, 상한 고기에서 생기고 많은 양을 먹으면 소화 때 기관지 근육이 마비될 수 있지만, 소량이면 부작용이 적고 인체에도 잘 맞는 의약품이다. 보톡스는 근육 긴장 전달물질인 아세틸콜린의 분비를 차단한다. 보톡스는 괄약근 내부에만 주입한다. 괄약근의 기능은 정상으로 유지되고 외부가 약해지지도 않으며 배변 통제력도 그대로 유지된다. 5개월 후면 보톡스 효과가 다시 사라지는데, 그 정도 기간이면 치열은 충분히 치료된다.

상처 치료의 정석은 다음과 같다. 적당히 말랑말랑한 똥을 만들어야 한다. 섬유소, 약국에서 판매하는 장박테리리아 혹은 살균하지 않은 자우어크라우트를 먹으면 도움이 된다. 하루 2리터 넘게 물을 마셔야 하고, 충분히 움직여야 한다. 장벽 근육을 이완하고 똥이 부드럽게 미끄러지게 하는 마그네슘을 섭취해야 한다. 천연 마그네슘 공급원은 견과류, 통밀, 채소다. 탄닌 물로 좌욕을 하면 좋다. 탄닌 물은 페놀-메탄올-요소-고분자중합 같은 화학물질로 만들어도 되고 참나무껍질이나 홍차 같은 천연물질을 물에 타도 된다. 도포용으로는 순한 아연 연고가 적합하다. 코르티손 크림은 단기간이면 괜찮지만 장기적으로 사용하는 것은 권하지 않는데, 코르티손을 오래 사용하면 조직이 약해지고 상처가 더 늦게 아물기 때문이다.

치열과 증상이 비슷한 질환들도 있다. 예를 들어 만성 장 질환인 크론병, 항문매독, 무방비 항문성교 뒤의 박테리아성 직장염. 그러므로 화장지나 대변에서 피를 발견하면, 항문에 통증이 있거나 변화가 감지되면, 반드시 의사의 진찰을 받아야 한다. 대장암이나 항문암이 아님을 확인하기 위해서라도 의사의 진찰이 꼭 필요하다.

항문암은 자궁경부암와 마찬가지로 주로 인간유두종 바이러스 감염으로 생긴다. 이 바이러스는 생식기 사마귀도 일으킨다. 항문암은 예방접종으로 80퍼센트까지 예방할 수 있다. 그리고 여기서도 빠질 수 없는 조언이 있으니, 바로 금연이다. 흡연 역시 위험요인이다. 항문종양은 일상적인 손가락 촉진에서 발견되기도 한다. 항문암일 경우 치질 질환처럼 대변에 피가 섞여 나올 수 있고, '방귀 뀌려다 똥을 싸는' 이른바 '나쁜 친구 증상'이 발생할 수 있다(2장에서 다뤘던 '대장이 보내는 알람' 부분 참고).

항문 농양

당신이 남자이고 피부과 여의사와 15년째 행복한 결혼생활을 하고 있다고 상상해보라(이미 남자라면, 뒷부분만 상상하면 된다). 당신의 아내는 피부과 의사로서 매일 사람들의 옷을 벗기고 항문을 포함하여 몸 구석구석을 조사하며 피부 변화를 수색한다. 그런데 이제 당신의 항문에 극심한 통증이 있다. 당신은 아내에게 그것을 말하겠는가? "여보, 엉덩이가 너무 아파⋯⋯." 말하겠다고? 그렇다면 계속 읽어도 좋다. 당신의 말에 아내가 다음과 같이 대답한다면 어떻게 하겠는가? "최근에 변비가 있었어? 아니면 긴 문자를 보내느라 변기에 오래 앉아 있었거나 너무 세게 힘을 준 적은? 지금 봐줄까?"

바로 바지를 내리겠는가? 아내가 당신의 항문을 봐도 되는가? 내 친구 남편은 이런 상황에서 정중히 사양했다고 한다. 자신의 항문에 닿아도 되는 것은 오직 물과 화장지뿐, 아내는 절대 안 된다면서. 그렇게 친구의 남편은 여러 날을 더 힘들게 보냈고, 통증 때문에 앉아 있기도 힘들고 몸까지 쇠약해지는 기분이 들자 결국 피부과 의사인 아내에게 엉덩이를 내밀었다. 피부과 의사는 중간 지점에서 벌써 팥죽색 혹을 발견했고 조심스럽게 만져본 후 진단을 끝냈다. 팥죽색 혹은 뜨겁고 부어올랐으며 단단했다. 항문 농양이다!

응급상황. 수술대에 올랐고 마취 후 농양이 절개되고 제거되었다. 그리고 엉덩이에 깊고 커다란 구멍이 남았다. 그래도 이 남자는 운이 좋았다. 더 오래 지체했더라면, 화농성 염증으로 괄약근 내부가 엉망진창이 되어 방귀도 대변도 막지 못하는 실금 상태가 되었을 터이다! 보라, 이 정도면 터부를 깰 근거가 충분하다. 늦지 않게 알려야 한다.

항문 실금의 30퍼센트가 항문 농양에서 비롯된다. 고름이 찬 구멍에 박테리아와 썩은 면역세포가 가득할 때는, 의사들의 표현을 빌리면 '고름을 모조리 대피시켜야만' 치료가 가능하다. 고름을 둘러싸고 있는 고름 벽까지 말끔히 없애야 한다. 농양을 그냥 두면, 대개는 언젠가 저절로 터져 고름이 밖으로 나온다. 하지만 터지기 전까지 점점 커지면서 주변 조직을 파괴하고 극심한 통증을 유발한다.

항문 농양의 시발점은 대개 분비샘이다. 남자가 여자보다 더 자주 걸리는데, 분비샘이 남자에게 더 많기 때문이다. 하지만 이런 분비샘이 오늘날에는 아무 쓸모가 없다. 그것은 우리의 동물 조상이 에로틱한 향으로 섹스파트너를 유혹할 때 썼던 향샘의 유물이다. 오늘날 우리는 엉덩이를 파트너 유혹에 아주 제한적으로만 쓰고 그곳에 자리한 분비샘에는 농양이 생긴다. 크론병에 의한 팽창이나 염증도 농양의 원인일 수 있다.

대대로 전해 내려온 이 분비샘은 항문관 내부의 톱니처럼 생긴 경계선에 맞닿아 있다. 치상선(치아 모양의 선)이라 불리는 이 경계선은 연약한 항문 점막과 직장 점막의 연결선이다. 항문과 전문의는 이 분홍색 선을 '붉은 입술'이라고 바꿔 부른다. 말하자면 우리의 소화관 입구와 출구 모두에 치아와 입술이 있다! 어느 쪽이 더 중요하냐를 두고 여전히 치과 의사와 항문과 의사들이 토론한다. 하지만 시인 오이겐 로스Eugen Roth는 이런 '내장기관의 다툼'에서 최종 승자가 누구일지 아주 정확히 안다.

"그리고 마침내 모두가 깨달았다. 보스는 그저 똥구멍에 불과하다는 것을. 그리고 교훈 하나가 남았다. 성실과 근면으로는 성공하지 못한다. 보스의 조건은 단 하나, 진짜 똥구멍이 되는 것."

다시 항문 농양으로 돌아가자. 쓸모가 없어진 향샘에서 농양이 시작된다. 먼저 작은 고름 무리가 터지지 않은 채 항문관으로 들어가면 제 갈 길을 모색한다. 고름은 관 모양의 길(누공)을 따라 주변 조직에 파고든다. 이를테면 괄약근을 관통하여 혹은 괄약근 주변을 따라가며 지방조직과 결합조직을 관통하고, 엉덩이나 질까지 파고든다. 마침내 고름이 자리를 잡으면 다양한 증상으로 농양이 존재감을 드러낸다. 울긋불긋 딱딱한 종기가 생기고, 극심하게 아프고, 때때로 '초토화된 기분'이 든다. 환자가 속수무책으로 통증에 완전히 굴복한 상태를 의사들은 이렇게 부른다. 이런 '초토화 감정'이 죽음의 두려움으로 이어질 수 있다.

외과 의사는 대개 먼저 고름을 제거하고 염증이 모두 아물 때까지 몇 주 동안 상처를 열어둔 채 기다린다. 누공을 발견하더라도 일단은 손대지 않는다. 실로 표시만 해두고 그대로 열어둔다. 섣불리 누공을 막으면 염증이 다른 방향으로 잠식해 들어갈 위험이 있기 때문이다. 염증이 모두 아물면, 수술이나 레이저로 누공을 막는다. 그러면 대개는 안정된다. 발견하지 못한 누공이 있는 경우를 제외하면…….

〰️ 뒤로 : 항문성교

엉덩이를 전반적으로 살펴본 당신은 이제 섹스 놀이를 위한 만반의 준비가 되었다. 어떤 사람들은 입에 올리는 것조차 싫어하는 바로 그 섹스 놀이! 이른바 '후방 공략'에 관한 얘기다. 많은 이들에게 육체적 쾌락을 선사함에도 항문성교는 터부에 속한다. 게이만 항문성교를 한다고 생각하는 사람들도 있지만, 항문성교는 결코 동성애에 국한되지 않는다. 동성애자에게도 항문성교는 여러 놀이 중 하나다. 특히 혼전순결을 중시하는 문화권에서 혹은 피임 도구를 구하기 어려운 상황에서 항문성교는 임신을 막는 안전한 선택이다.

항문은 장미 꽃받침처럼 생겨서 '로제테(장미 꽃받침)'라는 아름다운 이름을 얻었다. 이름만 그럴 뿐, 그곳에서 장미향이 나는 건 아니다. 그래서 항문성교자 대부분이 위생과 냄새를 걱정한다. 노골적 표현이 부끄럽다면, 약간의 유머가 도움이 된다. '로제테 향기 맡기' '로제테 초콜릿 맛보기' 그리고 '초콜릿자동차의 경적을 울리다' 같은 표현은 모두 항문성교에서 나온 은유적 표현들이다. 무슨 뜻인지 굳이 설명하지 않아도 되리라.

직장은 성공적인 배변 뒤 몇 시간 동안 텅 비어 있다. 그러나 보장할 수는 없다. 그래서 항문 팬들은 유쾌한 만남을 위한 준비로 샤워헤드를 분리하여 호스를 항문 안에 밀어 넣는다. 궁금하다면 따라 해보라. 다만, 뒷일은 책임지지 않는다. 어떤 사람들은 관장기구를 사용한다. 그런 식으로 큰 덩어리들은 제거되겠지만, 점막은 결코 무균 상태가 되지 않는다. 그러므로 항문성교 뒤에 곧바로 다시 질에 삽입해선 절대 안 된다! 불청객 대장균들이 질에 도달하고 질의 산성막이 그것을 이겨내지 못하면 질염이 생긴다. 또한, 사전 준비 없이 삽입하는 경우라면 콘돔을 사용하거나 중간에 잠깐 음경을 씻어라.

항문에서 나는 냄새는 우선 그곳에 자리한 향샘에서 나오지만, 주름에 남은 똥에서도 나온다. 로제테 냄새에 어떤 사람은 화들짝 놀라고, 어떤 사람은 대충 참고, 또 어떤 사람은 완전히 흥분을 느낀다. 20세기 초에 연인 노라에게 에로틱하고 음란한 편지를 썼던 제임스 조이스 역시 그러했다. 그는 노라를 '사랑스러운 갈색 똥구멍을 가진 섹스파트너'라고 불렀고, 노라의 '똥구멍'에서 퍼지는 '악취와 땀'을 열렬하게 찬양했다.

항문성교를 혐오하는 사람도 있다는 걸 나 역시 잘 안다. 경험자와 무경험자, 호기심을 느끼는 사람, 당장 하고 싶어 안달이 난 사람도 있을 터이다. 항문성교를 시도해보고자 하거나 오래전부터 이미 해온 사람이라면 적어도 몇 가지 의학 상식을 명심해야 한다. 항문성교에 전혀 관심이 없다면 다음 장으로 그냥 넘어가길 바란다. 자, 처음 시도해보는 거라면 먼저 괄약근 스트레칭을 하는 것이 좋다. 항문 스트레칭 기구(분홍색 반짝이가 달린 여성용도 있다)를 사용하면 된다. 남근 모형을 사용해도 되고, 알싸한 맛을 좋아하는 사람이라면 생강을 깎아 사용해도 된다.

윤활제를 바르면 마찰이 줄어 더 쉽게 이완되고, 연약한 점막과 괄약근도 보호된다. 전용 윤활제가 없으면, 침이나 질 분비물 혹은 집에 있는 다양한 식료품을 쓰면 된다. 아하, 그래서 그 남자네 마가린에 음모가 붙어 있었군…….

콘돔을 사용할 거라면 부디 품질이 좋은 제품을 사라. 그래야 감염도 더 확실하게 막아준다. 전염성 질환이 없다는 것을 서로 확신한다면, 콘돔 사용은 의무가 아니라 선택이다.

한 친구가 '콘돔 없는 항문성교' 경험을 내게 말해주었다. 그는 항문성교 뒤에 포피 아래에서 콘플레이크를 발견했단다. 다행히 유기농이었다고…….

윤활제까지 발랐다면, 이제 긴장을 풀고 편안히 호흡한다. 삽입이 안 되거나 통증이 느껴지면 즉시 중단하라. 통증은 언제나 진지하게 대해야 한다. 통증은 손상을 예방하기 위한 경고이기 때문이다. 강제로 하지 말고 인내를 가지고 천천히 시도하고 침을 적극 활용하라. 강제 삽입은 때때로 수술대로 향할 수 있다. 너무 거친 항문성교는 항문 정맥 혈전증과 치열, 치질 같은 항문 질환을 유발하거나 괄약근을 해칠 수 있다.

〈DIY - 항문 스트레칭 기구〉

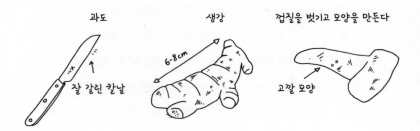

주먹과 팔목을 삽입하는 이른바 '피스팅Fisting'은 다소 위험한 변형이다. 내가 진료한 환자 가운데 손목에 수심 표시 같은 문신을 한 사람이 있었는데, 항문에 어디까지 삽입했었는지를 자랑스럽게 표시해둔 것이라고…….

오케이. 부담스러워지기 전에 이쯤에서 멈추는 게 좋겠다. 마지막으로 엉덩이를 위한 몇몇 꿀팁을 소개하겠다.

행복한 엉덩이
: 가장 중요한 엉덩이 관리법

1. 엉덩이는 물로만 씻는 게 최선이다!

2. 물로만 씻는 게 찜찜하다면, 약산성 세정제(설탕이나 코코넛 계면활성제)를 사용하되 말끔히 헹궈내야 한다.

3. 급성 질환이면, 홍차나 참나무껍질 혹은 합성 탄닌를 섞어 좌욕을 하면 금세 진정된다.

4. 자극 예방과 치료를 위해, 약효가 오래가는 아연 연고를 쓴다.

5. 항균제나 마취제가 든 코르티손 크림은 의사와 상의하여 아주 짧게만 사용해야 한다. (2주를 넘지 말아야 한다!)

6. 오래된 만성 질환이면 전문의의 정확한 진단을 받아야 한다.

7. 똥이 부드럽게 미끄러지도록 하려면 섬유질이 풍부한 음식을 섭취하고, 장환경을 정비하고, 매일 물을 최소한 2리터씩 마시고, 마그네슘 수치를 적정 수준으로 유지하고, 운동을 충분히 해야 한다.

8. 똥은 고정된 리듬과 시간을 사랑한다.

9. 아무리 늦어도 55세부터는(가족 중에 대장암이나 대장질환이 있는 사람은 더 일찍부터) 정기적으로 대장 내시경을 해야 한다. 의료보험이 적용된다.

11

꽉 조여지지 않는다

얼마 전 버스정류장에서 대략 서른 살쯤 되어 보이는 여자를 보았다. 여자 옆에는 유모차가 있었다. 내내 느긋하게 서 있다가 기침이 나오자 다급하게 다리를 꼬았다. 왜 그랬는지 짐작이 가는가? 그렇다. 기침할 때 오줌이 새는 걸 막기 위해 다리를 꼰 것이다. 크게 웃을 때, 갑자기 움직일 때, 혹은 무거운 물건을 들 때, 오줌이 찔끔 나오는 사람들이 있다. 심지어 소변 통제가 전혀 안 되는 사람들도 있다.

요실금과 '페니스 실종 증후군'

독일인 중 아래가 꽉 조여지지 않는 사람이 5백만 명에 달한다. 60세 이상 여성의 경우 절반이 소변 통제에 어려움을 겪는다. 그러나 젊은 여성도 요실금을 앓을 수 있다. 특히 분만 뒤에. 여자들은 너무 창피해서 이 문제를 아무에게도 말하지 못하고, 의사가 콕 찍어 물을 때만 마지못해 털어놓는다. 하지만 많은 경우 적절한 골반기저근 훈련만으로도 벌써 도움이 될 수 있다.

남자들 역시 요실금이 생길 수 있다. 흔히 전립선 수술 뒤에 생기는데, 방광 기능을 조종하는 신경이 수술 때 손상될 수 있기 때문이다. 또한, 뇌졸중 이후 혹은 다발성 경화증, 뇌종양, 파킨슨병이 있으면 나이와 성별 상관없이 모두 부지불식간에 소변을 흘릴 수 있다. 요도감염, 성교로 전염되는 클라미디아, 방광 비대증 또한 요실금을 유발할 수 있다. 생리로 인해 패드에 익숙한 여성들은 요실금이 생기면 조용히 더 두꺼운 패드를 사서 쓴다. 반면, 남자들은 패드에 관해 잘 모르고, '기저귀'를 찬다는 생각에 이중으로 창피함을 느낀다. 젖은 상태가 계속되어 생기는 짓무름과 오줌 냄새 그리고 '기저귀' 비용이 여기에 추가된다.

가장 빈번한 요실금 형태 세 가지는, 도입부에서 언급했던 긴장성 요실금(버스정류장에서 만난 유모차 여자가 이 경우였다)과 절박성 요실금 그리고 둘의 혼합이다. 요실금은 여자가 남자보다 대략 두 배가 많다. 그러나 남녀 상관없이 이 질환은 삶의 질을 막대하게 떨어트리고 드물지 않게 사회적 활동까지 제한한다.

긴장성 요실금은 복부에 압력이 가해지면, 즉 폐쇄가 어려울 만큼 큰 압박이 방광을 누르면 생긴다. 기침, 재채기, 웃음 혹은 몸에 힘을 줄 때 오줌이 샐 수 있다. 방광은 일반적으로 재채기 정도의 압박을 잘 이겨내지만, (분만 뒤나 폐경기에 혹은 에스트로겐 부족으로) 결합조직이 약해졌거나 골반기저근 훈련이 안 되었으면 방광 출구가 꽉 조여지지 않아 이따금 오줌이 샐 수 있다.

골반기저근은 근육과 결합조직으로 만들어진 트램펄린과 같다. 트램펄린이 탄력을 잃으면 해먹이 된다. 그래서 치골 바로 뒤에 자리한 방광이 뒤쪽 아래로 처진다. 그리고 풍선 모양의 방광에서 나오는 오줌관의 각도가 바뀌면서 조임이 약간 느슨해진다. 이런 경우 여성이 할 수 있는 첫 번째 치료방법은 (과체중일 경우) 체중감량 그리고 운동과 물리치료를 통한 골반기저근 강화다. 모든 연령층이 건강 상태와 상관없이 시작할 수 있는 운동으로, 필라테스, 칸티에니카(Cantienica®), 승마, 요가 등이 적합하다.

사랑의 구슬을 활용해도 좋다. 약국이나 상점에서 구할 수 있는 질봉으로, 20~68그램까지 무게도 다양하다. 매일 10~15분씩 두 번 정도 훈련하는 것이 가장 좋고, 걷거나 서 있을 때 질을 힘껏 당기는 버릇을 들이는 것도 좋다. 그러면 질에 탄력이 생기고 몇

주 안에 골반기저근에서 명확한 힘을 느끼게 된다. 부차 효과로 오르가슴의 질과 강도가 개선된다.

훈련에 남편을 이용할 수도 있다. 성교 때 리듬에 맞춰 혹은 때때로 몇 초씩 힘을 줘 음경을 꽉 조인다. 남편은 그것을 전혀 눈치채지 못하거나, 당신의 골반기저근이 이미 단련이 잘 되었다면, 아주 좋아할 것이다. 피트니스센터에서 근육의 강도를 측정하여 보여주고 훈련을 안내하는 골반기저근 훈련기기 그리고 근육 강화에 쓰이는 전기자극은 효능이 입증된 훈련수단이다.

폐경기 여성의 경우, 에스트로겐 좌약이나 크림을 질에 소량 삽입하면 도움이 된다. 늘어진 조직이 에스트로겐을 흡수하기 때문에 현장에서 바로 효력을 낼 수 있다. 이 방법도 큰 효력이 없으면 밴드를 넣어 조직을 단단히 죄거나 수술로 팽팽하게 당길 수 있다.

절박성 요실금의 경우, 방광에 오줌이 극소량만 있어도 벌써 가득 찬 기분이 들고 금방이라도 나올 것처럼 절박하다. 보통 방광에는 오줌이 300~350밀리리터가 들어간다. 대략 라떼마끼아또 한 잔 반 정도. 건강한 사람이면 100밀리리터부터 소변 욕구를 느끼고 변기에 앉는다. 절박성 요실금의 경우, 방광이 과민하게 반응하고 급작스럽게 수축하기 때문에 이런 계획된 과정이 불가능하다. 황급히 화장실로 달려가지만 이미 너무 늦었다.

절주, 규칙적 배변, 골반기저근 훈련은 물론이고 요실금 치료 때 약물과 신경 자극으로 방광 근육을 안정시킨다. 보톡스로도 좋은 효과를 낼 수 있다. 보톡스는 표정 근육과 마찬가지로 방광 근육도 이완시키고, 근육의 과도한 활성을 가라앉힌다. 보톡스의 장점은 약물이 신체 전체가 아니라 정확히 필요한 방광 근육에만 작용한다는 것이다. 앞에서 언급했듯이, 긴장성 요실금과 절박성 요실금이 합쳐져 나타날 수 있다. 진단과 치료법은 아주 다양하다. 그래서 의사들은 각자의 방식으로 요실금을 치료하고 그것을 전문화하여 골반기저근 및 요실금 센터에서 일한다.

인터넷포럼과 질 레이저 광고에 '페니스 실종 증후군'이라는 개념이 등장한다. 질이 넓어지고 골반기저근이 느슨해져서 성교 때 질 안에서 음경이 사라진 듯한 기분을 일컫는 말이다. 이런 상태를 '마루에 떨어진 이쑤시개'에 비유하기도 한다. 이런 증상은 분만 뒤에 빈번하게 나타나고, 위험요인은 긴장성 요실금과 똑같다. 성교 때 여자는 질을 편안하게 꽉 채우는 음경이 느껴지지 않고, 남자는 음경에 닿는 질의 감촉을 느끼지 못한다. 그러면 질 마사지를 통한 압박과 마찰이 없기 때문에 음경은 발기상태를 유지하기 힘들다. 치료법은 요실금과 비슷하다.

가벼운 증상이면 CO_2 분파레이저 치료가 도움이 될 수 있다. 건조해진 질에 관해 설명할 때 언급했듯이, 레이저가 질의 신진대사를 촉진하고 조직에 새로운 활기를 주기 때문이다. 골반기저근이든 사람이든 눈물을 흘리면 도움을 받을 수 있다. 그러니 감추지 말고 용기 내서 전문가와 상담하라.

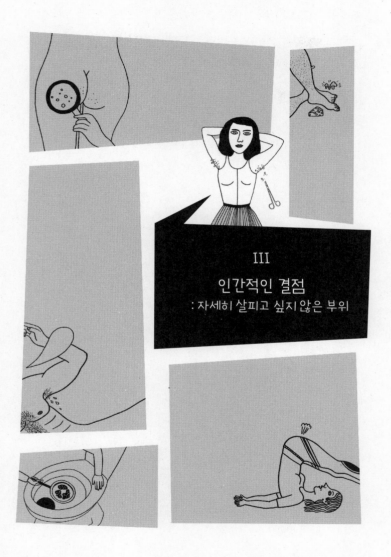

III

인간적인 결점

: 자세히 살피고 싶지 않은 부위

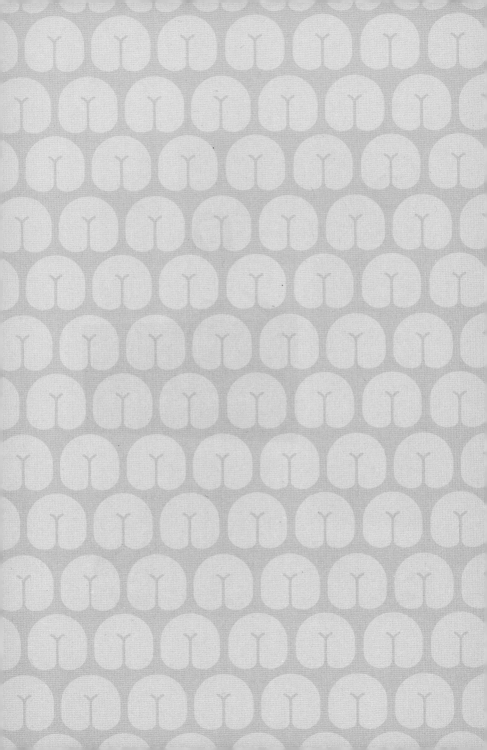

손발톱이 참 예쁘네요

: 성가신 무좀과 손발톱 변형

　　　　　　　　　호텔에서 끝이 뾰족한 초승달 모양의 조각을 밟은 적이 있는가? 카펫에 떨어진 덕분에 진공 청소기에 빨려 들어가지 않은 이전 투숙객의 손톱 말이다. 생각만 해도 몸서리가 쳐지는가? 이 손톱 조각의 주인은 아마도 손톱이 사방으로 튀게 그냥 잘랐을 테고, 이 손톱을 밟은 당신은 곧장 여러 가지 생각을 하게 된다. 어떤 사람일까? 가위로 잘랐을까 아니면 심지어 입으로? 그 정도까지 상세하게 알 수 없더라도, 우리는 구역질을 참으며 손톱을 살피고 몇몇 귀납적 추론을 내리는 경향이 있다. 손발톱의 상태가 우리의 시장가치에 막대한 영향을 미치기 때문이다.

잘 관리된 손발톱은 곧 자기 관리가 잘되었다는 표시다. 손발톱이 건강한 사람을 보면, 본능이 속삭인다. "저걸 봐! 저 사람이라면 건강한 자식을 낳을 수 있겠어." 반대로 손발톱이 건강해 보이지 않으면 조심하라고 경고한다. 누렇고 갈라지고 휘고 지저분하고 거칠고 혹은 씹은 자국이 있는 손톱은 창피한 일이고 남에게 불쾌감을 주며 원초적 본능에 크게 알람을 울린다. 우리의 본능은 관리되지 않은 손발톱에서 질병을 감지하고 더 나아가 신경증이나 정신 장애를 의심한다.

〈손톱 변형〉

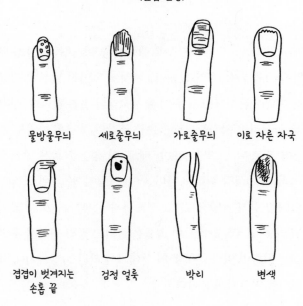

| 물방울무늬 | 세로줄무늬 | 가로줄무늬 | 이로 자른 자국 |

| 겹겹이 벗겨지는 손톱 끝 | 검정 얼룩 | 박리 | 변색 |

손발톱질환이 있는 사람은 그것을 감추기 위해 많은 에너지를 쓴다. 여자들은 주로 비싼 비용을 들여 문제 지점을 색으로 가리고, 남자들은 늘 주먹을 쥐고 있거나 양손을 다리 사이에 끼운다. 손발톱에 문제가 생기면 사람들은 대개 무좀이라 생각하고, 병원에 가는 대신 아무 무좀약이나 바른다. 하지만 의사는 눈으로만 보고도 명확한 진단을 내릴 수 있다. 손발톱의 색상과 모양이 우리의 건강 상태를 보여준다. 그러니 손발톱을 읽을 줄 알아야 한다!

무좀이 아니라 건선일 수 있다. 염증성 각질과 손톱결함을 유발하는 피부 면역질환. 손톱 밑이 부풀어 올라 표면이 굽고, 피부과 의사들이 '기름 얼룩'이라 부르는 갈색 반점이 생기고, 이 반점이 제대로 각질화하지 못하고 구슬 모양으로 떨어져 나가기 때문에 표면에 작은 홈이 파인다. 의사들은 이를 '물방울무늬 손톱'이라 부른다. 건선은 전염성이 전혀 없다. 그럼에도 환자들은 눈에 띄는 낙인에 고통받는다. 게다가 많은 이들이 심한 변형이나 기형에서 전염성을 의심하고 자동반사적으로 뒤로 물러난다.

가장 빈번한 손톱 변형 요약

하얀 점	매트릭스 부분에 미세한 손상이 생기고 이것이 작은 공기구멍으로 변해 점점 커진다. 특히 아이들에게 많이 발생한다.

물방울무늬	작은 홈이 파이는 각질화 장애: 건선, 원형탈모 혹은 아토피일 때
세로줄무늬	노화 현상으로 이른바 손톱 주름이다. 피부가 건조해지면서 손톱 표면에 유분공급이 저하되어 발생한다.
중앙의 세로 골	매트릭스 손상으로 발생한다. 종종 몇 년씩 유지되고, 저절로 치유되기도 한다.
가로줄무늬	생인손 같은 손톱염증으로 각질 생산이 잠시 느려졌을 때 생긴다. 그 외의 원인: 심한 감염, 화학요법 항암치료, 중독
박리	편평홍색태선 같은 염증성 피부질환, 매트릭스 파괴를 동반하는 심한 손톱염증, 햇볕에 광독성 박리반응을 일으키는 약물 때문에 생긴다.
하양-빨강 두 가지 색	반반 손톱: 몸에 가까운 부분은 흰색, 나머지는 붉은색. 신장약화 혹은 간질환일 때 나타난다.
손톱의 색상	초록: 녹농균 감염 흰색: 면역질환 혹은 간이나 신장의 중증 질환 청갈색: 점점 퍼지는 멍 갈색 줄무늬 혹은 검정 표면: 간반, 흑색 피부암, 건선의 기름 얼룩, 무좀. 반드시 병원에 가야 한다!
곤봉지	손톱이 손목시계 유리처럼 보인다. 손가락 끝이 곤봉처럼 두껍다. 혈관질환이나 폐질환에 의한 산소 부족으로 발생한다.
갈퀴손발톱	주로 발톱에 생긴다. 이른바 마귀할멈 손발톱처럼 길고 두껍고 휘었다. 꽉 끼는 신발, 망치발가락, 정맥류, 혈액순환장애가 원인이다.

살을 파고드는 발톱	선천적 해부학적 문제일 때가 많고, 꽉 끼는 신발이나 페디큐어 오용으로 생긴다. 혹은 발톱을 둥글게 자르지 않고 직선으로 잘랐을 때 날카로운 가장자리가 미세한 부상과 염증이 있는 연약한 살 속으로 파고든다. 발톱교정기 혹은 수술로 발톱 크기를 줄여야 할 수도 있다.
구덩이 손발톱	구덩이 모양으로 움푹 들어간 자리가 있다: 선천적 혹은 철분결핍으로 생긴다.
겹겹이 벗겨지는 손톱 끝	아세톤, 과도한 비누질, 잦은 손 씻기에 의한 손톱 건조화 혹은 피아노연주, 기타연주, 수작업에 의한 혹사를 통해서도 생긴다.
이로 자른 자국	심리적 긴장, 해소되지 않은 갈등, 스트레스와 낯선 상황에 대처하기 위한 차선책으로 손톱을 물어뜯는다. 주로 아동과 청소년에게서 나타난다.

모든 손톱 질환은 혈액검사가 필수다. 미량영양소의 결핍을 확인하기 위해서다. 철, 아연, 규소, 비타민 D3, 비타민 A, 비오틴, 비타민 B, 아미노산이 넉넉히 있어야 한다. 미량영양소의 결핍은 피부, 모발, 손톱에 곧장 드러난다! 갑상선 검사도 해야 한다! 특히 갑상선 기능저하의 경우 손톱이 잘 부러지고 피부가 건조해지며 머리카락이 빠진다.

무좀을 향해, 준비, 출발!

우아한 올림머리, 비싼 보석과 샤넬 재킷, 고급 살롱에서 정기적으로 손톱 관리를 받는 완벽한 여자가 병원에 왔다. 아름다운 검지 손톱에 흉한 누런 얼룩이 생긴 것이다. 얼룩은 손톱 끝에서부터 서서히 손톱을 잠식해갔다. 여자는 처음에 그저 심하게 눌려서 생긴 물리적 손상이라 추측했고, 여러 주 동안 흉한 얼룩을 가리기 위해 늘 그 위에 매니큐어를 칠했다. 나는 손톱을 보자마자 병명을 알 수 있었다. 네일 숍에서 흔히 생기는 손발톱무좀균인 백선균 감염이었다.

손발톱무좀 대부분이 이런 백선균 때문인데, 이 균은 부자와 가난한 자 혹은 사회적 지위 고하를 가리지 않는다. 이 무좀균의 주식은 각질이고 그래서 손발톱 표면의 각질층을 허겁지겁 먹어치운다. 주로 손발에 서식하지만 때때로 다른 신체 부위에서도 각질을 먹어치운다. 그리고 여전히 친척 관계를 중시해서 대가족으로 사는 구식 균이다. 그러니까 이 균은 혼자 다니지 않는다. 손발톱무좀균의 가까운 친척이 발무좀균이다. 완치가 어려운 발무좀균 뒤에는 언제나 손발톱무좀균이 따른다. 그 반대도 가능한데, 포만감을 얻지 못한 무좀균 포자들이 늘 새로운 먹이를 찾아 주변을 살피기 때문이다.

무좀균 포자는 어디에나 있고 장수하고 전염성이 높다. 특히 면역력이나 피부 장벽이 약하면 전염의 표적이 된다. 예를 들어 매니큐어(혹은 페디큐어)를 너무 많이 발라 건조해진 손발톱에 전염될 수 있다. 또한, 당뇨 환자와 흡연자들이 자주 감염되는데, 혈액순환 부족으로 산소가 풍부하고 면역력이 높은 혈액이 손발톱에 제대로 공급되지 않기 때문이다. 약해진 손발톱은 또한 방어력이 낮다. 땀이 차는 운동화 속의 운동선수 발이 특히 그러하다. 무좀이 영어로 '운동선수의 발(Athlete's foot)'인 데는 다 이유가 있는 것이다. 열정적 수영선수나 극단적으로 자주 씻는 사람들도 무좀균에 약하다.

감염 기회는 많다. 네일숍 이외에도 특히 습하고 따뜻하고 맨발로 다니는 곳이 인기 감염 장소다. 수영장, 사우나, 샤워실, 탈의실, 다이빙대. 이런 곳에서 슬리퍼로 발을 보호하는 사람이 거의 없기 때문이다. 무좀이 있는 사람은 걸음마다 전염성 세포를 약 50개씩 떨어트린다. 수영이나 사우나 뒤에 피부가 물러진 사람 그리고 맨발로 이런 곰팡이 웅덩이에 들어가는 사람은, 집 잃은 떠돌이 곰팡이에게 포근한 새 보금자리를 제공한다.

그러므로 수영장이나 목욕탕에서 무좀에 전염될 위험이 매우 크다. 무좀 환자들은 자신의 무좀을 인식하지 못하거나 제대로 알지 못하기 때문에 불필요하게 언제나 주변을 무좀균으로 오염시킨다. 왜 그럴까? 아마도 발이 멀리 떨어져 있다는 생각에 자주 살피지 않기 때문일 테고, 또한 자신의 발바닥이나 발가락 사이를 자세히 살피려면 어느 정도의 유연성이 전제되어야 하기 때문일 터이다. 설령 밀가루 같은 약간 기이한 찌꺼기가 정확히 모카신이 감싸고 있는 바로 그 부위에서 발견되더라도 대개는 발이 건조해서 생긴 각질이라 생각하지 무좀을 의심하진 않는다!! 하지만 그것은 무좀균이고 특히 모카신 유형 무좀이다. 그리고 이런 무좀에는 당연히 보습제가 아니라 무좀균을 없애는 약을 써야 한다.

우리는 친구나 동료에게 자신의 부상에 대해 거리낌 없이 말한다. 운동을 즐기는 사람은 심지어 은근히 자부심을 느끼기도 한다. "젠장, 마지막 공격 때 허벅지 근육이 찢어졌지 뭐야." 하지만 무좀에 대해 말하는 사람은 거의 없다. "지난번 합숙훈련 뒤로 무좀이 생겼어!" 이렇게 말하는 사람을 본 적이 있는가?

그리고 이것이 정확히 문제의 핵심이다. 한 설문 결과에 따르면, 세 명 중 한 명은 약국에서 무좀약 사는 걸 힘들어했다. 그러나 통계적으로 (나이에 따라) 다섯 명 중 한 명, 많게는 두 명 중 한 명이 무좀이 있고, 두셋 중 한 명은 손발톱무좀이 있다. 그러므로 무좀 환자가 당신 바로 앞에서 샤워장을 사용하거나 손발톱 관리를 받았을 확률이 매우 높다. 그러니 창피하다고 감추고 외면하지 말고 부디 자세히 살피고 치료하라!

아주 끈질긴 손발톱무좀 혹은 발무좀을 앓는 사람은 이제부터 주는 조언을 정말로 진지하게 받아들여야 한다. 다리 정맥 초음파 검사를 받아라. 모든 정맥과 연결 부위를 자세히 검사해달라고 의사에게 부탁하라. 숨은 정맥류 혹은 심지어 눈에 보이는 정맥류가 있다면 혈액이 다리에서 정체되고 포화상태의 정맥에서 물이 조직으로 밀려 들어가고, 신선한 산소가 제대로 공급되지 못하고, 결합조직 세포들이 흉터조직을 생산하고, 그것에 염증이 생기고, 발이 조기에 노화된다. 이 모든 것이 발의 방어력을 약화하고 손발톱 주변도 약화한다. 정맥류가 치료되면 비로소 병든 손발톱도 치유될 확률이 높아진다. 다리 정맥류 외에 혈중 미량영양소도 점검해야 한다. 만약 결핍이 있으면 그에 해당하는 영양제를 복용하는 것이 좋다. 그러면 안에서부터 방어력을 강화할 수 있다.

네일숍을 애용하는 사람들은 명심하라. 네일숍에서는 철저한 위생이 필수다! 여러 번 사용된 손톱 손질 도구들의 거친 표면은 무좀균을 위한 훌륭한 거점이 된다. 무좀균 포자들은 아주 높은 온도에서만 죽기 때문에 네일숍이나 피부과병원에서는 도구와 기구를 반드시 증기소독해야 한다. 살균제에 담그거나 초음파소독기에 넣어두는 것만으로는 부족하다.

무좀균이 싫어하는 것

이미 무좀에 걸렸다면 어떻게 해야 할까? 앞에서 소개했던 우아한 환자는 애석하게도 너무 늦게 병원에 왔다. 간단한 치료로 끝내기에는 너무 늦었다. 초기에 바로 병원에 왔더라면, 감염된 손톱 부위를 긁어내고 항균 레이저로 가열하거나 수용성 항균 매니큐어를 칠하는 것으로 충분했을 터이다. 그러나 지체한 탓에 무좀이 벌써 손톱 전체에 퍼져 약을 먹어야 했다. 약의 효능 물질이 혈관을 타고 손톱에 와서 무좀균을 죽인다. 이런 치료법은 종종 여러 달이 걸릴 수 있다. 병든 손톱이 완전히 건강하게 자랄 때까지 그렇게 오래 약을 먹어야 한다. 다행히 몸에 부담을 주지 않고 잘 소화되며 소량으로도 효과를 내는 약이 있다.

그러나 무좀을 치료하지 않고 그냥 두면, 주변 사람에게 전염될 뿐 아니라 자신도 위험해진다. 손상된 피부의 미세 균열을 통해 박테리아가 체내로 들어가면, 고열을 동반하는 연조직감염을 일으킬 수 있고 최악의 경우 패혈증에 이를 수 있다.

그러므로 손발톱무좀이 의심되면 의사처럼 굴지 말고 부디 진짜 의사와 상의하라. 집에서 직접 이런저런 수단을 써보다 병원에 오면 확실한 진단을 내리기가 어렵다. 손대지 말고 그대로 병원에 와야 그것이 무좀인지, 만약 그렇다면 어떤 무좀균인지, 무좀이 아니라면 손톱 변형의 원인이 무엇인지 검사할 수 있다.

무좀에서 다시 벗어나기 위해 무엇을 할 수 있을까? 빨래! 특히 뜨거운 물, 정말로 뜨거운 물에! 양말과 스타킹을 40도로 세탁할 때 가장 깨끗하게 빨린다고 생각했다면 잘못 알았다. 40도는 모든 무좀균에게 너무나 안락한 온도다. 40도 세탁은 무좀균

증식프로그램이나 마찬가지다. 그래서 세탁한 양말에는 이제 세탁 전보다 더 많은 무좀균이 우글거린다. 그러므로 무좀 양말을 빨 때는 적어도 60도, 가능하다면 95도로 빨아라. 양말이 줄어드는 약간의 손실이 있을 수 있지만, 영원히 무좀을 달고 사는 것보다는 낫다. 또한, 신발도 소독해야 한다. 그리고 마지막으로 옷 입는 방법을 알려주겠다. 발이나 발톱에 무좀이 있다면 제일 먼저 양말부터 신고 그다음 팬티를 입어라. 그렇게 하지 않으면, 무좀균이 팬티를 엘리베이터 삼아 위로 올라가 음부에 자리를 잡을 수 있다.

예쁜 손발톱을 위한 올바른 관리법

손질하기, 갈기, 칠하기. 우리 인간은 수천 년 전부터 본능적으로 손발톱을 아름답게 가꿔왔다. 처음에는 천연 색소와 기름으로, 그러나 약 100년 전부터 화장품산업 제품으로. 특히 매니큐어가 여자들에게 사랑받고 남자들에게 감탄을 받는다. 가장 인기 있는 색상은 연분홍과 빨강이고 그 외에 무색 광택 매니큐어도 애용된다. 연분홍색 손톱은 좋은 혈액순환과 건강의 표시이고 활기가 느껴지기 때문이다.

반면, 검은색 손톱 혹은 검정 매니큐어가 칠해진 손톱은 질병과 부패, 죽음을 암시한다. 그래서 고스 혹은 다크웨이브 팬들은 검은색을 선호한다.

그러나 매니큐어 하나만으로 부족해진 지 오래다. 나는 25년 전에 이미 미국에서 풍경화, 보석장식 혹은 알록달록 추상무늬로 꾸며진 긴 인조손톱을 보았다. 인조손톱을 붙인 여자들은 주로 컴퓨터 앞에서 일했는데, 손톱이 2센티미터가량 길게 나와 있어서 키보드를 사용하기가 힘들었다. 그래서 손끝 둥근 부분을 사용해야 했고, 그러는 동안 긴 손톱은 멀리 위에 있는 키를 건드렸다. 그들은 또한 긴 손톱 때문에 주먹을 꼭 쥘 수도 없었다. 그리고 그런 갈퀴 손과 악수를 해본 사람은, 그 느낌이 그다지 편치 않다는 걸 잘 알 것이다. 인조손톱을 붙인 여자들은 손을 꼭 잡는 걸 꺼리는데, 자칫 걸작품이 망가질 수도 있기 때문이다. 나의 한 지인은 손톱이 망가질까 두려워 마트에 갈 때는 항상 라텍스 장갑을 꼈다.

이 모든 것과 상관없이 의사로서 말하건대, 손톱 관리는 취향 문제만이 아니라 건강 문제이기도 하다. 화려한 걸작품을 떼어내거나 새로 교체할 때, 재난이 밝혀진다. 인조손톱 아래에 갇혀 있던 진짜 손톱이 심하게 손상되어 있다. 사포질, 유분 제거, 칠하기, 붙이기 그리고 나중에 알코올과 산이 혼합된 화학물질로 제거하기. 이 모든 것이 연약한 손톱각질을 괴롭힌다. 손톱이 건조해지고, 얼룩이 생기고, 잘 부러지고, 손발톱무좀균에 쉽게 감염된다. 손톱에 매니큐어를 칠하거나 네일아트를 즐기는 사람은 명심하라. 매니큐어, 매니큐어 제거제, 접착제, 젤, 아크릴은 손톱에 해롭고, 홍반, 부어오름, 가려움증, 물집, 진물 등을 동반하는 알레르기성 접촉피부염을 유발할 수 있다. 아크릴 및 젤을 위한 네일숍 UV 조명은 인공태닝기계처럼 손톱 부위의 피부암 발병 위험을 높인다.

긴 손톱은 언제나 지레처럼 작용하고, 모든 물리적 압박은 손톱을 괴롭힌다. 설령 그것이 섹시해 보일 수 있고 손가락이 더 길어 보이는 착시효과를 주더라도, 긴 손톱은 장기적으로 쉽게 변형되고, 그러면 더는 섹시해 보이지 않는다. 손톱 손질은 적을수록 좋다. 손톱을 갈 때는 유리나 종이 재질의 줄을 사용하라. 공격적인 금속 줄은 절대 안 된다. 손톱깎이나 가위만으로는 부족한데, 거칠게 잘려나간 목재 가장자리를 미세한 사포로 갈 때처럼, 손톱줄로 갈아야 매끄럽고 부드러운 말끔한 표면을 얻을 수 있기 때문이다.

자르든 갈든 상관없이, 한 가지만은 반드시 명심해야 한다. 손톱을 둥글게 자르지 말고 직선으로 자른 뒤에 손톱 모서리 윗부분부터 갈기 시작하라. 그래야 손톱 모서리가 양옆의 부드러운 살로 파고들지 않는다. 손톱을 잘못 자르면, 생인손을 앓거나 살을 파고드는 내향성 손톱이 될 수 있다.

매니큐어를 칠할 때 절대 소중한 큐티클을 제거해선 안 된다. 군이 없애고 싶다면 뒤로 살짝 밀어내는 정도로 끝내라. 큐티클은 손톱에 하나밖에 없는 소중한 보호벽이다. 유해물질과 병원체가 손톱매트릭스에 침입하여 해치지 못하게 큐티클이 막아준다. 그러나 매니큐어 애용자 대부분이 수산화칼륨용액이나 날카로운 스크레이퍼로 큐티클을 제거한다. 아마 당신도 자주 그렇게 했으리라. 제발 다시는 그렇게 하지 마시라!! 매트릭스는 손톱

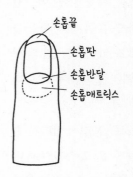

손톱끝
손톱판
손톱반달
손톱매트릭스

의 성배다. 여기에 상처나 염증이 생겨 잘못되면, 돌이킬 수 없는 결과를 맞게 된다. 다시는 손톱이 제대로 자라지 않는다.

손톱 역시 피부와 똑같은 각질 성분을 가졌기 때문에, 매일 씻는 공격이 당연히 손톱에도 해롭다. 손은 오로지 약산성 세정제로만 씻어라. 설탕이나 코코넛 계면활성제를 사용한 세정제가 가장 좋다. 색, 향, 풍성한 거품은 포기하라. 물을 많이 쓰는 직종에서 일한다면, 반드시 장갑을 껴서 알칼리로부터 피부와 손톱을 보호해야 한다.

유분을 넉넉히 공급하는 것 역시 중요하다. 셰어버터, 밀랍, 코코넛버터, 양모왁스, 코코넛기름이 함유된 크림이나 연고 혹

은 피부 지방과 유사한 지방질이 적합하다. 보습효과가 있는 요소(소변 물질)가 함유된 크림이나 연고도 있다. 올리브유를 비롯한 순수 기름은 피부와 손톱 관리에서 무조건 피해야 한다! 이해하기 어렵겠지만, 순수 기름은 피부를 오히려 건조하게 한다. 그것이 피부와 손톱의 유분과 결합하여 오히려 유분을 씻어내기 때문이다.

손톱과 머리카락은 자매다. 둘 다 예민하고, 죽은 각질로 만들어지며, 잘라내도 계속 자라고, 장식 효과가 크다.

13

털과 관련된 일

머리카락이 문제가 될 수 있다
는 사실을 나는 초등학생 때 처음 알았다. 소풍날이었다. 아이들
이 모두 좋아하고 존경하는 선생님이 유람선 소풍을 계획했다.
유람선은 독일 북부의 플뢴 호수를 달렸고 세찬 바람이 모든 것
을 휩쓸어갔다. 선생님은 갑판 위에 있었고, 강한 바람이 불어와
아무도 몰랐던 선생님의 비밀을 폭로했다. 선생님은 대머리였
었고, 그동안 옆머리를 끌어와 세심하게 예술적으로 펴 넌은 뒤
포마드를 넉넉히 발랐었다. 이제 머리카락 덮개가 꼿꼿하게 일
어나 마치 돛처럼 바람에 펄럭였다. 확실히 당혹스러운 일이었
고, 소풍 이후로 선생님을 보는 우리의 시선이 달라졌다……

남성의 약 70퍼센트, 여성의 40퍼 센트가 단기적으로 혹은 장기적으로 탈모를 경험한다. 성겨지는 머리숱과 휑한 부위가 당사자에게는 심각한 미용 문제일 뿐 아니라 정신적 부담이자 큰 고민거리다. 탈모의 원인은 대처법만큼이나 다양하다.

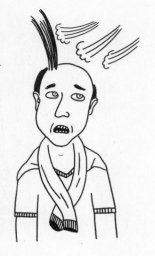

그런데 인간은 도대체 왜 머리카락을 가졌고, 탈모가 왜 그토록 두렵고 안타까울까?

머리카락은 각질(케라틴)로 만들어진 건조한 긴 줄이고, 양파처럼 생긴 모근에서 생산되며, 모근은 피부 지하 2층, 즉 진피 깊숙한 곳에 있다.

모근은 밖에서 보이는 모공 운하를 통해 머리카락을 바깥세상으로 밀어 올린다. 모공 운하에 피지샘이 연결되었고 여기서 유분을 공급하기 때문에 머리카락은 아주 매끄럽고 부드럽게 바깥세상으로 밀려 나온다. 그리고 피지샘이 공급한 유분도 머리카락을 타고 바깥세상으로 기어오른다. 말하자면 피지가 머리카락을 사다리로 이용한다. 피지는 우리 몸이 자체 생산한 매우 효과적인 제품으로, 피부를 보호하고 린스로 헹군 듯 머리카락을 매끄럽고 윤기 나게 한다. 세계 어느 제품도 지방, 왁스, 지

〈모근〉

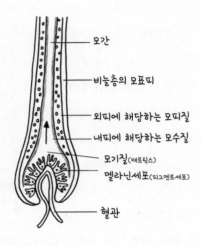

모간

비늘층의 모표피

외피에 해당하는 모피질
내피에 해당하는 모수질

모기질(매트릭스)
멜라닌세포(피그멘트세포)

혈관

방산으로 구성된 이런 독특한 혼합물을 능가할 수 없다. 게다가 머리카락 자체에는, 오리 깃털처럼 방수기능을 하는 또 다른 지방층이 덮여 있다. 그러므로 과도한 두피 관리와 잦은 샴푸는 삼가는 것이 좋다(이 얘기는 뒤에서 더 자세히 하기로 하자).

머리카락은 중요한 보호 임무를 수행한다. 강한 자외선으로부터 우리를 보호하고 외부 영향과 곤충을 막아주고 보온효과를 낸다. 아마도 그렇기 때문에 민머리인 사람들이 모자를 아주 사랑하는 것이리라. 또한, 머리카락은 우리의 체취를 세상에 운송하고 퍼트려, 서로의 냄새를 잘 맡도록 도와준다. 모근에 신경이 넓게 퍼져 있기 때문에 머리카락은 매우 예민하고, 쓰다듬어

주면 아주 좋아한다. 그래서 머리카락을 가지고 놀면 아주 재밌을 수 있다. 실력 있는 마사지사는 마사지를 끝낼 때 서비스 차원에서 머리카락과 두피를 다시 한번 가볍게 자극한다.

머리카락은 진화적으로 털가죽의 잔재다. 한때 온몸을 덮었던 털이 진화과정에서 점차 부위별로, 특히 보호가 필요한 부위에 작은 섬으로 남았다. 명료하게 눈에 보이는 털로는, 머리카락, 눈썹, 속눈썹, 콧수염, 턱수염, 겨드랑이털, 음모를 꼽을 수있고, 귓속과 콧속에 남은 털은 그물처럼 곤충의 침입과 큰 먼지들을 막아준다. 또한, 털이 없는 것처럼 보이는 부위도 확대경으로 보면 부드러운 솜털을 확인할 수 있다. 이런 솜털은 소름이돋을 때 비로소 눈에 띈다. 소름이 돋으면 솜털이 곤두서는데, 그것은 우리의 조상이 위험에 처했을 때 조금 더 위협적으로 보이기 위해 털을 곤두세웠던 흔적이다. 그 외에 추울 때 보온효과도 있는데, 보온병의 이중벽처럼 공기와 털로 구성된 일종의 단열층이 체온 일부를 저장해둔다.

머리에는 머리카락이 7만5천~15만 개가 있고, 몸 전체에는 털이 500만 개다. 금발이면 숱이 많은 대신 머리카락이 아주 가늘다. 흑발이면 숱은 그다지 많지 않지만 튼튼하고, 빨강머리면 숱이적은 대신 머리카락이 아주 두껍다. 그래서 빨강머리를 '붉은 갈기'라고 부르기도 한다. 반면, 손바닥과 발바닥, 입술, 유두에는 우리의 가까운 동물 친척과 마찬가지로 털이 하나도 없다.

남성 탈모와 달리
여성 탈모가 재앙인 까닭

대머리를 지위상징으로 여기며 자랑스러워하는 남자들이 있다. 창피해하며 가리거나 덮을 이유가 없다. 더 나아가 남자의 대머리는 섹스 심벌로 통하기도 한다. 곱슬머리의 한 여자 모델은 "대머리에 둥근 뿔테안경을 쓴 남자"가 이상형이고, 실제로 남편이 정확히 그런 남자라고 내게 자랑했다. 첫눈에 반해 몰래 지켜보며 따라다니다 마침내 달려들어 쓰러트렸고 현재까지 절대 놓아주지 않는단다.

반면, 머리카락이 점점 가늘어지거나 심하게 빠지면 몹시 괴로워하는 사람들도 많다. 특히 여자들이 그렇다. 머리카락이 빠지는 것은 매일 최대 100가닥까지는 완전히 정상이다. 괴로워하거나 심각하게 생각할 일이 전혀 아니다. 머리카락은 어차피 매일 새로 난다. 사흘에 한 번씩 머리를 감는 사람은 매일 감는 사람보다 세 배로 많은 머리카락을 욕실 수챗구멍에서 발견하게 되는데, 머리카락이 더 많이 빠진 것이 아니라 전날에 빠진 머리카락까지 합쳐졌기 때문이다. 머리카락은 계속해서 나고 빠진다. 이때 나는 것보다 빠지는 것이 더 많고, 빠진 자리를 후대가 메우지 못하면, 우리 의사들도 탈모로 진단한다.

머리카락은 한 달에 약 1센티미터씩 자라고, 3년에서 최대 6년

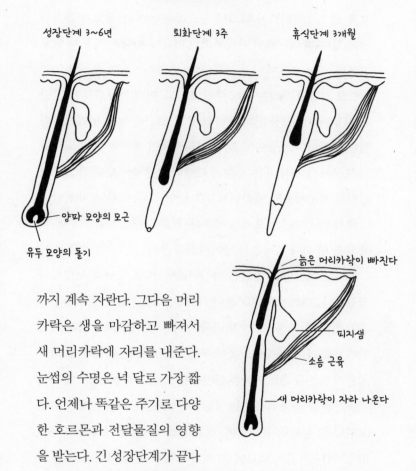

〈머리카락의 일생〉

성장단계 3~6년   퇴화단계 3주   휴식단계 3개월

양파 모양의 모근

유두 모양의 돌기

늙은 머리카락이 빠진다

피지샘

소름 근육

새 머리카락이 자라 나온다

까지 계속 자란다. 그다음 머리
카락은 생을 마감하고 빠져서
새 머리카락에 자리를 내준다.
눈썹의 수명은 넉 달로 가장 짧
다. 언제나 똑같은 주기로 다양
한 호르몬과 전달물질의 영향
을 받는다. 긴 성장단계가 끝나
면 약 1주에서 3주가 걸리는 짧은 퇴화단계가 시작된다. 그다음
3개월의 긴 휴식단계가 이어지고 언젠가 생을 마감한다. 건강

한 균형을 유지하는 경우, 머리카락의 85~90퍼센트가 성장단계에 있고, 1퍼센트가 퇴화단계 그리고 9~14퍼센트가 휴식단계에 있다. 휴식단계인 머리카락의 비율이 높다면, 명확한 탈모 징조다.

탈모 재앙의 뿌리는 역시 뿌리에 있다. 이미 언급했듯이, 모근은 피부의 지하 2층 진피에 박혀 있다. 모근은 모든 머리카락의 엄마 세포이자 자궁이다. 늙은 머리카락이 빠지면 새 머리카락이 모근에서 자라 나온다. 양파 모양의 모근에는 모발 색상을 결정하는 색소세포인 멜라닌세포도 들어 있다. 또한, 모세혈관이 밑에서부터 모근 안으로 들어온다. 작은 깔때기처럼 피부에 볼록 솟은 이 전체 조직을 모낭이라고 부른다.

화농성 여드름을 앓았던 사람이라면, 바로 모낭에 여드름이 생겼었다고 말할 터이다. 운이 나쁘면 그리고 대략 종기처럼 염증이 심하면, 이 자리의 머리카락이 빠진다. 피부 세균 역시 모낭 깔때기를 타고 내려가 그곳에 불법으로 체류할 수 있다. 그러면 세균이 고름을 만들고 붉은 발진을 일으키고, 피부가 벗어진다.

예민한 모낭을 괴롭히는 요인들은 아주 다양하다. 계절이 한 요인인데, 동물만 봄가을에 '털갈이'를 하는 게 아니기 때문이다. 그러나 인간의 털갈이는, 계절에 맞춰 털을 성기게 혹은 조밀하게 하는 그런 털갈이가 아니다. 탈모의 흔한 요인은 손발톱 문제와 마찬가지로 미량영양소 결핍이다. 또한, 고열을 동반하는 감염, 예방접종, 정신적 신체적 스트레스, 수술, 과도한 다이어트 등이 모발의 성장단계를 중단시키고 조기에 휴식단계로 보내 얼마 후 탈모로 이어지게 된다. 이 과정에는 시간 간격이 있다. 그러니까 원인 발생 후 약 8~16주가 지난 뒤 탈모가 진행되기 때문에 원인을 명확히 해명하기가 매우 어려울 때도 있다. 이미 잊은 지 오래일 테니 말이다. 분만 후 약 1~4개월에 머리가 빠지는 경우도 마찬가지다. 그러면 대부분의 젊은 엄마들은 제일 먼저 급성 결핍 징후로 오해한다. 그러나 이런 경우에는 언젠가 다시 원래 균형 상태가 저절로 돌아온다. 임신 기간에는 호르몬 변화 때문에 모발이 평소보다 더 오래 성장단계에 머물다가 분만 후 휴식단계로 가서 갑자기 머리가 많이 빠졌을 뿐이다. 이미 경험했을지 모르지만, 임신 3개월 후부터 마법처럼 임산부의 모발에 윤기가 흐르고 머리숱도 더 풍성해진다.

당연히 여러 질병이 탈모를 악화시킨다. 프로락틴(뇌하수체 호르몬), **스트레스호르몬 코르티솔** 혹은 남성호르몬 테스토스테론과 DHEAS(디히드로에피안드로스테론, 부신에서 분비되는 스테로이드 생식호르몬)의 높은 수치와 갑상선 질환이 탈모를 촉진한다. 또한, 두피 곰팡이, 건선, 아토피, 원형탈모 혹은 이른바 낭창(홍반성 루푸스) 같은 자가면역질환과 홍색 태선 같은 염증성 피부질환이 탈모를 일으킬 수 있다.

모발 세포는 신진대사가 아주 활발하여 화학요법 항암치료,

방사능, 다양한 독물질(파마약도 독물질에 속할 수 있다)에 매우 예민하게 반응한다. 그러나 무엇보다 담배가 독물질을 압도적으로 많이 제공한다. 담배 연기에 5000종이 넘는 독성 발암물질과 중금속이 있다는 사실! 대략 몇 개만 나열하면, 타르, 크롬, 청산가리, 납, 카드뮴, 포름알데히드, 디옥신, 벤졸 혹은 니트로사민, 방사성 폴로늄…… 이런 독물질은 모낭의 DNA를 훼손하고, 염증과 흉터를 일으키며, 에스트로겐의 성장 지원 효과를 차단한다. 또한, 모근의 혈액순환을 악화시켜 탈모를 유발한다. 담배를 끊으면 당연히 모발의 질이 명확히 개선되고, 흡연자 대머리로 가는 길에서 돌아설 확률이 매우 높다.

고혈압약, 고지혈증약, 혈액희석제 같은 몇몇 약물이 탈모를 유발할 수 있다. 부적합한 황체호르몬이 함유된 피임약과 스포츠 도핑에 사용되는 근육강화제 스테로이드도 마찬가지다. 세게 동여맨 머리, 헤어 익스텐션, 아프리카 방식의 땋은 머리(이경우 이마의 헤어라인이 심지어 영구적으로 뒤로 밀린다), 꽉 끼는 머리띠, 모자, 헬멧, 머리에 무거운 짐을 올리는 행위로 인한 과도한 당김이나 압박 역시 탈모를 촉진한다. 예를 들어 아기가 너무 오래한쪽으로만 베개를 베고 누워 있으면 신생아 대머리가 생길 수있다. 이런 물리적 자극은 아무튼 다리털도 빠지게 한다. 종아리털이 빠지는 경우가 종종 있는데, 청바지가 계속해서 종아리 맨살과 마찰을 일으키기 때문이다.

이처럼 탈모의 원인은 아주 많다. 많은 경우 머리카락은 저절로 혹은 올바른 진단과 성공적인 치료를 통해 다시 재생된다. 남녀 상관없이 평소보다 머리카락이 심하게 빠진다 싶으면 지체하지 말고 병원에 가라. 그래야 올바른 치료를 통해 머리카락이 다시 날 희망이 있기 때문이다. 때를 놓치면 모낭은 영원히 오그라들 수 있다.

브루스 윌리스 되기

탈모 여행의 시작으로, 먼저 가장 빈번한 탈모 형태부터 보자. 관자놀이 뒤에서 시작하는 M자형 대머리와 정수리 부분이 휑해지는 톤슈어. 이런 탈모는 남자의 경우 이르면 청소년 시절부터 시작되어 나이가 들면서 점점 넓어져 결국, 텅 빈 정수리 주변에만 머리카락이 화환처럼 남는다. 화환은 멋지지만 어쩐지 근심스러워 보인다. 몇 년 전부터 브루스 윌리스처럼 머리를 완전히 밀어버리는 남자들이 많은데, 주요 원인이 이런 탈모다. 옛날에는 이런 헤어스타일을 기피했었다(나의 선생님처럼).

남성 탈모는 유전과 호르몬의 합작품이다. 위협적으로 보이는 호르몬의 공격에 모근이 얼마나 민감하게 반응하느냐를 유전이 결정한다. 공격은 남성호르몬 중 가장 강력한 호르몬이 주도한다. 디히드로테스토스테론, 줄여서 DHT. DHEA와 테스토스테론 같은 다른 남성호르몬이 DHT를 만든다. DHEA는

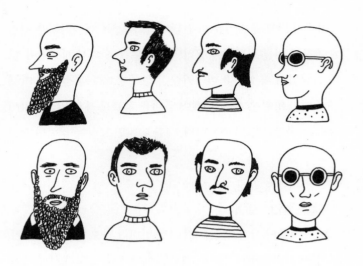

부신에서, 테스토스테론은 고환에서 만들어진다. 여성도 소량이지만 테스토스테론을 만든다. 바로 난소에서. 그리고 DHEA는 부신에서 만들어진다. 또한, 남녀 모두 근육과 피부의 지방조직에서 테스토스테론이 소량 생산된다.

DHT는 모근을 공격하여 점령하고 파렴치하게 명령한다. 모발생산을 중단하고 휴식단계로 전환하라고. 결국, 얼마 뒤 모발은 생을 마감한다…… 혈중 호르몬 수치가 반드시 높아야 탈모가 진행되는 건 아니다. 정상적인 분비량으로도 모근이 과민해질 수 있다. 그러나 몸이 DHT를 과도하게 많이 생산할 때도 있다. 원인은 5-알파-환원효소라 불리는 과도하게 활동적인 효소다. 조직호르몬 프로스타글란딘 D2 역시 범인으로 밝혀져, 현재 자세한 연구가 진행 중이다. 다양한 용의자를 정확히 밝혀 내고 남성성을 보존하면서 탈모를 영구적으로 해결하는 방법 이 발견되지 않는 한, 탈모의 원인이 무엇이냐는 탈모인들에게 아무 상관이 없을 터이다.

브루스 윌리스(더 윗세대라면 율 브리너)의 경우처럼, 민머리와 남 성성의 특별 조합이 탈모를 걱정하는 모든 남자에게 최소한의 위로를 준다. 머리가 벗어졌다면, 적어도 진정한 남자다!

성 안경을 끼고 세상을 보는 정신분석학자들은 아무튼 여기 서, 일부 여자들이 특히 민머리의 근육질 영웅에게 열광하는 흥 미로운 근거를 찾았다. 이를테면, 일부 여자들은 민머리에서 높 은 테스토스테론 수치뿐 아니라, 발기한 음경의 귀두를 연상한 다. 그러나 늘 그렇듯, 반대도 있다. 머리숱이 많은 남자를 더 매 력적이고 섹시하다고 여기는 여자들이 있다. 풍성한 모발로 모 니카 르빈스키를 매료시켰던 빌 클린턴을 보라. 물론, 대통령이 라는 강력한 지위가 중요한 구실을 했을 수도 있다.

아무튼, 회자되는 이론을 믿는다면, 남자의 경우 외할아버지 의 머리를 보면 자신의 미래 헤어스타일을 미리 알 수 있다. 실제 로 모근을 과민하게 만들어 탈모를 유발하는 특정 유전자가 어 머니를 통해서만 유전된다는 사실이 과학적으로 입증되었다.

브루스 윌리스의 여동생

반대로 여성 탈모는 여성성과 특별한 조합을 이루지 않는다. 비록 머리를 민 사진을 올려 적어도 '흥미를 끄는' 대담한 여자들이 적잖이 있지만, 민머리는 결코 미의 이상이 아니고 적어도 당사자에게는 확실히 악몽이다. 풍성한 모발이 여전히 매력적이고 생산적이고 사랑스러운 여성의 원시적 특성이기 때문에, 여성 탈모는 주로 패닉과 우울증을 동반하고 비극적이고 극단적인 반응을 유발한다. 민머리 남자는 직장에서든 사생활에서든 불이익을 예상하지 않아도 되지만, 민머리 여자는 흉하다고 여겨지고, 어쩌면 병자로 오해받을 수 있으며, 이상하게 쳐다보는 시선을 받게 된다.

여자도 테스토스테론을 생산하기 때문에, 방금 설명한 남성 탈모에 걸릴 수 있다. 유전적 이유 외에 폐경기나 피임약 중단 기간의 호르몬 불균형이 원인일 수 있다. 특수 황체호르몬(예를 들어 레보놀게스트렐)이 함유된 부적절한 피임약이나 호르몬형 루프 역시 때때로 남성호르몬처럼 작용한다. 그래서 젊은 여자도 남성 탈모를 겪을 수 있다.

그러나 머리에 나타난 결과는 남자와 약간 다르다. 여자의 경우 아주 드물게만 M자형 대머리와 톤슈어가 있고, 대개는 정수리 부분에서 숱이 줄면서 이마 쪽에 가느다란 화환이 남는다. 성겨진 머리카락 사이로 두피가 훤하게 비친다. 늘 그렇듯, 문제는 혼자 오지 않는다. 탈모와 함께 여드름, 지성피부, 비듬이 생기고 턱, 가슴, 복부에 털이 많아진다.

이런 증상이 있다면 당장 병원에 가서 난소에 낭포가 있는지 검사하고 호르몬 이외 혹시 인슐린 혈당 대사에 장애가 있는지 검사해보기 바란다. 이런 증상들은 다낭성 난소 증후군(PCO)일 때 자주 발생하고, 연구에 따르면 여성의 약 10퍼센트가 다양한 강도로 이 병을 앓는다. 난소에 낭포가 생기고 불규칙적으로 생리를 하고 심하면 불임에 이른다. 다낭성 난소 증후군은 피부 및 모발 문제 이외에 종종 과체중, 당뇨 위험 증가, 고지혈증, 우울증을 동반한다. 그러므로 반드시 진찰을 정확히 받아야 하고, 특히 장미생물에 주의를 기울여야 한다. 해당 여성의 경우, 장박테리아의 구성과 다양성이 종종 크게 변하기 때문이다.

과학적으로 입증된 것처럼 변화된 장환경이 심지어 유전된다. 남자 역시 부모로부터 같은 장미생물 세트를 선물받기 때문에 다낭성 난소 증후군 환자의 남자 형제나 아들이 대머리인 경우가 종종 있다. 대부분이 박테리아인 장미생물, 그러니까 장에 거주하는 모든 미생물은 우리의 생활방식에 큰 영향을 받는다. 특히 우리가 먹는 음식에. 심근경색 위험도 마찬가지다. 다낭성 난소 증후군 환자의 아버지들은 고혈압, 심근경색, 뇌졸중 위험이 12배 높다. 그러므로 탈모 주제에서도 장박테리아, 식습관, 생활방식을 살필 필요가 있다.

분산형 탈모, 원형 탈모, 스트레스성 탈모

M자형 대머리처럼 특정 자리에서만 머리가 빠지지 않고 머리 전체에서 고르게 숱이 적어지면 분산형 탈모라고 한다. 남성 탈모로는 아주 드물게 나타나지만 언제나 경보 신호로 받아들여야 한다. 매우 진지하게 다뤄야 하는 다양한 원인에서 분산형 탈모가 생길 수 있기 때문이다. 혈중 미량영양소 결핍, 갑상선 질환, 대사질환, 내장질환 등이 원인일 수 있다. 이 경우 좋은 소식이 있다. 원인을 찾아내 없애면 머리카락이 다시 자라고 숱도 많아진다.

탈모의 아주 특별한 형식이 원형 탈모다. 이름이 벌써 그 형태를 말해준다. 머리 곳곳에서 머리카락이 뭉텅이로 빠지고 눈썹, 속눈썹, 겨드랑이나 음부 혹은 턱수염에도 동그란 빈자리가 생긴다. 뒤통수와 관자놀이에 큰 동그라미가 생기고, 때때로 머리 전체에 혹은 심지어 온몸의 털 전부에 동그라미가 생긴다.

원형 탈모 환자들은 큰 병에 걸린 기분이 들고 괴로움 역시 크다. 100명 중 약 2명이 살면서 적어도 한 번은 원형 탈모를 겪는다. 독일에서만 약 140만 명이 원형 탈모를 앓는 것으로 추정되고, 이 중에는 아동도 포함된다. 다행히 절반 이상이 1년 안에 저절로 회복되어 머리카락이 다시 자란다. 나머지 절반은 병원을 찾아 의학의 도움을 받지만, 항상 치료가 가능한 건 아니다. 여러 다양한 치료법이 있는데, 어떨 땐 이 사람에게 효력이 있고

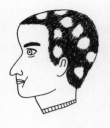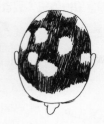

어떨 땐 저 사람에게 효력이 있다. 이처럼 원형 탈모는 아직 완전히 이해되지 않았고 정복될 수도 없다.

원형 탈모의 주요 원인은 유전이지만, 알레르기나 갑상선 질환 같은 면역질환 혹은 백반증, 즉 색소 부족으로 피부에 하얀 얼룩이 생기는 병도 원형 탈모의 원인이다. 원형 탈모 환자들의 손톱에서 작은 점들이 종종 목격되는데, 머리카락 생산에서처럼 손톱 생산에서도 각질화 장애가 발생할 수 있다.

스트레스 혹은 감염 역시 원인일 수 있다. 어떤 경우든 결국 면역체계가 미쳐버린다. 공격적인 면역세포가 분노한 깡패처럼 모낭 주변으로 떼로 달려든다. 이런 탈모는 약물, 자외선 혹은 공격적인 면역세포를 억제하거나 적어도 완화하는 자극물질로 치료된다. 물론 부작용이 있을 수 있다. 때때로 항염증제가 쓰이기도 한다.

가장 많이 사용되는 탈모 치료법

효능물질	효능방식	사용법
미녹시딜 용액	모발의 성장단계를 연장한다.	두피에 바른다.
멜라토닌 용액	항염증성 유리기 포획자, 세포수리서비스가 스트레스 받은 모근을 진정시킨다.	두피에 바른다.
에스트로겐 용액	모근을 자극하여 테스토스테론이 더 강력한 디히드로테스토스테론으로 변이하지 못하게 막는다.	두피에 바른다. 약효가 아주 강하진 않다.
혈소판 풍부 혈장 (PRP)	자기 혈액을 원심분리하여 얻은 성장인자	의사가 주사로 주입한다.
피나스테라이드, 두타스테리드 (오프라벨 처방), 원래 전립선비대증 약이다	테스토스테론이 더 강력한 디히드로테스토스테론으로 변이하지 못하게 막는다.	남성용 내복약, 약 2%가 성욕 장애 및 발기부전 부작용을 겪을 수 있다.
항안드로겐	남성호르몬이 모근에 작용하는 것을 막는다.	여성 내복약, 피임약 부작용 (7장 참고)
스피로놀락톤 (오프라벨 처방), 원래 이뇨제이다	남성호르몬이 모근에 작용하는 것을 막는다.	내복약

원인 규명과 치료법에 관한 또 다른 조언

- (여러 질병에서와 마찬가지로) 장환경을 강화하자.
- 혈액검사를 받자: 아미노산, 특히 시스틴과 메티오닌, 규소, 아연, 칼슘, 셀레늄, 오메가-3-지방산, 철, 비오틴을 포함한 비타민 B, 비타민 C, 비타민 D 혹은 비타민 E를 점검하여 결핍이 있으면 채우자! 신진대사와 호르몬을 점검하자: 갑상선, 성호르몬, 코르티솔, 프로락틴을 점검하여 장애가 있으면 치료하자!
- 혈액에 중금속오염물질이 있는지 검사하자! 만약 검출되면 환경의학자가 밖으로 빼낼 수 있다.

대머리의 책임이 자신에게 있는 사람들이 있다. 피부과 환자의 3분의 1이 정신 장애를 앓는데, 이것이 피부질환의 원인인 경우도 있고 결과인 경우도 있다. 의사의 기술은 '진짜' 신체 질환과 정신 장애를 구별하는 데 있다.

강박적으로 머리카락을 뽑는 이른바 발모벽은 명확한 정신 장애다. 발모벽이 있는 젊은 환자의 경우 세 가지 모발상태를 동시에 볼 수 있다. 정상적인 긴 모발, 방금 머리카락이 뽑힌 빈자리, 다른 부위보다 불규칙적이고 명확히 짧아 다시 뽑기 어려운 모발. 그래서 언뜻 보면 분산형 탈모나 원형 탈모처럼 보일 수 있지만, 자세히 살피면 금세 명확해진다. 이런 경우라면 정신건

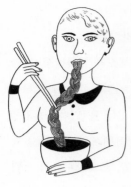

강의학과 전문의가 담당해야 한다.

심지어 뽑은 머리카락을 먹는 환자도 있다. 머리카락은 소화되지 않은 채 위에 남고 시간이 흐르면서 거대한 덩어리가 위를 가득 채우게 된다. 이 덩어리가 계속해서 커져 고깔 모양으로 소장까지 밀려 나가면, 이것을 '라푼젤 증후군'이라고 부른다. 이런 경우 내시경으로(그러니까 거울로) 혹은 수술로 모발 덩어리를 제거해야 한다.

씻었으면 부디 관리하자

모발을 행복하게 해주고 싶다면 무엇보다 그들에게 친절해야 한다. 그들은 아주 예민하기 때문이다. 과도한 샴푸와 유분 제거는 오히려 모발에 해롭다.

현미경으로 보면, 머리카락은 마치 솔방울처럼 생겼다. 건강한 모발이면 얇은 각질판이 촘촘하게 잘 겹쳐져 있고, 빛이 잘 반사되어 윤기가 흐른다. 손상된 모발이면 모간부터 얇은 각질판(비듬)이 들떠서 전체적으로 바짝 마른 솔방울처럼 보인다.

그러면 모발이 푸석푸석해 보이고 끝이 갈라지고 끊어진다. 무엇보다 유분이 제거된 두피는 병원체에 약하다.

우리의 두피는 두 가지 지방을 통해 매끈하게 관리된다. 모공에서 나오는 피지와 표피층에서 4주에 걸쳐 생산된 피부 보호벽의 유분. 두 지방은 달갑지 않은 병원체를 쫓아낸다. 그러나 유분이 너무 많아도 안 좋다. 호르몬, 부적합한 피임약, 음식이 피지샘을 과도하게 자극할 수 있다. 예를 들어 하루 한 잔 이상의 우유, 백밀가루, 설탕, 패스트푸드, 마리화나 등이 여기에 속한다.

머리를 너무 자주 감으면 기름이 더 많이 낄까? 아니다, 그것은 잘못된 정보다. 피부 지하 2층의 진피에서 유분을 책임지는 피지샘은, 저 멀리 위에서 실제로 무슨 일이 벌어지는지 전혀 모른 채, 얼마나 자주 샴푸를 하느냐와 상관없이 모발운하를 통해 꾸준히 유분을 위로 밀어 올린다. 그러므로 매일 가볍게 머리를 감는 경우라면, 모발을 위해 특별히 뭔가를 해야 할 필요는 없다.

순한 샴푸가 좋다. 맞다, 순한 샴푸는 솔직히 머리 감는 재미는 덜하다. 하지만 건강한 두피 균형을 이루려면 향물질, 색소, 방부제가 함유되지 않은 샴푸여야 한다. 거품이 많이 일지 않아야 하고, 윤기 입자가 들어 있지 않아야 하고 무엇보다 pH 농도가 산성이어야 한다. 그러므로 코코넛이나 설탕 계면활성제를 쓴 샴푸가 좋다. 소듐라우레스설페이트 혹은 소듐로릴설페이트 같은 매우 공격적인 계면활성제는 경계해야 한다. 이것은 모발을 푸석하게 할 뿐 아니라 이미 손상된 피부 장벽에 좋지 않다. 고전적인 알칼리성 비누는 아무튼 pH 농도를 높일 뿐 아니라 머릿결을 거칠게 하는데, 지저분한 욕조처럼 석회가 쌓여서 그렇다. 이런 경우 모간의 얇은 각질판이 들뜬다. 응급처치로 시큼한 식초물을 쓸 수 있다. 식초물로 헹구면 모발 솔방울이 다시 차분히 가라앉고 윤기가 돌아온다.

트리트먼트 사용과 자연 바람에 말리기 외에, 셰어버터나 코코넛오일을 손상된 모발 끝에 살짝 발라주면 갈라짐 현상을 예방할 수 있다. 갈라짐이 심한 경우라면 새로운 헤어스타일을 고민해야 한다. 어깨에 닿는 지속적 마찰은 갈라짐을 부추긴다. 그러므로 시원하게 짧게 자르거나 아주 길게 기르는 편이 낫다. 당

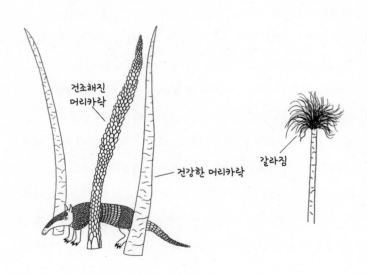

건조해진 머리카락

건강한 머리카락

갈라짐

연히 모발은 고데기와 염색약을 싫어하고, 끝을 자주 잘라주는 걸 좋아한다. 뜨거운 가위로 자르는 걸 제일 좋아한다. 110~170도로 끝이 잘리면, 윤기가 흐르고 밀봉된 상태를 유지한다. 전자현미경에서 그것을 확인할 수 있다.

모발을 위한 친환경 웰빙

공산품을 의식적으로 안 쓰고 싶다면 어떻게 해야 할까? 진지한 대안이 있기는 할까? 시도해볼 마음이 있다면, 친환경 레퍼토리에서 나온 몇 가지 조언을 참고하기 바란다.

대안 샴푸	사용법/효능	비고
아시아 허브파우더 곱게 빻은 식물 분말: 시카카이(아시아 아카시아), 암라(인도 구즈베리), 시드르(꽃기린)	분말을 뜨거운 물에 풀어 식힌다. 두피에 마사지하듯 바른다. 10분에서 20분 뒤에 헹군다.	샴푸 대용. 혈액순환을 돕고 필링 효과가 있으며 탄닌 성분이 염증을 방지한다. 빗질이 쉬워진다.
호밀	20~30그램을 따끈한 물에 풀어 식힌다. 모발에 바르고 5분 뒤 헹군다. '산발이 되는' 모발을 차분히 가라앉힌다. 판테놀(비타민 B5)이 상처 치료를 돕는다. pH 5.5로 산성 보호막에 좋다.	샴푸 대용. 헤어 에센스처럼 사용할 수 있다. 저렴하다.

인도와 네팔의 비누나무 열매	열매껍질을 5내지 6등분 하여 따뜻한 물 250밀리 리터에 담가 냉장고에 하룻밤 두거나, 열매를 10분간 끓인 후 껍질을 건져낸다. 이 물을 머리 에 마사지하듯 바른다. 거품이 이는 천연세척 물질인 사포닌 함유. 비듬을 유발하는 효모 균을 방지한다.	샴푸 대용. 단점: 특이한 냄새가 나고 석회가 많은 물은 효능을 낮추는데, 비누에서처럼 석회가 침전된다. 그러므로 식초 물에 헹군다.
진흙, 용암점토, 북아프리카의 가스르 점토나 라수르점토	분말 두세 숟가락을 간 양 혹은 약간 더 많은 물과 섞은 뒤 1시간 동안 불려 젤라틴이 될 때까지 기다렸다가 머리에 바르고 잠시 기다렸다가 말끔히 헹궈낸다. 이 물질에는 피부를 진정시키는 마그네슘, 규소, 칼슘, 철 같은 미네랄이 풍부하다.	샴푸 대용. 이미 손상된 모발일 경우 진흙은 사용하지 않는 편이 낫다. 진흙 알갱이의 작은 모서리와 날이 모발을 해치고 끊을 수 있기 때문이다.

털이 너무 많아도 문제

학창시절, 한 친구의 엄마는 늘 씬하고 아름답고 우아했다. 살짝 붉은 기운이 도는 금발, 발랄한

단발머리, 에나멜 리본 플랫슈즈, 진주 귀걸이. 우리는 셋이서 수영장에 갔다. 친구 엄마는 탈의실에서 황금 버클이 달린 예쁜 비키니를 꺼내 입었고 정말 아름다웠다. 하지만 나중에 풀에서는 아름다운 전체 모습이 아니라 오로지 허벅지만 눈에 들어왔다. 정확히 말하면 비키니 라인! 곱슬곱슬 풍성하고 짙은 털이 비키니 밖으로 삐져나왔고, 느낌상 허벅지 중간까지 덥수룩하게 퍼진 것 같았다. 난생처음 보는 장면이었고, 잊을 수 없는 강한 인상을 남겼다.

엉뚱한 자리에 털이 과도하게 자라면, 특히 여자라면, 정말로 큰 고민거리가 아닐 수 없다. 다모증 혹은 남성형 털 과다증의 경우, 전형적인 '남성 자리'에서 털이 자란다. 이를테면 얼굴, 가슴, 등, 배 그리고 팔다리에 더 심하게. 지중해 지역의 흑발 여성의 경우 이런 형식의 남성화 경향이 약간 더 많다. 일반적으로 약 3~5퍼센트가 여기에 해당한다. 이런 여성들은 일반적으로 남성호르몬이나 호르몬 민감성이 높고 다낭성 난소 증후군(앞 내용 참고)일 때도 있다. 남성호르몬이 많으면 특별한 힘과 성적 에너지가 생기지만, 몸에 털이 많이

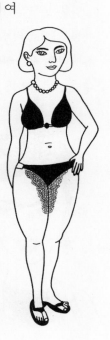

나는 동시에 머리카락은 빠지고, 얼굴에 기름이 끼고 여드름이 생긴다.

그러나 정상과 다모증의 경계는 모호하고, 개인의 자의식과 자신감에 따라 괴로움의 무게가 달라진다. 예를 들어 멕시코의 유명한 화가 프리다 칼로Frida Kahlo는 자화상에 언제나 얇은 콧수염과 빽빽하게 자란 눈썹을 그렸고 심지어 실제보다 더 진하게 그리기도 했다. 결과적으로 그것은 현대의 만연된 미적 기준에 당당히 반대하는 그녀만의 트레이드마크가 되었다.

아무튼, 수염 난 여성은 20세기 초까지 전국에서 유행했던 이른바 '기형쇼'의 중요한 레퍼토리였다. 대표적인 사례가 미국의 유명배우 제인 바넬Jane Barnell이다. 그녀는 레이디 올가라는 예명으로 카니발과 서커스에서 진짜 수염을 보여주었고 1932년에는 고전 영화 〈프릭스Freaks〉에 출연했다. 남자들은 확실히 이와 같은 것을 좋아하는 것 같다. 아무튼, 제인 바넬은 결혼을 네 번 했고 자식을 두 명 낳았다.

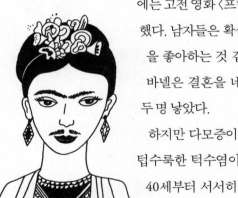

하지만 다모증이 있는 여자에게만 텁수룩한 턱수염이 나는 건 아니다. 40세부터 서서히 시작되는 호르몬 변화로 여자의 턱에도 수염이 자

라고, 그런 연유에서 족집게가 핸드백 필수품에 들어간다. 여자들의 턱수염 수색 장소로 가장 인기 있는 곳은 자동차의 룸미러 (집에 있는 확대 거울보다 확실히 더 많이 애용된다) 혹은 백화점 탈의실이다. 이곳은 특히 비극적 장소인데, 탈의실 조명이 보기 흉한 셀룰라이트뿐 아니라 얼굴에 난 모든 털을 명료하게 보여주기 때문이다.

양로원에서 일할 때 나는 할머니들에게서 희끗희끗하게 계속 자라는 긴 턱수염을 보았다. 확실히 노안으로 잘 보이지 않아 인지하지 못하고, 그래서 뽑아내지 않았기 때문이리라. 그나마 다행인 건, 그들의 표적 집단인 늙은 신사들 역시 시력이 나빠진다는 사실이다. 말하자면, 턱수염이 나더라도 여전히 세상에서 가장 아름다운 여인일 수 있다. 그러나 이런 위안에 기대고 싶지 않다면, 흉측한 털을 레이저로 제거할 수 있다. 단, 하얗게 변하기 전에 빨리 시술을 받아야 한다. 시기를 놓치면 레이저가 모근을 찾아내지 못한다.

털을 어떻게 제거할 것인가?

나는 검은 모발을 가졌고 절반이 지중해 사람이다. 그래서 어머니는 아주 일찍 그리고 아주 당연하게 겉으로 드러나는 부위의 제모 방법을 내게 가르쳤다. 얇은 스타킹 속으로 보이는 긴 다리털, 민소매를 입었을 때 드러나는 겨드랑이털, 비키니 밖으로 삐져나온 텁수룩한 음모, 이 모든 것을 어머니는 용납할 수 없었다. 당시 사람들은 남자들이 대부분 제모한 여성을 더 매력적으로 느낀다고 믿었다. 그래서 어머니는 또한, 남자가 내 다리를 만질 때 언제나 위에서 아래로만 쓰다듬게 하라고 당부했다. '남자'의 손이 억센 다리털 끝에 긁힐 수 있으니 조심하라고…….

당연히 약간의 까끌까끌함에 개의치 않는 남자도 있다. 또한, 다리에 난 텁수룩한 털에 특히 열광하는 남자도 있다. 없는 게 없는 세상이니 반대의 경우도 마찬가지다. 어떤 여자들은 남자의 등에 털이 많은 걸 좋아한다. 동물적이고 야성적으로 보이기 때문이다. 어떤 여자들은 털이 너무 많은 남자를 혐오한다. 그래서 몸에 난 털을 밀고, 자르고, 뽑고, 지지고, 태우고, 왁스를 바르고, 화학약품으로 녹이고, 레이저를 쏘는 남자들이 그사이 많아졌다. 지역, 유행, 시대정신, 세대에 따라 다르다.

가장 대표적인 제모 방법 요약

인간은 불필요한 혹은 원치 않는 털을 억제하기 위해 모험적인 기기들을 고안했다. 가위, 꼬인 실, 소형 면도기, 레이저 및 섬광램프, 전선, 족집게, 왁스나 설탕으로 만든 차거나 따뜻한 접착제 반죽.

방법	기능방식	비고
레이저	인위적으로 집중시켜 강력해진 단일 파장으로, 성장단계에 있는 모근에서 색소를 태운다.	하얀 피부에 검은 머리카락을 가졌을 때 가장 효과가 좋다. 밝은 색상의 모발은 레이저가 모근을 잘 '찾지 못한다.' 영구적 효과를 위해 여러 번 시술해야 한다. 시술 시 눈을 가려야 한다. 화상 위험이 있다. 시술 전후 4주 동안은 (인공)일광욕을 피한다.
IPL (Intense Pulsed Light), 섬광램프	레이저와 비슷하지만, 파장이 여럿이다.	레이저와 비슷하게 아주 큰 기기다. 주의: 시중에서 판매되는 소형기기는 파워가 너무 약해서 영구적인 효과를 내기는 어렵다.
면도	면도날에 털이 피부 높이로 잘린다.	싸고 간편하지만 매일 반복해야 한다. 잘린 끝이 까끌까끌하다. 모근은 그대로 남아 있기 때문에 면도 후에도 털은 계속 자라지만, 더 빨리 자라진 않는다. 미세한 부상: 화농균이 안으로 침입하여 고름을 만든다. (소독한) 날카로운 날을 사용한다. 면도기의 니켈과 면도망 접촉으로 알레르기가 생길 수 있다.
화학요법 제모	강한 알칼리용액 (pH 12)을 피부 높이 혹은 그 직전까지 바른 뒤 산으로 중화한다.	저렴하다. 2~5일에 한 번씩 반복한다. 피부 손상과 접촉성 습진 위험이 있다. 넓은 부위에 사용해선 안 된다. 음부의 점막에는 사용하면 안 된다.

열분해	가는 전선을 모공 운하에 밀어 넣어 열을 가함으로써 모근을 파괴한다.	밝은 색상의 털도 찾아낼 수 있다. 비용이 많이 들고 시술 시간이 길다. 과열에 의한 부작용 위험이 있다. 시술자의 시력이 아주 좋아야 한다.
왁싱, 슈가링	차거나 따뜻한 왁스 혹은 설탕 반죽을 털에 바른다. 그다음 이것을 테이프로 단번에 세게 떼어낸다.	모든 피부색과 털 유형에 적합하다. 털이 부드럽게 자라 나온다. 특정 털 길이부터 사용할 수 있다. 떼어낼 때 피부 장벽이 부분적으로 손상되므로 후속 관리가 필요하다.
뽑기	털을 하나씩 뽑아낸다.	싸고, 빠르고, 기구 휴대가 편하다. 시력이 좋아야 한다. 효과가 일주일 정도 유지되고 때때로 털 성장이 더뎌지기도 한다(특히 눈썹에서 확인할 수 있다). 족집게에 피부가 손상되면 화농균에 의해 모낭염이 생길 수 있다.

음모 그리고 왁싱이 매력적 으로만 보이지 않는 까닭

지인 중에 직업이 택시 운전사이고 취미로 오토바이를 즐기는 60세쯤 된 남자가 있다. 그는 아마 이 지점에서 여성 음모에 대한 찬가를 부를 터이다. 그는 음부의 풍성한 정글을 가장 여성적이라고 여긴다. 귀스타브 쿠르베Gustave Courbet의 명화에서 볼 수 있는 그런 음부. 1866년 작품인 「세상의 기원L'Origine du monde」은 벌거벗은 여자의 다리 사이를 사실적이고 대담하게 보여주는데, 곱슬곱슬 풍성한 검은 음모가 가득하다.

　일부 젊은 관람자들은 이 그림을 보고 오히려 역겨움을 느낄 수도 있다. 속눈썹, 눈썹, 모발 같은 털은 괜찮지만, 여자의 몸에 난 그 외의 털은 모두 혐오한다. 절대 금지! 이미 알고 있듯이, 음

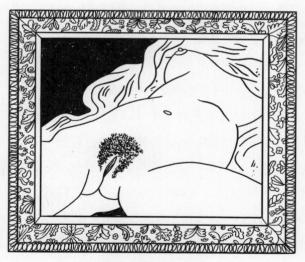

귀스타브 쿠르베, 「세상의 기원」

모와 겨드랑이털에는 중요한 기능이 있다. 그것은 자연이 우리를 위해 몸에 부착해놓은 보호막과 같다. 자유롭게 마구 자라는 곱슬곱슬한 털이 신체 주름을 뽀송뽀송하게 유지해준다. 성기가 허벅지와 직접 닿지 않게 혹은 팔이 몸통과 마찰하지 않게 막아준다. 그리고 음부와 겨드랑이의 건조와 통기성을 책임진다. 기저귀를 찬 아기 엉덩이처럼 습기가 차면 쉽게 상처가 나거나 피부 보호벽이 약해지기 때문이다.

가장 바깥 피부층인 표피는 통기성 좋은 얇은 고어텍스 막과 같다. 이 막은 보호력이 좋지만 그럼에도 습기에 뚫릴 수 있으므로 습기가 차선 안 된다. 여러 분비샘이 땀과 향분비물을 주름 부위에 가져온다. 음모는 음부에 땀이 차지 않도록 돕는데, 넓은 부위에 퍼진 풍성한 털 덕분에 증발 면적이 넓어진다. 음모가 음부를 시원하게 식히고 통기성을 높인다. 발가락 사이에도 털이 있었더라면 완벽하게 무좀을 막을 수 있었을 텐데…….

자연이 준 여러 좋은 설비가 다 그렇듯, 우리가 손댈 수 있는 부분이 그리 많지 않다. 머리 손질과 제모는 일반적으로 좋은 선택에 속한다. 제대로 시선을 끌고 싶다면 사우나에서 음모를 보여주기만 하면 된다. 여자라면 제모하지 않은 다리털이 추가된다. 털이 없으면, 내밀한 부위가 노골적으로 드러나는데, 이것 때문에 많은 경우 음모 다듬기를 결정한다. 이것의 변형으로 외음부 정비도 있다. 그렇다, 정말로 그런 게 있다. 여자들은 레이

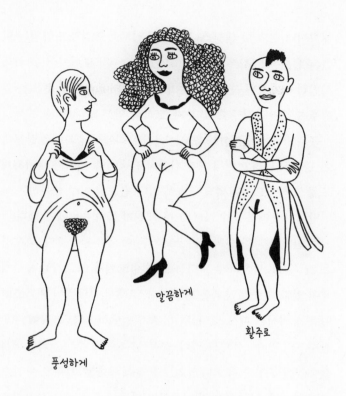

풍성하게

말끔하게

활주로

저 시술이나 수술로 성기를 성형할 수 있다. 히알루론산을 음순에 주입하여 도톰하게 만들 수 있고, 클리토리스와 질 내부의 소위 G스팟을 확대할 수도 있다. 오늘날 생식기 역시 최적화 종합 세트에 포함된다.

어제 창피했던 일이 오늘 유행이 된다. 바지를 먹은 엉덩이는 지금도 창피한 일이고, 불룩 도드라진 앞부분은 언제나 민망한

패션이다. 그러나 레깅스나 팬티에 입체적으로 도드라지는 털 없는 음순은 그사이 트렌드가 되었다. 이런 '도끼자국'을 위해 특별히 디자인된 슬립이 있는가 하면, 팬티에 부착할 수 있는 외음부 모양의 장신구도 있다. 자, 그러니, 맘껏 뽐내시라!

음부 미용에서 풍성한 음모는 여러 문화에서 생식력을 상징하고, 당연히 관리 면에서 가장 간단한 선택이다. 그러나 애석하게도 풍성한 음모에는 몇몇 단점이 있다. 음모를 아주 좋아하는 사면발니가 들러붙을 수 있다. 또한, 체취가 특히 음모에 잘 밴다.

두 번째로 자주 선택되는 스타일은 이른바 활주로다. 턱수염을 직선으로 세심하게 잘 다듬은 듯, 음모가 활주로처럼 음부에 뻗어 있다. 활주로의 폭은 다양하다. 그래서 이로쿼이 헤어스타일을 상기시킬 때도 있다. 얼마 전 병원에서 직접 목격했는데, 활주로의 '반전' 유형도 있다. 음부 양측으로 비키니 라인까지 곱슬곱슬 풍성한 음모를 남기고 가운데 음모만 활주로 모양으로 제모한다. 그것은 마치 신사와 괴짜들이 종종 뺨 가장자리에만 털을 남기는 구레나룻을 살짝 연상시켰다. 입과 입술에는 털이 없고 양옆에만 털이 있다.

세 번째 스타일의 원칙은 '한 올도 남기지 않기'다. 말끔한 음부는 어린아이의 음부를 연상시킨다. 그런데 왜 그토록 많은 어른이 어린아이 같은 음부를 매력적으로 느끼는 걸까? 정신분석학적 관점에서 이것은 아주 중요한 물음이다. 완전 제모가 전 세계적으로 개선 행진을 하는 데는 포르노 산업의 공이 크다. 포르노 산업은 완전 제모를 통해 '시원하게 시야를 열어주어' 음부를 더 세밀하게 카메라에 담을 수 있도록 했다. 추측건대 완전 제모가 연기자에게도 편했을 터이다. 오럴섹스 때 입안에 털이 들어가는 일이 없을 테니까.

종종 위생을 근거로 음부 제모가 권해진다. 특히 이슬람교도가 완전 제모를 많이 하는데, 제모가 그들의 입욕 문화에 속하기 때문이다. 클레오파트라 역시 '슈가링'을 했다고 전해진다. 기이하게도 음낭 부위만 제모하고 나머지 털을 남겨두는 남자들이 가끔 있다. 그런 경우 허벅지와 배의 털 바다에서 고환만 환히 빛나며 눈에 띈다. 울타리가 낮을수록 집이 높아 보이는 효과를 노린 게 아닐까 싶다…….

음부 제모는 음부에 지루성 여드름을 유발할 뿐 아니라, 조사에 따르면 음모가 없는 사람일수록 평균적으로 더 자주 성병에 걸린다. 물론 그들이 단지 자유분방한 거친 성생활을 즐겼을 수도 있지만, 제모 자체가 원인일 수도 있

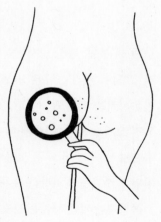

다. 지방과 각질로 구성된 피부 보호벽이 제모로 인해 약해져서, 예를 들어 생식기 사마귀와 무사마귀 바이러스가 쉽게 몸속으로 침입할 수 있다. 제모 때 사용된 물질과도 관련이 있다. 이런 물질은 대개 알칼리성이고 질과 주변의 산성막을 파괴한다. 그러면 피부 보호벽은 장에서 온 낯선 세균 혹은 손가락이나 혀, 음경 같은 방문자의 세균을 효과적으로 녹여버릴 수가 없다. 음모를 다듬고 자르는 방식으로 피부를 보호하고, 어쩌다 한 번씩 뽑는 것이 건강을 위한 타협안이다. 그 외 제모 방식과 유형은 각자의 취향을 따르면 된다.

코털

다듬는다는 말을 계기로, 또 다른 문제 부위, 특히 남자들의 얼굴 한복판에 있는 부위로 가보자. 코털이 자라 콧구멍 밖으로 삐져나온다! 부드러운 촉수를 연상시키는 코털도 있지만, 윗입술 방향으로 낚싯줄처럼 드리워진 코털도 있다. 어떻게 해야 할까? 그냥 낚싯줄을 다시 구멍 속으로 밀어 넣어 다른 코털과 예술적으로 묶어둘까? 역시 남자답게 족집게로 과감히 뽑아버려야 할까?

족집게를 써본 사람은 그것이 얼마나 아픈지 잘 알 터이다. 그래서 족집게를 대는 순간 벌써 눈에 반사적으로 눈물이 고인다. 진화과정에서 생긴 내면의 경고시스템이 아마도 모래폭풍 혹은 맹독을 가진 해충의 공격 같은 끔찍한 위험이 닥칠 것 같다고 생각한 탓이리라. 경고시스템은 예방 차원에서 즉시 눈물을 흘려보낸다. 이런 반응은 아주 당연한데, 코털을 뽑을 때의 통증은 우리 몸의 중요한 경고신호이기 때문이다. 얼굴에는 가장 예민한 감각신경인 '삼차신경'이 흐른다. 이것은 아주 중대한 일이다. 삼차신경은 머리와 뇌의 모든 감각기관을 위한 아주 예민한 조기 경보시스템이다. 그러니 경고신호를 진지하게 받아들여, 부디 코털을 뽑지 마시라. 코털은 이물질뿐 아니라 호기심 많은 곤충과 거미를 막아주는 소중한 필터로서 꼭 필요하다. 뽑기는 또한 감염을 일으킬 수 있다. 모든 코털에는 수많은 세균과 박테리아가 붙어 있기 때문이다. 그것들은 방금 뽑힌 모낭으로 아주 쉽게 이주하여 그곳에 염증을 일으키거나 더 나아가 종기를 형성한다. 이런 박테리아들이 계속해서 정맥을 타고 이동하여 뇌로 침입해 대정맥 운하를 막으면 대단히 위험해진다. 그러니 성가신 코털은 뽑지 말고 자르자. 예쁘게 생긴 전동코털깎이나 코털가위를 남자들에게 선물하면 언제나 환영받는다.

〰️ 회색 정수리 〰️

요즘에도 흰머리가 터부일까? 얼마나 많은 사람이, 특히 여자들이 흰머리 때문에 염색을 하는지 생각해보라. 흰머리가 보이기 시작하면 바로 염색을 한다. 그리고 염색 후 2, 3주마다 정수리에 드러나는 희끗희끗한 헤어라인을 아주 성가셔한다. 남자들도 흰머리를 가리려 염색을 하지만, 조지 클루니 같은 사람들 덕분에 희끗희끗한 머리가 섹시함으로 통하면서 최근에는 약간 누그러들었다.

도대체 몸에서 무슨 일이 일어나기에 흰머리가 올라올까? 흰머리가 노화의 표시일까? 피부와 눈동자 색처럼 머리카락 역시 각각의 멜라닌 색소 혼합에 따라 다르다. 멜라닌 색소는 멜라닌 세포에서 생산되어 성장단계의 모발에 공급된다. 흰머리가 난다는 것은 멜라닌 색소 생산이 줄었다는 뜻이다. 그러면 색소 입자 대신에 기포가 모발에 쌓여 흰색으로 보인다.

어떤 사람은 20대에 벌써 새치가 나고, 어떤 사람은 60이 넘어서야 비로소 흰머리가 올라온다. 이것은 유전적으로 미리 정해져 있다. 그러나 환경 요인이 머리를 희게 할 때도 있다. 동물실험에서 입증되었듯이, 스트레스가 모근의 신경섬유를 통해 색소 공장에 도달하여 털을 회색으로 만든다. 원인은 표백제로도 잘 알려진 과산화수소다. 과산화수소는 신진대사과정에서 매일 생기고, 모발에도 당연히 생기며, 나이가 들수록 점점 더 많아진다. 머리카락이 과산화수소를 제때 분해하지 못하면 과산화수소가 멜라닌 생산 효소를 공격하고 머리카락은 색을 잃는다.

이런 탈색 과정은 보통 아무도 모르게 아주 서서히 진행된다. 그러나 근심이나 스트레스가 하룻밤 사이에 머리를 희게 했다는 소리를 나는 자주 듣는다. 아마도 면역체계가 갑자기 모발을 공격하여 아직 색을 잃지 않은 머리카락들이 갑자기 빠져 흰머리만 남았기 때문이리라.

흰머리를 좋아하지 않거나 받아들이기 힘든 사람은 기본적으로 화학물질에 의존한다. 염색약에는 대개 여러 화학물질이 혼합되어 있는데 그 가운데 향물질 아민은 암을 유발하고 유전자를 훼손한다. 그래서 염색약에 많이 노출되는 미용사들은 예를 들어 방광암에 걸릴 위험이 크다. 게다가 검정 염색약에 함유된 'p-페닐렌디아민'은 강력한 접촉 알레르기 유발물질이다.

염색을 자주 하는 사람들에게 염색약은 얼마나 위험할까? 이에 관한 연구는 매우 복합적인데, 불안감을 주는 연구결과가 있는가 하면, 염색을 통한 암 발병 위험 경고를 쉽게 무너트리는 결과들도 있다. 연구에 따르면, 대졸자 고학력 여성이 특히 위험하다. 그러나 그 이유는 제대로 해명되지 않았다. 이들이 염색을 위해 미용실에 갈 여유가 더 많기 때문이거나 미용실 염색약이 마트에서 파는 셀프 제품보다 더 공격적일 거라는 추측이 토론된다.

톤만 바꾸는 밝은 색상 염색약에도 기본적으로 똑같이 몸에 안 좋은 물질이 들었고, 이런 염색은 게다가 금방 색이 빠진다. 머리를 염색한 사람은 확실히 장기적으로 환경오염에 일조하는데, 머리를 감을 때마다 미세한 염료 입자가 씻겨나가기 때문이다. 이런 염료 입자는 하수뿐 아니라 피부를 통해 체내에도 도달할 수 있다. 염료 알레르기가 있는 사람들이 염색 일주일 뒤 발진과 가려움증 그리고 부어오르는 증상을 보이는 까닭이 여기에 있다. 이런 위험을 다 알면서도 사람들은 기꺼이 감수한다.

불행히도 위험에서 완전히 자유로운 천연 대체물은 없다. 그나마 순하고 오래가는 천연 헤나가 대안으로 통하지만, 여기서도 독극물과 알레르기 그리고 납, 카드뮴, 니켈, p-페닐렌디아민, 잘 알려지지 않은 식물성 물질, 그 외 유해물질의 오염이 계속해서 경고된다. 이런 특별한 염료 칵테일도 치명적인 결과를 가져올 수 있다.

조용히 소복소복 내리는······
비듬

검은 머리 혹은 검은 옷에 내려 앉은 비듬은 결코 아름다운 장면이 아니다. 이런 사람은 약간 지 저분해 보인다. 털어내는 것만으로는 해결되지 않는다. 그러기 에는 비듬이 그냥 너무 많다. 그리고 계속해서 내린다. 매일 매 시간 매분 매초 모두가 수없이 많은 피부각질을 잃는다. 피부각 질은 후손에게 자리를 내줘야만 하는 죽은 세포다. 두피는 4주 에 한 번씩 새롭게 바뀐다. 이 과정이 너무 빨리 진행되어 수많 은 죽은 세포가 서로 뭉쳐지면 눈에 보이는 비듬이 된다. 비듬은 인체에 무해하지만 확실히 보기는 안 좋다. 비듬이 생기는 원인 은 첫째 너무 자주 공격적으로 씻었기 때문이고, 둘째 다양한 향 을 가진 샴푸를 두피가 몹시 싫어하기 때문이다.

눈처럼 쌓이는 비듬에서 벗어나고 싶다면, 먼저 지성 비듬인 지 건성 비듬인지부터 확인해야 한다. 피부가 건조해서 비듬이 생긴다고 생각하는 사람들이 많은데, 사실 그 반대인 경우가 더 잦다. 피지샘이 과도하게 활동적이면 지성 비듬이 생긴다. 모공 의 유분을 좋아하는 효모균 말라세치아 푸어푸어는 이 상황을 아주 반가워하며 유분을 배불리 먹는다. 그 뒤에 이 효모균은 유 리 지방산을 배설하고, 이것이 두피를 자극한다. 그러면 두피는 이런 불편한 자극을 없애기 위해 평소보다 더 빨리 각질을 떼어내기 시작한다. 지성 비듬의 경우 손으로 문지르면 손끝에 얇은 기름막이 남는다.

지성 비듬이 있는 사람은 또한 이마, 눈썹 주위, 코 양옆, 귀 등에 붉은 발진이나 여드름이 생기고 때때로 몸통에 갈색 혹은 희끄무레한 얼룩이 생기기도 한다. 하루 혹은 이틀에 한 번씩 꼬박꼬박 머리를 감지 않으면 머리가 너무 끈적거리는가? 그렇다면 당신의 두피는 지성이다.

비듬과 염증에는 무엇을 사용하면 좋을까?

상품	기능방식	비고
아유르베다 두피 팅크 (인도멀구슬, 강황, 갈퀴꼭두서니, 스위트 인드라자오, 코코넛 오일로 만든다)	매일 1회 두피에 바른다. 항균, 항박테리아, 항산화, 항염증, pH 농도 조절. 가려움증 완화, 두피 관리 효과, 두피를 매끄럽게 한다. 보습 작용.	비듬, 건선, 아토피, 가려움증, 두피 염증에 적합하다.
식초물 (물 1리터에 식초 1~2숟가락)	산성보호막의 재생. 달갑지 않은 두피균을 추방한다.	얇은 각질판으로 모간을 감싸 모발에 윤기가 흐른다.
항균샴푸: 이황화셀레늄, 아연피리티온, 시클로피록시콜라민, 케토코나졸	두피를 자극하는 말라세치아 푸어푸어 효모균의 수를 줄인다.	처방전 없이 살 수 있다. 머리에 바르고 3분 뒤 헹궈낸다.

모발에 유분이 적고, 샴푸에 두피가 과민하게 반응하면 건성 비듬이 생긴다. 이런 경우라면 두피를 건조하게 하지 않는 것이 핵심이다. 머리를 자주 감지 말고, 설탕이나 코코넛 계면활성제가 함유되어 거품이 많이 생기지 않는, 야한 향물질과 색료와 방부제가 없고 대신 천연 보습제인 우레아(요소)가 함유된 샴푸를 쓰고 드라이기 사용을 자제해야 한다. 좀처럼 증상이 완화되지 않는다면 갑상선과 혈중 미량영양소를 검사해보라.

머릿니

우아하고 말끔한 엄마가 똑같이 말끔한 귀한 자식을 데리고 병원에 와서 아이의 머리 가려움증을 호소한다. 이는 발견되지 않았다고 재빨리 덧붙이고는 새로 산 녹색 과일 샴푸가 알레르기를 일으킨 것 같다고 말한다. 나는 직접 확인하기 위해 먼저 귀 뒤를 살핀다. 그러면 대개 곧장 진단이 내려진다. 귀 뒤 머리카락에 아주 작은 서캐가 붙어 있다. 때때로 서캐가 하얀 비듬처럼 보이는데, 이미 부화하고 남은 껍데기라 그렇다. 새끼 이가 아직 안에 들어 있으면 서캐가 통통하고 갈색이다. 진료 때 진짜 이가 눈에 띄는 일은 드물다.

머릿니가 생기면 두피와 목덜미가 가렵고 각질이 일어나고 두드러기와 홍반이 생긴다. 머릿니를 그냥 두면, 노란 딱지를 동반하는 박테리아성 중복감염과 목 림프절 비대증이 생긴다. 머릿니는 머리와 머리의 직접 접촉을 통해 전염된다. 사물을 통해 전염되는 경우는 드물다. 전염 후 3주쯤 지났을 때 첫 번째 증상이 나타난다. 치료에는 화학 독극물 혹은 인체에 무해한 머릿니 제거용 특수 기름을 쓴다. 이 기름은 10~60분 이내 머릿니를 질식시키고 동시에 모발 관리효과도 있어 빗질이 부드러워진다. 독성이 없으므로 안심하고 예방 차원에서 발라도 된다. 일주일 뒤 같은 과정을 반복해야 한다. 그래야 첫 치료 뒤 서캐에서 부화한 머릿니까지 없앨 수 있다. 빗살 간격이 0.2밀리리터인 아주 촘촘한 서캐 참빗을 쓰면 죽은 이와 서캐를 동시에 빗어낼 수 있다.

끔찍했던 가려움증은 치료 뒤 곧바로 없어지지만 때때로 조금 남을 수 있는데, 피부 자극이 아직 가라앉지 않았기 때문이다. 이때는 농도가 낮은 코르티솔 용액이 도움이 된다.

완벽하게 없애려는 마음에 착용했던 옷을 60도 이상의 뜨거운 물로 빨고, 솔, 빗, 핀, 머리끈 등을 뜨거운 물에 씻을 수 있겠지만, 머릿니가 사물을 통해 전염되는 경우는 아주 드물다. 인간과 접촉이 없으면 머릿니는 사흘 안에 죽는다.

머릿니가 일반적으로 지저분함을 연상시키기 때문에 사람들은 불가피한 경우에만 머릿니가 있다는 사실을 알린다. 바로 그렇기 때문에 학급 전체 혹은 어린이집 전체 그리고 그 가족까지 일주일 내내 머릿니와 싸워야 하는 상황이 생긴다. 계속해서 서로에게 옮기기 때문이다. 모두에게 알리고, 접촉하는 모두가 동시에 다 같이 머릿니 퇴치를 시작해야 한다. 그러면 이 작은 곤충은 빠져나갈 구멍이 없다.

14

점
: 사마귀, 뾰루지, 반점

첫아이를 가졌을 때, 나는 임산
부를 위한 세심한 조언서 한 권을 읽었다. 거기에는 매력적인 임
산부 모델이 점점 불러오는 배를 자랑하는 아름다운 누드가 아
주 많았다. 그런데 한 모델의 몸에서 간반과 오톨도톨 올라온 뾰
루지가 눈에 확 띄었다. 틀림없이 포토샵 작업에서 누락된 사진
일 터이다. 나는 그것이 오히려 아주 자연스럽고 좋았지만, 흠
없이 완벽한 사진을 위해 포토샵 작업을 한 출판사 입장에서는
이런 '옥에 티'에 몹시 화가 났을 터이다.

사진처럼 완벽한 피부를 가진 사람은 없고, 오직 미스 포토샵
만이 가능하다는 걸 우리는 잘 안다. 그럼에도 우리는 조작된 사

진에 속아 불가능한 꿈을 꾼다. 빛나는 고광택 아름다움이 자연 그대로가 아니라 그래픽기술의 결과물임을 잊는다! 현실 직시를 위해 작은 실험을 하나 해보자. 일종의 팩트체크로! 먼저 거울 앞에 서서 옷을 벗어라. 피부를 부드럽게 쓰다듬으며 꼼꼼히 살펴라. 같이 할 파트너가 있다면 누가 더 많이 찾아내나 내기를 해도 좋다. 자, '옥에 티'를 몇 군데나 찾았나? 확신하건대, 당신은 점, 반점, 뾰루지 등을 아주 많이 찾아냈을 테고, 대다수가 틀림없이 최근에 생겼을 터이다. 국제 점 조직에 가입하신 걸 환영합니다!

그러나 모두가 이런 거대한 국제 조직의 회원이라고 해서 종기나 반점이 자동으로 평범한 일이 되지는 않는다. 오히려 감추고 싶은 흠으로 통한다. 피부에 뭔가가 났다는 사실을 감추고 싶고, 그것이 세상에 드러날까 두려워 해변이나 수영장에 갈 엄두조차 내지 못하는 사람들을 나는 병원에서 매일 만난다. 우리 모두 이런 두려움을 갖고 있다. 남들과 '달라 보이는' 두려움. 소위 무결점인 사람들보다 부족해 보이거나 더 나아가 흉해 보이는 두려움.

불행히도 몇몇 환자들은 반점이나 뾰루지 때문에 사람들로부터 소외되는 경험을 했다. 아마도 사람들은 심각한 질병이 숨어 있을지 모른다는 생각에 자기도 모르게 뒤로 물러섰으리라. 병이 옮는 걸 좋아할 사람은 없으니까…….

그러므로 우리의 피부에 어떤 것들이 생겨날 수 있고, 그중에서 무해하고 완전히 자연스러운 것은 무엇이고 진짜 치료가 필요한 것은 무엇인지 알아보자.

혈관종, 거미줄 간반, 모세혈관 확장

아직 거울 앞인가? 아니라고? 그럼 다시 거울 앞으로! 이제 진짜 시작이다. 과제 1: 혼자 외롭게 난 작은 붉은 돌기를 발견한 사람은 손을 들어라!

처음에는 작은 붉은 점으로 시작하여 시간이 흐르면서 점차 3D 구조로 커져 마침내 완두콩만 해질 수 있다. 간단히 혈관종이라고 해도 그만이지만, 의학 공부 덕분에 암기요령의 귀재가 된 우리 의사들은 종종 부정적인 병명 대신 마법 같은 이름을 만들어낸다. 그래서 이 빛나는 붉은 돌기를 그냥 혈관종이라고 하지 않고 뇌리에 박히도록 '체리 혈관종'이라고 부른다. 이런 혈관종은 나이가 들어서 생기기 때문에, 섬세하지 못한 몇몇 동료들은 '노인성 혈관종'이라고 진단한다. 재치있는 의사라면 이런 용어를 절대 사용하지 않을 텐데…….

혈관종은 표면이 반들반들 윤이 나고, 색깔은 붉은색에서 보라색 심지어 검은색까지 다양하다. 혈관종 내부의 혈관이 얽히면 검은색을 띠는데, 그러면 혈관이 막혀 미니 혈전증을 유발할수 있다. 기본적으로 위험하진 않지만, 혈관종이 검은색일 경우 흑색종 피부암과 혼동될 수 있다. 미심쩍을 때는 조직을 떼어내 검사하지만, 혈관종이 확실하다면 레이저로 간단히 치료할 수있다. 그러면 검은색 혈관종은 잠시 회색으로 변했다가 며칠 혹은 몇 주 안에 사라진다. 주변을 살짝 긁어보고 싶더라도 참아라. 잘못 긁었다가는 얽힌 혈관 때문에 피가 많이 흐를 수 있다! 실수로 찢어지는 경우도 마찬가지다. 그러므로 전문가에게 맡기고, 검사받을 때 배꼽 아래도 같이 살피게 하라. 혈관종이 그곳에도 종종 숨어 있으니 과감히 바지를 내려라.

모세혈관이 확장된 경우라면 얽힘 이외에 다른 구조를 보인다. 예를 들어 얼굴과 코 주변에 전선처럼 줄줄이 퍼져 있다. 이른바 얼굴 정맥류! 늘어난 혈관 섬유가 다시 수축하지 못한다. 그래서 이제 확장된 모세혈관이 모두의 눈에 띈다. 원인으로는 과도한 햇빛, 인공일광욕, 흡연, 몇몇 유전적 요인을 꼽을 수 있다. 특히 켈트족처럼 새하얀 피부를 가진 사람들에게서 많이 나타난다. 안면홍조 혹은 주사(딸기코)의 경우 모세혈관이 종종 확장된다. 그러면 피부가 자극에 특히 민감해져서 뾰루지가 잘 나고, 심하면 주먹코가 될 수도 있다.

피부에 별 모양의 혈관이 드러날 때도 있다. 별 중앙에서 혈관

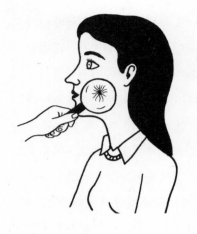

이 큰 붉은 점을 형성한다. 피부 깊은 곳에서 굵은 혈관이 피부 표면으로 직각으로 솟고 거기에서 수많은 모세혈관이 거미집처럼 사방으로 퍼진다. 그래서 피부과 의사들은 이것을 '거미 혈관종'이라고 부른다.

이 경우에도 레이저치료가 도움이 될 수 있다. 혈관 레이저가 붉은 지점만 정확히 가열한다. 혈관 레이저는 붉은색을 감지하는 한 종류 파동만 사용하기 때문이다. 레이저 열이 혈관 벽의 단백질 섬유를 변형시키면 혈관이 수축하고, 나머지는 몸이 알아서 청소하고 분해한다.

좁쌀종과 닭살

과제 2: 피부 표면에서 연노랑의 아주 작은 알갱이를 발견한 사람은 손을 들어라! 빙고, 당신은 패립종을 가졌다. 처음 들어본다고? 그렇다면 우리 의사들이 이 작은 각질 알갱이를 예쁘고 이해하기 쉽게 설명하기 위해

식품에서 빌려다 쓰는 좀
더 일상적인 용어를 쓰겠다.
당신은 좁쌀종을 가졌다.
자연에서 많은 일이 그렇
듯, 좁쌀종도 거의 항상
이유 없이 생긴다. 미세한

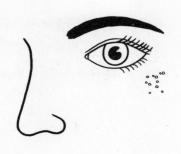

상처 뒤에 혹은 세게 문지른 뒤에 가끔 좁쌀종이 생긴다. 저절
로 사라지지 않으면 표피를 살짝 열어 좁쌀을 밀어내 빼낸다.

팔뚝과 허벅지 혹은 뺨 위쪽을 손으로 쓰다듬으면 복숭아처
럼 매끄럽지 않고, 어쩌면 강판처럼 오톨도톨할 것이다. 그 부
위를 자세히 살피면 모공을 막고 있는 거친 각질을 발견하게 된
다. 그 부위가 붉을 때도 있는데, 그러면 가벼운 염증이 생긴 것
이다. 막힌 모공을 살살 긁으면 그 안에서 곱슬곱슬한 털이 나
온다. 이런 강판 피부 혹은 닭살 피부(각질이 모낭 입구를 막고 있다)
는 유전되고 40~50퍼센트가 이런 피부를 갖는다. 살짝 과체중
이고 건성 피부, 더 나아가 아토피 성향의 하얀 피부를 가진 사
람에게서 많이 나타난다. 피부 건조를 방지함으로써 각질의 과
잉생산을 막을 수 있다. 피부를 건조하게 하는 비누를 버리고
물로만 씻자. 유분, 요소, 살리실산 혹은 락트산암모늄이 함유
된 각질 제거 크림을 바른다. 인도멀구슬, 강황, 갈퀴꼭두서니
가 함유된 아유르베다 연고 그리고 코코넛오일이나 셰어버터

혹은 바셀린이 함유된 스위트 인드라자오로 관리하면 좋다. 연화제로 각질을 부드럽게 만든 후 경석이나 필링 장갑으로 가볍게 문질러 없앤다. 햇살만 적절히 받아도 홍조가 대부분 가라앉는다.

낭포, 여드름, 지방종

과제 3: 이제부터 XXL 알갱이를 수색한다. 포도알처럼 말랑말랑한 구슬이 피부 아래에 일정하게 깔린 사람은 손을 들어라!

돋보기를 가져와 구슬을 면밀하게 살피면, 아마 미니 모공이 보일 것이다. 그것은 피부 모공의 옛날 통로였다. 이 좁은 운하에서 솜털이 자라고 피지샘이 피지를 공급한다.

모공의 털이 양수기처럼 피지를 깊은 곳에서 표면으로 길어 올린다. 그러나 모공 출구가 막히면, 피지와 죽은 세포와 박테리아가 모공 운하에 쌓이고 밑바닥부터 확장하여 언젠가 모공 출구가 터진다. 여드름의 경우 이런 일이 자주 발생하고 그러면 흉터가 생길 수 있다. 그러나 또한 옛날 모공 운하가 주머니처럼 변형될 수 있다. 이것을 낭포라고 부른다. 만약 피지샘이 계속해서 피지를 추가하면 낭포가 점점 커지고 염증이 생길 수 있다. 가벼운 모낭염증의 경우 발포 연고가 도움이 된다. 타르 냄새가 나는, 셰일오일이 함유된 검은 연고로 낭포에 바르면 된다. 공기가 잘 통하는 붕대로 전체를 감아두는 것이 가장 좋다. 운이 좋으면 죽처럼 생긴 내용물이 저절로 밖으로 흘러나온다. 심한 경우 간단한 수술을 해야 할 수도 있다. 출구가 없는 낭포의 경우 그냥 쉽게 혹이라 불리지만, 치료법은 수술뿐이다. 이런 낭포에는 단단한 벽이 있는데, 혹을 떼어내려면 이 벽을 완전히 제거해야 한다. 그러기 위해 크고 작은 구멍을 뚫거나 절개해야 한다. 이 구멍을 통해 혹을 뒤집어 헹궈내고 빈 동굴을 청소한다. 낭포 안의 내용물은 때때로 악취를 풍긴다.

비위가 좋고, 폭발적인 제거 과정이 포함된 이런 수술을 직접 보고 싶다면 유튜브에서 해당 영상을 쉽게 찾을 수 있다…….

아무튼, 평범한 여드름도 금세 경력을 쌓아 낭포가 될 수 있다. 그러므로 주의하자! 여드름을 짜려다 자칫 출구에 상처를 낼 수 있다. 그러면 상처가 아물면서 출구가 막혀 내용물이 더는 밖으로 나올 수가 없다. 서로 여드름을 짜주는 것이 사랑의 표현일지라도 부디 삼가자. 정신분석학자들은 심지어 사랑의 손길로 만들어내는 여드름 분출을 오르가슴에 비교하지만 '절정' 뒤에 염증이 생긴다면 그런 쾌락이 무슨 소용이겠는가. 직접 짜내려는 여러 시도 끝에 결국 심각한 염증이 생겨 나를 찾아오는 환자들이 아주 많다. 그들은 대개 이런 핑계를 댄다. "도저히 참을 수가 없었어요…… 여드름이 자꾸 '나를 짜주세요!'라고 애원하는 것 같았단 말이에요."

이렇게 요구해도 될지 모르지만, 부디 피부과 의사들을 존중해주면 좋겠다. 이마나 그 외 어딘가에 포동포동 잘 익은 여드름을 직접 짜지 말고 그대로 병원에 와주면 고맙겠다. 그러나 굳이 직접 하고 싶다면, 손톱을 짧게 자르고 손가락과 여드름을 잘 소독한 후 부드러운 짜기와 누르기를 번갈아서 젖을 짜듯이 아주 조심스럽게 짜내라. 폭력적이어선 절대 안 된다! 공공장소에서는 절대 금기다(위생!). 그리고 코와 입 사이의 여드름은 특히 위험하다. 박테리아가 뇌혈관으로 흘러 들어가 극적인 결과를 가져올 수 있다.

때때로 낭포와 쉽게 혼동되는 종기가 있는데, 바로 '지방종'이다. 지방종은 결합조직 섬유 캡슐에 싸인 혹은 간힌, 말랑말랑하고 둥근 지방조직 종양이다. 양성이라 전혀 해롭지 않지만 눈에 확 띄는 크기 때문에 사람들이 자꾸 쳐다보고, 그래서 지방종을 가진 사람은 집에서 나갈 엄두를 내지 못한다. 큰 지방종이 온몸에 퍼진 경우라면 특히 힘들다. 주로 남자들에게 많이 생긴다.

일반적으로 지방종은 통증을 일으키지 않는다. 간혹 지방종이 신경을 누르거나 작은 신경섬유가 안으로 파고드는 경우가 있는데, 이럴 때도 통증이 아주 살짝 느껴진다. 지방종은 이동성에서 양성임을 확인할 수 있다. 양성 지방종은 주변과 확실히 분리되어 피부에서 쉽게 움직여진다. 움직여지지 않으면 악성 종양일 수 있다. 그러면 지체하지 말고 초음파나 MRI 혹은 조직검사를 통해 정확한 진단을 받아야 한다.

일반적으로 양성 지방종은 그냥 수술로 없애면 된다. 지방종이 많은 경우 당연히 수술 후 여러 곳에 흉터가 남는다. 성형외과에서 대안을 찾을 수 있다. 예를 들어 커다란 지방종이 배에 있으면, 지방흡입술이 적합하다. 지방제거 주사 역시 흥미로운 치료법이다. 비록 느리지만 그 대신 흉터를 남기지 않는다. 성형외과에서는 문제영역인 지방 쿠션 혹은 이중 턱에 주사를 놓는다. 원리는 아주 단순하다. 지방 쿠션이나 마찬가지인 지방종에 포스파티딜콜린을 주입한다. 이것은 콩에서 추출한 지방 물질이다. 그래서 콩 알레르기가 있는 사람에게는 부적합하다. 그러나 체세포의 세포막 구성성분도 담즙산 데옥시콜산과 포스파티딜콜린의 조합이다. 이 치료법은 원래 내과 의학에서 유래했다. 내과에서는 지방색전증(혈관에 생긴 지방 쿠션)을 없애기 위해 포스파티딜콜린을 주입한다. 얇은 호스로 이것을 지방종에 주입하면, 지방세포가 터지고 각 구성성분이 몸에서 배출된다. 비록 지금까지 공식적인 허가가 아직 나지 않았더라도, 이 치료법은 성공률이 매우 높다,

사마귀의 사망을 기다리자!

지금까지 사마귀가 한 번도 생기지 않았다면, 당신은 행운아가 틀림없다. 당신은 정말 극소수자에 속한다. 약 80퍼센트가 살면서 적어도 한 번은 사마귀 '유행병'에 걸린다. 당연히 아름다운 상황이 아니다. 사마귀는 전염위험이 아주 크다. 사마귀는 어디에나 잠복해 있다. 고전적 사마귀는 줄여서 HPV라 불리는 인간유두종 바이러스 감염병이다. 이 바이러스는 하위 그룹에 따라 몇몇 해부학적 특정 부위를 선호한다. 사마귀 바이러스는 우리가 살면서 매 순간 주변에 떨어트리는 피부각질을 통해 전염된다. 사마귀는 심지어 내 몸에서 내 몸으로 전염될 수 있다. 사마귀를 긁거나 파내는 재미에 빠지면 그렇다. 긁을 때 감염성 입자들이 손톱 아래에 들어가고, 그렇게 손 택시를 타고 다른 신체 부위로 옮겨진다.

아무튼, 사마귀에서 피가 나면 그 피가 사마귀를 '옮긴다'는 가정은 틀렸다. 사마귀는 오로지 피부 표면의 각질 형성 세포 안에만 있다. 사마귀에서 피가 난다면, 상처가 깊이 났다는 뜻일 뿐, 사마귀의 전염성이 원래보다 더 강해지진 않는다. 그러나 혈류 속의 다른 병원체(박테리아)가 유입되어 염증을 일으킬 수 있다.

사마귀는 인내심이 아주 강하다. 그들은 서두르지 않는다. 감염되어 눈에 띄기까지 최대 20개월이 걸릴 수 있다. 수영장에서 슬리퍼를 신지 않았을 경우 그리고 사랑하는 가족끼리 전염이 특히 잘 된다. 바이러스 유전자 물질은 우리의 피부 장벽을 넘자마자 곧장 우리의 유전자 속으로 들어가 집짓기를 시작한다. 눈에 보이는 사마귀가 바로 바이러스가 지은 집이고, 때때로 주택 대단지가 형성된다.

이때 손발은 가장 인기 있는 주택부지다. 공기가 안 통하는 운동화, 무거운 작업화, 스키 부츠 속의 축축한 발, 그리고 땀이 많이 나는 손은 최고로 부드러운 부지를 제공한다. 사마귀는 주로 혈액순환이 나쁜 곳을 공략하고 과도한 비누칠로 미세 균열이 생긴 건조한 피부 장벽을 점령한다. 이런 피부는 사마귀 바이러스를 환영한다. "어서 와, 내 집이다 생각하고 편히 지내렴."

사마귀 바이러스는 다양한 모델로 집을 짓는다. 표준모델은 반달 모양의 우둘투둘한 종기다. 주로 손에 생기지만 신체 다른 곳에도 생긴다. 지붕에 검은 점이 찍힌 집도 있다. 검은 점은 오물이 아니라, 각질 뭉치(사마귀 건축자재)가 모세혈관을 누르면서 생긴 미니 혈전이다. 실 사마귀는 주로 눈꺼풀에 생기고, 티눈 사마귀는 걸을 때 압력으로 발바닥 깊이 파고든다. 티눈 사마귀는 비록 미리 알아차릴 수 있더라도(발바닥의 미세한 줄무늬 한복판에 생긴 동그라미) 큰 불편을 유발할 수 있다. 그러나 이 동그라미는 미리 발견되더라도 눌린 자국이나 이물질 혹은 티눈으로 오인된다. 그래서 티눈 사마귀는 대개 초기에 치료되지 않고, 이 사마귀를 지닌 사람은 자기도 모르는 사이에 바이러스 유포자가 된다. 이름에서 추측되듯이, 이 사마귀는 티눈과 비슷하다. 부드러운 발 조직을 고집스럽게 파고들어 딱딱하게 굳히고 이리저리 움직여 주변에 미세 균열을 만든다. 이 균열은 박테리아를 위한 이상적인 입구가 되고, 박테리아는 피부 깊숙이 숨어들어 극심한 통증과 열, 심하면 패혈증을 동반하는 발 염증을 일으킨다. 그러니 이따금 발을 살펴라(직접 티눈을 파내기 전에 다른 사람에게 발바닥을 보여라). 그리고 제때 병원에 가라.

성기와 항문에 자리하는 생식기 사마귀도 반드시 치료해야 한다. 생식기 사마귀 역시 인간유두종 바이러스에 의해 생기고 심각하게 번지는 성병이다. 이 얘기는 이미 9장에서 다뤘다.

이런 사마귀의 경우 이론적으로, '저절로 생긴 것은 저절로 사라진다'는 원리가 적용될 수 있다. 그리고 실제로 그렇다. 사마귀 바이러스의 대표 킬러는 우리의 면역체계다. 면역체계가 약해지면 바이러스가 활개를 친다. 면역체계가 다시 강해지면 병원체는 꼬리를 내리고 물러난다. 의사들은 진지한 표정으로 이런 치료를 '능동적 기다림'이라고 부른다. 사마귀가 죽을 때까지 기다린다!

사마귀를 대수롭지 않게 얘기하는 것이 치료에 큰 도움이 되는 까닭을 이런 '워치 앤 웨이트(Watch and wait)' 원리에서 알 수 있다. 환자의 면역체계는 '말 한마디'에 매우 예민하게 반응한다. 그래서 심지어 주술로도 상처가 치료될 수 있다. 말이 신체 방어력을 자극하여 강화하면, 자가치유가 시작되고 나머지는 시간이 처리한다.

애석하지만 이 원리가 항상 통하는 건 아니다. 그러면 다른 방법을 찾아야 한다. 다른 사람에게 옮기지 않기 위해서라도 사마귀는 치료되어야 한다. 사마귀가 처음이라면 무조건 의사에게 가야 한다. 생식기 이외 지역의 일반 '사마귀 주택단지'는 산성용액을 바르거나 산성 밴드를 붙여 사마귀를 부드럽게 만들어 긁어내면 된다. 거주민을 죽이는 바이러스 킬러 약이 산성용액에 함유되었으면 더 효과적이다. 강력한 레이저 열이나 영하 196도의 액체 질소 냉기로 사마귀를 없애는 치료법도 입증된 방법이다. 반면, 처방전 없이 살 수 있는 냉기 스프레이는 효과가 거의 없다. 겨우 영하 55도의 냉기를 뿌리는데, 효과적으로 치료하기에 너무 '따뜻'하다. 수술 방식은 피하는 것이 좋은데 사마귀 수술은 종종 통증과 흉터를 남기고, 집 짓는 바이러스는 웬만해선 자기 터전을 떠나지 않는다. 즉 재발이 잦다. 마지막으로 끈질긴 사마귀에 대항하는 몇 가지 중요한 조언을 정리해보자.

- 초음파로 다리 정맥류 유무를 확인한다. 정맥류가 있으면 혈류가 정체하고 조직이 부어오른다. 발의 방어력이 약해진다. 그러므로 정맥류부터 치료하자.

- 면역체계를 정비한다. 스트레스 호르몬 코르티솔이 면역 체계를 약하게 하므로 무엇보다 스트레스를 없애자.
- 혈중 미량영양소를 점검한다. 철, 아연, 비타민 B, 비타민 C, 셀레늄, 비타민 D. 이것들은 신진대사에서 톱니와 같다. 하나가 멈추면 전체 시스템이 멈춘다. 결핍된 영양소에 맞춰 건강보조제를 먹자.
- 장환경을 강화한다. 장환경 강화가 곧 면역체계 강화다(과 민성 대장증후군 참고).
- 피부 장벽을 강화한다. 물로만 씻는다. 샤워젤을 사용할 경우, 설탕이나 코코넛 계면활제가 함유된 약산성 제품을 아주 소량만 쓴다. 건성 피부라면 유분 관리에 신경 쓰자 (요소가 함유된 유분 크림을 쓰면 보습효과도 있다).
- 자궁경부암 예방접종이 일반 사마귀와 티눈 사마귀를 막는 데 도움이 된다. 인간유두종 바이러스는 사마귀 바이러스와 아주 가까운 친척이다. 정식으로 승인되지 않았으므로, 자궁경부암 예방접종 백신을 사마귀 치료에 사용하는 것은 '오프라벨 처방'이다.
- 자연요법: 애기똥풀, 솔잎대극, 마늘, 서양측백, 우유 엉겅퀴 같은 식물이 도움이 된다. 또한, 프로폴리스와 콜로이드은(약국에서 실버워터나 실버졸을 구입할 수 있다) 역시 입증된 방법이다. 모두 항바이러스 효과가 있어 사마귀 치료에 사용된

다. 민간요법은 실험으로 입증된 연구가 없다. 자연요법 역시 자극이나 알레르기를 일으킬 수 있으니 주의하자.

평소 맨발로 자주 걷고, 발을 높이 올리고 느긋하게 독서를 즐겨라. 사마귀는 휴식을 싫어한다! 그러므로 차를 마시며 기다리기만 해도 사마귀가 치료될 수 있다…….

피부에 달린 온갖 것들

사마귀가 있다고 모두 바이러스가 있는 건 아니다. 사마귀처럼 생겼지만, 양성으로 전염성이 없어 신경 쓰지 않아도 되는 피부 상태가 있다. 줄기 사마귀 혹은 쥐젖이라 불리는 연성섬유종이 바로 그런 경우다. 소파에서 잠깐 일어나 다시 거울 앞에 서보라. 당신 몸에서 함께 찾아보자.

과제 4: 피부색 혹은 갈색의 작은 혹을 찾아라. 길쭉하거나 동글동글하고 가느다란 줄에 달려 있다. 주로 목에 많이 나고, 때때로 겨드랑이나 사타구니, 눈꺼풀 혹은 몸통에 생긴다. 피부가 겹치는 부위나 옷과 피부가 마찰하는 부위에서 작은 고무나무처럼 자란다. 남녀노소를 가리지 않지만, 중년과 노인에게 더 자주 생긴다.

외과 인턴 시절에 나는 외과 전문의들이 복잡한 대장 수술이나 골반 이식 수술 뒤에 남은 수술 실로 어떤 재미난 놀이를 하는지 목격했다. 그들은 마취 상태인 환자의 쥐젖을 수술실로 묶었다(따라 해보고 싶다면 말리지는 않겠지만 뒷일은 책임지지 않겠다). 그러면 쥐젖으로 혈액이 공급되지 않아 검게 변한 뒤 저절로 떨어진다. 성공적인 수술 뒤의 작은 추가 서비스인 셈이다. 피부과 의사로서 나 역시 쥐젖을 제거한다. 하지만 나는 오로지 환자가 깨어 있고 그것을 원할 때만 한다. 예를 들어 긴 섬유종이 눈에 띄는 곳에 달려 덜렁거릴 경우, 눈을 깜빡일 때 방해가 되거나 자꾸 목걸이에 걸려 아픈 경우, 미용 면에서 보기 흉한 경우 쥐젖을 제거한다. 녹이 슬었을지도 모르는 손톱 가위로 직접 쥐젖을 잘라내선 절대 안 된다. 심각한 감염이 발생할 수 있다. 그러니 살균상태로 일할 수 있고 아주 잘 드는 수술 가위를 쓰는 의사에게 맡겨라. 싹둑, 끝.

수술 가위

흉한 혹과의 전투에서 때때로 에너지 넘치는 파트너가 필요하다. 구체적인 사례를 하나 들자면, 어느 날 카리스마 넘치는 한 여자가 남편을 내게 끌고 왔다. 결혼할 당시에는 없었던 무언가가 남편의 상체에 생겼다는 것이다.

수없이 많은 사람이 살면서 그런 일을 겪는다. 이런 작은 혹들이 싸잡아서 그냥 사마귀라 불리지만 사실 다양한 이름을 가졌다. 가장 악명 높은 비바이러스성 사마귀는 노인성 사마귀다. 그다지 매력적인 이름은 아니다. 30대 초반에도 벌써 이런 사마귀가 생길 수 있기 때문이다. 그러나 나이가 들수록 더 자주 생기니 완전히 틀린 이름도 아니다. 처음에는 하나씩 생기다가 나중에는 무리 지어 생긴다. 세심한 의사는 노화를 상기시키는 노인성 사마귀 대신에 '지루성 각화증'이라고 부른다. 아무튼 나는 '각질 혹'이라는 이름을 선호하는데, 그것이 바로 그것이기 때문이다.

당신 역시 거울 수색 때 아마 이런 혹을 발견했으리라. 이것은 딱정벌레처럼 피부에 붙어 있고 연갈색에서 검은색까지 있다. 어떤 것은 거칠고 우툴두툴한 사마귀처럼 생겼고 어떤 것은 표면에 기름기가 돈다. 그래서 전문용어로 '지루성 각화증'이라고 하는 것이다. 때때로 건조해져 가루처럼 떨어지고, 충격적으로 까맣게 보이기도 한다. 그래서 많은 사람이 흑색종 피부암을 생각하고 지레 겁을 먹기도 한다. 그러나 다행히 각질 혹은 절대 변이하지 않는다! 기껏해야 성가시고, 드러내기 부끄러울 뿐이다. 각질 혹은 진정한 집단현상이다. 70세 이상을 위한 댄스파티가

열린다면, 참가자의 약 80퍼센트가 틀림없이 각질 혹을 가졌다.

당신은 어떤가? 검은색 각질 딱정벌레가 아니라 하얀색 편평한 딱정벌레를 찾았는가? 그렇다면 당신은 청춘이고 게다가 일광욕 애호가일 터이다. 종아리와 아래팔에서 주로 발견되는 이런 각질화의 이름은, 요즘에도 여전히 옛날 건물 지붕에서 발견할 수 있는 고전적인 장식물을 연상시킨다. 편평한 하얀색 '새끼 딱정벌레'의 이름은 '벽토 모양 각화증'이다.

흰색이든 검은색이든 부담스러운 각질 혹을 없애고 싶다면 주저하지 말고 의사에게 가라.

단, 각질 혹이 느닷없이 떼 지어 생기고 심지어 가렵기까지 하다면, 안전을 기하기 위해 내장기관을 검진받는 것이 좋다. 신체 내부 어딘가의 악의적 힘이 작동하여 각질 딱정벌레에게 성장 신호를 보낼 수도 있기 때문이다.

맙소사, 간반이라니!

거울을 통한 짧은 점검에서 발견한 각종 혹이나 잡티 때문에 기분만 나빠진 게 아니라 오히려 흠 없이 완벽한 피부나 포토샵이 지루하다고 확신하게 되었길 바란다. 뭐든지 자연 그대로가 좋다! 그래야 다음과 같은 불행도 일어나지 않을 터이다. 나의 한 환자는 간반을 참을 수 없는 잡티로 여겼고 그것을 없앨 요량으로 인터넷에서 산성용액을 주문했고 산성용액을 간반에 바르는 순간 피부가 심하게 손상되었다.

의사라면 당연히 간반을 제거하기 전에 반드시 조직검사를 해서 악성 세포나 암 전단계가 아닌지 확인한다. 이런 면에서 나의 환자는 이중으로 불운했다. 우선 산성용액으로 붉은 흉터가 넓게 생겼고, 또한 그녀가 녹여 없앤 것이 정말 간반인지 악성 세포인지 확인할 길이 없어졌다. 찌꺼기가 피부에 남아 아무도 모르게 변이하여 어느 날 갑자기 흑색종 피부암을 유발할 수도 있다. 불행히도 이런 일이 생각보다 자주 발생한다. 종합병원에서 일할 때, 나는 그런 환자를 직접 보았다. 흑색종 피부암이 이미 심하게 퍼져 사방에 전이되었지만, 피부암의 근원을 찾아낼 수가 없었다. 그러다 문득, 몇 년 전 관자놀이와 귀 주변의 갈색 반점을 조직검사 없이 그냥 레이저로 없앤 사실이 떠올랐다. 어쩌면 갈색 반점이 이미 그때 암 전단계였거나 심지어 흑색종 피부암의 변이된 반점이었을 터이다.

그러나 대개의 간반들은 전혀 해롭지 않고, 미국 모델 신디 크로퍼드나 독일 음악가 페터 마파이처럼 심지어 트레이드마크가 될 수 있다. 이런 경우에는 미용 반점이라 불린다. 하지만 엄격히 말하면 이들의 경우 반점이라는 표현은 안 맞는다. 주로 얼굴에 생기는 이런 잡티는 입체구조이고 겉으로 보기에 반달처럼 생겼다. 이런 잡티에는 색소세포 이외에 수많은 섬유 결합조직이 들어 있고, 이런 결합조직은 세월이 흐르면서 점점 많아져 구슬만 한 혹이 특히 노인들에게서 발견되는데, 동화에서는 이것을 인상 깊게 '마귀할멈 사마귀'라 부른다. 이런 거대한 봉우리에 털까지 났다면······.

이런 간반은 거의 항상 양성이므로 그냥 내버려 둬도 된다. 그러나 그것이 콤플렉스라면 수술이나 레이저 시술로 떼어낼 수 있다. 단, 잊지 말자. 떼어낸 조직은 쓰레기통에 버리지 말고 생리학자의 현미경 아래로 보내야 한다!

마지막으로, 피부에 간반이 많이 생긴 사람들에게 위로가 될 소식이 있다. 그들은 남들보다 천천히 늙을 것이다. 잡티가 많은 사람의 염색체, 그러니까 유전자 물질을 보호하는 이른바 '텔로미어'라 불리는 보호 모자가 다른 사람들보다 더 길다. 텔로미어는 노화 시계라 불리기도 하는데, 세포분열 때마다 조금씩 잠식되어 언젠가 소진된다. 그러면 세포는 더는 재생이 안 되어 기능을 읽고 노화가 시작된다. 그러므로 긴 보호 모자를 가진 사람이 확실히 더디게 늙는다!

15

중력의 힘과 노년의 기쁨

마음으로 느끼는 나이가 진짜 나이다. 아니면, 피부과 의사가 말하듯이, 피부로 느끼는 나이가 진짜 나이다.

노화는 피할 수 없다. 그럼에도 우리는 노화를 피하려 평생 애쓴다. 노화를 가리고, 고치고, 부정한다. 노화의 두려움을 달래기 위해 마련한 도구함에는 포토샵, 셀카보정앱, 실리콘, 보톡스, 지방흡입, 리프팅 등이 들어 있다. 교육수준, 사회적 지위, 성별과 상관없이 모두가 노화를 두려워한다.

여전히 청년 시절과 다를 바 없이 기운이 넘치고 마음은 청춘이다. 그러나 때때로 거울을 지나치다 늙은 피부에 깜짝 놀라기도 한다. 마음은 젊은데 그걸 감싸고 있는 피부는 늙었다. 얼굴에 주름이 생겼고, 피부가 늘어지고 칙칙하고 푸석푸석 얼룩덜룩해졌고, 등이 굽고, 머리카락이 가늘어졌고, 치아가 제 기능을 못 하고, 눈이 침침해서 돋보기를 써야 하고…….

이런 노화의 명확한 표시가 아직 드러나지 않았다면, 당신은 분명히 다음과 같이 쉽게 생각하고 말할 터이다. "나는 꼭 존엄하게 늙을 거야!" 하지만 존엄한 노화는 말이 쉽지 실현은 매우 어렵다. 서서히 진행되지만 언젠가는 겉으로 드러나고 마는 피부 노화에 관절염을 비롯한 여러 신체적 제한들이 더해지면, 존엄한 노화는 이미 위기를 맞는다. 물론, 정말로 주름을 비롯한 모든 피부 노화를 인생의 훈장으로 여기는 사람이라면 예외다.

노화에 맞서는 사람을 위해 광고는 폭넓은 상품 선택지를 펼쳐 보인다. 만약 당신이 이런 광고의 타깃층에 속하고, Q10 물질로 주름을 없애고 노화를 멈출 수 있다고 믿는다면, 미안하지만 나는 당신에게 실망을 안겨줄 수밖에 없다. 안티에이징 크림을 발라 주름을 없앴다는 사람을 나는 본 적이 없다. 비싼 크림에 어떤 특수물질이 함유되었든, 주름은 없어지지 않는다. 우리의 피부는 아주 튼튼한 장벽을 만들어 알레르기물질, 병원체, 화학물질 등의 공격을 막는다. 그리고 애석하게도 고귀한 안티에이징 효능물질의 침투도 막는다.

아마 당신은 지금 물고기 정액, 달팽이 점액, 뱀독 혹은 몇몇 효능물질의 주름 제거 효과를 입증하는 연구들이 인터넷에 많이 소개된다고 따지고 싶을 터이다. 우리 의사들만 아는 비밀을 알려주겠다. 당신이 직접 조작한 연구결과가 아니라면, 그 어떤 연구결과도 믿지 말라! 실험결과가 의식적으로 혹은 무의식적으로 어떻게 조작될 수 있는지를 나는 직접 경험했다. 측정 때 일부러 더 세게 힘을 준다. 영리하게 수치를 반올림하거나 반내림한다. 그 정도로도 벌써 원하는 결과에 성큼 다가선다. 어떨 땐 과학자의 개인적인 소망에서, 어떨 땐 연구비를 지원한 기업을 위해, 어떨 땐 인정받는 논문으로 영향력 있는 좋은 직업을 얻기 위해, 당연히 무의식적으로…….

축 늘어진……

여자들을 특히 상심케 하는 또 다른 노화 현상이 가슴에 나타난다. 다음과 같은 우스갯소리를 들어본 적이 있을 터이다. 한 늙은 여자가 자살을 결심했다. 남편의 사냥총으로 심장을 쏠 생각이었다. 그러나 심장의 위치를 정확히 알지 못했으므로 주치의에게 전화를 했고, 왼쪽 유두에서 손가락 두 개 굵기만큼 아래에 심장이 있다는 설명을 들었다. 여자는 주치의가 가르쳐준 대로 심장의 위치를 찾았고 방아쇠를 당겼다. 이튿날 조간신문에 기사가 났다. 한 늙은 여자가 자신의 무릎을 쐈다고.

유방이 노년에 아래로 처지는 이유는 탄력섬유와 결합조직의 힘이 빠져서다. 더하여 조직 내에 저장되는 히알루론산 수분이 줄면서 처짐 현상이 더 심해진다. 당연히 남자도 영원히 팽팽하진 않다. 우리는 무엇으로 남자가 늙었음을 알 수 있을까? 마법봉보다 쌍방울이 더 밑에 늘어져 있다면 늙은 거다!

결합조직이 마치 낡은 양말처럼 얇아지고 느슨해진다. 누운 상태에서는 모든 것이 좋아 보인다. 그러나 일어서는 순간 중력이 작용한다. 특별히 여자들의 경우 유방이 아래로 처지고 결합조직이 탄력을 잃으면서 점점 더 정체성 위기를 맞는다. 피부박테리아 증식증 혹은 셀룰라이트라 불리는 피부 현상이 있는데, 이것은 여성을 글래머로 만들고, 주로 엉덩이와 허벅지 표면이 울퉁불퉁하다. 배 속에 사랑의 열매를 품고 있는 임신 기간에 지방저장분을 빨리 쌓고 빨리 꺼내다 쓸 수 있도록 자연이 마련해둔 매우 기발한 발명이다. 축복의 지방이 저장되면 조직을 분할하는 수직 섬유가 생긴다. 이 섬유가 피부를 안으로 잡아당긴다. 그러면 피부표면에 움푹 들어간 자리가 생기고 그 옆 피부는 볼록 솟는다. 지방이 위로 부풀어 오르며 언덕을 만들기 때문이다. 이렇게 볼록 솟은 언덕 옆에 다시 수직 섬유의 당김으로 움푹 들어간 자리가 생긴다. 그런 식으로 계속 '솟음'과 '당김'이 반복된다. 지방을 가두고 있어야 할 결합조직 섬유망이 노년에 점점 느슨해지면, 셀룰라이트뿐 아니라 엉덩이 전체가 덜렁거린다. 탱탱하게 진동하는 대신 어쩌면 약간 병적으로 출렁거린다. 확언하건대, 중요한 건 어쨌든 엉덩이가 흔들린다는 사실이다! 여성의 엉덩이를 보는 남성의 눈은, 당신의 자기 평가보다 훨씬 관대하기 때문이다. 어떤 남자는 애인의 흔들리는 엉덩이에 열광한다.

당연히 피부만 늙는 건 아니다. 몸 전체 구석구석이 같이 늙는다. 피부 속부터 변하는 얼굴에서 특히 잘 드러난다. 안면 골격과 턱이 약해지고, 치아가 마모되고, 입이 밑으로 내려가고, 근육이 퇴화하고, 지방조직이 쌓이거나 섬유조직이 탄력을 잃어 아래로 처진다. 조직 전체에 저장된 기적 같은 히알루론산이(1그램당 물 6리터를 보유할 수 있다) 노년에는 기껏해야 최초 능력의 5분의 1만 발휘한다. 모든 조직이 수분을 잃고, 피부는 바람 빠진 풍선처럼 쭈글쭈글해진다. 히알루론산 크림으로 다시 채울 수 있다고 생각한다면, 미안하지만 잘못 알았다. 히알루론산 분자는 너무 커서 피부 장벽을 통과하지 못한다. 피부표면의 각질층만 기껏해야 몇 시간 동안 부풀릴 뿐이다. 히알루론산을 진피에 주입하여 주름을 메꿀 수 있다. 하지만 캡슐 형태로 히알루론산을 복용할 때 그 효과가 가장 자연스럽다. 수분 소실과 탄력섬유의 약화로 인해, 불퉁불퉁하고 주름과 구김살이 많고 덜렁거리는 부위가 '점점 더 아래로' 처진다. 확장된 혈관, 기미, 거칠어진 피부가 노화를 명확히 드러낸다. 이런 노화 현상은 저절로 사라지지 않는다. 이것은 피부세포의 장벽이 햇볕과 세월에 손상되었고 부분적으로 견고함을 잃었다는 표시다. 햇볕이 피부 노화에 얼마나 큰 영향을 미치는지는, 간단한 실험으로 아주 쉽게 확인할 수 있다. 그러기 위해 다시 한번 용기를 내 거울 앞에 서주길 바란다. 엉덩이와 얼굴을 비교해보자! 35세가 넘었다면 둘의 차이를 명확히 알 터이다. 햇볕은 막대한 노화 가속기다. 얼굴에는 아마 잔주름, 실핏줄, 기미 혹은 거친 부위가 있지만, 엉덩이는 매끄럽고 깨끗하다. 노화의 징후가 전혀 없거나 아주 약간만 있다. 물론, 엉덩이 가운데에 아주 큰 골이 파였지만, 그것은 당연히 정확히 거기에 있어야 하는 골이다.

나는 환자들의 피부암 건강검진 때 햇볕 노화의 흔적을 거의 매일 목격한다. 비록 엉덩이와 얼굴이 똑같이 나이를 먹더라도, 엉덩이는 얼굴에 비하면 놀랍도록 젊다. 그리고 젊음을 유지한 비결은, 평생 거의 항상 바지, 수영복 혹은 여타 다른 옷들에 가려져 햇볕을 받지 않은 데 있다. 누드 수영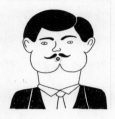
을 자주 즐겼다면 얼굴과 엉덩이의 차이
가 아주 크진 않겠지만, 그 외에는 다음
이 적용된다. 늘 얼굴을 가려 햇볕을 너
무 많이 쐬지 않게 조심한다면 엉덩이처
럼 젊음을 유지할 수 있을 터이다. 그렇게 보면, '애스홀 페이스
asshole face'라는 욕이 찬사일 수도 있다! 최신 연구에 따르면 스
마트폰, 태블릿, 텔레비전에서 인위적으로 생성된 블루라이트
역시 피부 노화를 촉진하고 피부 장벽을 약하게 할 수 있다.

두려움 장사

잔주름이 좀 보이고 몇 군데 기
미가 있긴 하지만, 몸이 건강하게 그런대로 제 기능을 하는 것
에 감사할 수는 없을까? 피부 노화보다 더 시급한 문제는 없을
까? 당연히 있다. 하지만 애석하게도 노화는 그렇게 간단한 문
제가 아니다. 생각해보라. 왜 그토록 많은 사람이 나이 밝히기
를 꺼릴까? 왜 우리는 영원히 젊어 보이게 해준다는 약속에 그
렇게 많은 시간과 돈을 투자할까? 노화가 죽음과 황폐 그리고
힘, 능력, 에너지의 상실을 연상케 하기 때문에 '존엄하게 늙기'

가 어려운 것 같다. 게다가 젊고 아름다운 것이 현대 사회에서 최고의 가치를 누린다. 젊음과 아름다움의 이상은 바야흐로 광적인 수준에 이르렀다. 뷰티 산업과 안티에이징 산업이 붐을 맞았고, 여기에 아낌없이 돈을 쓰는 사람에게는 'anything goes(무엇이든 가능하다)'가 통하는 것처럼 보인다. 우리 사회는 '할 수 있다' 모드에 맞춰졌고, 영원한 젊음과 인형 같은 아름다움을 향해 달리는 기차에 모두가 탑승하고 싶어 한다. 오늘날 노화는 삶이 가져오는 당연한 일이 더는 아니다. 노화는 불필요한 무엇이다.

애석하게도 이런 트렌드는 의학에도 진입했다. 얼마 전 베를린 샤리테 병원에서 해외 유명 성형외과 전문의의 강연이 열렸다. 주름을 없애기 위해 보톡스와 히알루론산 시술을 자주 하는 모든 동료 의사들이, 주름 대가를 직접 만나 고견을 듣고자 강연장으로 몰려갔다. 강연자가 무대에 올라 우리 앞에 섰을 때, 조명이 위에서 쏟아졌고 기이한 장면이 연출됐다. 강연자는 자신의 직업적 경험뿐 아니라 외모까지도 강연에 활용하는 것 같았다. 그는 이렇게 강연을 시작했다. "친애하는 청중 여러분, 먼저 죄송하다는 말씀부터 드려야겠군요. 나는 남자 이마에 적합한 보톡스 용량을 알아보기 위해 내 이마에 시험해보았습니다."

자기 몸에 시험해보는 의사들은 어느 시대에나 있었다. 어떤 의사는 연구를 위해 치명적인 병균을 자기 몸에 주입했고 어떤 의사는 죽기 직전까지 숨을 참아보았다. 하지만 보톡스? 내가 환자라면 아마 비명을 지르며 도망칠 테고, 보톡스 주사를 몇 군데 맞으려던 계획을 즉시 취소할 터이다.

보톡스는 신경독으로, 이 독을 주입한 부위의 근육이 마비된다. 몇 달 뒤에 효과가 저절로 사라지면 다시 주사를 놔야 한다. 보톡스로 미간의 '분노 주름'을 펴고, 이마를 가로지르는 '근심 주름'을 없앨 수 있다. 그러나 이마 양옆은 여전히 조금씩 움직이고, 눈썹이 위로 살짝 당겨져 올라가 대담한 표정을 만들 수 있다. 보톡스를 주입하지 않은 곳의 근육이 종종 과도하게 반응하고 그것이 긍정적인 효과를 내서 눈을 더 크게 하고 처진 눈꺼풀을 위로 살짝 당겨준다. 그러나 이 효과가 너무 과해질 수도 있다. 토크쇼 (여성) 게스트가 어떤 질문이든 한결같이 깜짝 놀란 표정으로 카메라를 본다면 우리 의사들은 그것을, 영화 〈스타트렉〉에 나오는 인상 깊은 미스터 스포크의 이름을 따서 '스포크 증상'이라고 부른다. 분장사가 레너드 니모이Leonard Nimoy를 위해 영원히 위로 당겨진 눈썹을 트레이드마크로 고안했다. 고전문학을 좋아하는 사람이라면 이 현상을 '메피스토의 눈'이라고 부른다.

무대 위의 이 유명한 안티에이징 대가가 스스로 어느 파에 속한다고 느낄지 알 수 없지만, 아무튼 그의 모든 작업으로 인해 눈썹 움직임이 사라졌고 안면근육이 마비되었다. 이마 근육의 자연적인 자체 탄력이 힘을 잃으면 이마가 고장 난 블라인드처럼 아래로 내려온다. 아름다움의 박사도 모든 늙은 남자와 마찬

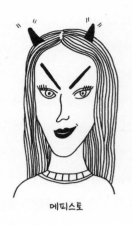

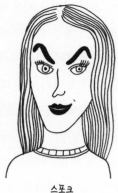

메피스토   스포크

가지로 이마와 눈꺼풀 그리고 피부가 느슨해져서 아래로 처졌고, 보톡스 주사를 놓은 눈썹이 눈꺼풀을 눌러 눈을 뜰 수 없게 되었다. 그러나 그가 설명한 것처럼, 아내가 그의 눈을 다시 뜨게 해주었다. 그의 아내 역시 성형외과 전문의였고 '히알루론산 시술을 할 수 있었다.' 눈썹에 히알루론산을 불룩하게 주입해서 비록 약간 네안데르탈인처럼 보였지만, 불룩해진 눈썹이 다시 눈꺼풀을 위로 당겨 그는 다시 눈을 뜰 수 있었다.

그러나 보톡스도 히알루론산도 나이를 숨길 수 없고, 멈추지 못하는 것은 두말할 필요도 없다. 보톡스와 히알루론산 시술에서는 다다익선의 반대가 정답이다. 적을수록 좋다. 노화의 표시를 보톡스 관에 넣어 장례를 치르려는 것은 좋은 아이디어가 아니다! 또한, 과도하게 복원된 얼굴이 오히려 주변의 시선을 끌고 수많은 악담을 달고 다니게 된다…….

몇 달 뒤 나는 의사들에게 미용 제품을 판매하는 한 의료회사의 초대로 미용 강연을 듣게 되었다. 강연자는 미용 시장이 붐을 맞은 브라질에서 왔다. 미용 제품을 적절히 쓰는 것에 나는 기본적으로 반대하지 않는다. 사용 부위에 따라 결과가 아주 만족스럽기 때문이다. 그러나 내가 이 강연에서 경험한 것은 아주 기괴했고 오래도록 마음을 시끄럽게 했다. 시작은 평범했다. 강연자는 세련된 가구와 인테리어로 꾸며진 아름다운 방들을 사진으로 보여주었다. 실내 인테리어 행사장에 잘못 찾아온 걸까?

그럴 리가! 이 뷰티 대가는 이제 이 아름다운 방들을 다양한 국가에서 온 고객과 그곳에서 유행하는 아름다움과 비교했다. 어떤 사람은 자신의 얼굴을 이탈리아 바로크양식으로 꾸며달라고 한다. 어떤 사람은 차갑고 우아하게 꾸미길 원한다. 둘 다 적합하다. 그저 취향 차이다. 그러나 이어서 강연자가 목소리에 힘을 주었다. "독일 여자들의 얼굴은!" 그는 잠시 뜸을 들인 후 첨가했다. "부적합하고 비난받아 마땅합니다." 그리고 시각적 효과를 노린 듯, 망가진 창문과 벽 석고가 벗겨진 지저분한 지하실 입구를 보여주었다. "동료 여러분, 제발 이제 독일 여성의 얼굴 리모델링을 도우십시오." 독일 여성도 분명히 '아름다운' 세계공동체에 속하기를 원할 테고, 더는 스스로를 방치해선 안 된다는 것이다. "행동하십시오, 동료 여러분!" 그가 더욱 크게 외

쳤고 직접 행동을 개시하여 자신의 능력을 입증하는 영상을 넓은 스크린에 띄웠다. 영상은 그가 '독일 여성', 바로 그 못생긴 지하실 아이에게 '아름다움을 주입하는 장면'을 보여주었다.

그는 볼륨을 잃은 뺨, 눈밑, 구겨진 주름을 분석하고 필러를 넉넉하게 채워 넣었다. 시술 전후 사진이 명확한 차이를 보여주었고, 실제로 아주 인상 깊은 변화였다. 다만, 불행히도 필러 시술은 평면 사진이 아니라, 표정을 짓고 입체적으로 움직이는 사람에게 한다. 방금 시술을 받은 모델들이 강연 마지막에 무대로 올라 무자비하게 밝은 조명 아래 섰고, 모두가 잘 보도록 스크린에 인터뷰 장면을 띄웠을 때 모든 문제가 드러났다. 두툼한 입술이 제멋대로 움직였고, 통통하게 부푼 사과 뺨은 그 아래 놓인 근육을 어색하게 밀었다. 웃을 때 이 근육이 움직이면 히알루론산 더미로 만들어진 언덕 풍경이 이상하게 움직임을 방해했다.

사람의 얼굴을 이런 식으로 변형하고 여자들을 쇠락한 지하실에 비교하는 이 같은 사람은 확실히 머리 어딘가의 인테리어 배치가 잘못되었음이 틀림없다. 그럼에도 불구하고 브라질에서 온 미용 전문가의 시장 철학은 확실히 성공한 것 같다. 희망과 두려움이 있고, 영원한 젊음의 시장에서 벌어들인 많은 돈이 있으니 말이다.

노화 과정 그리고 혹시 노화를 막을 방법이 있을까?

노화의 표시를 이런 극단적인 수단으로 막아보려는 사람들을 불행히도 나는 말릴 수가 없다. 그러나 이 책을 읽고 있는 당신에게 적어도 약간의 배경지식은 알려줄 수 있다. 나이가 들면 몸에서 무슨 일이 생기고, 화장품 산업과 의학이 약속하는 많은 것이 어째서 특정 조건에서만 지켜지는지, 그리고 책임감 있는 생활이 왜 최고의 안티에이징 효과를 내는지 이해하는 데 도움이 될 것이다.

노화는 여러 단계로 몸 전체에서 진행된다. 피부처럼 눈에 잘 보이는 곳, 근육, 뼈, 결합조직처럼 눈에 잘 보이지 않는 곳, 밖에서는 전혀 볼 수 없는 내장기관에서. 과학은 먼저 효모, 파리, 벌

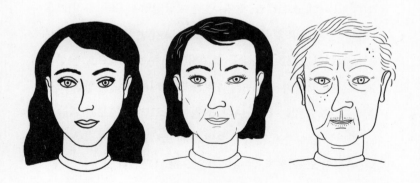

레, 쥐에서 정확히 어떤 과정이 어떻게 상호작용하는지 관찰한 다음 그것을 인간에게 적용한다. 비록 노화가 복합적 과정이긴 하지만, 아홉 가지 주요한 노화의 표시를 조금 더 상세히 알아보자.

DNA 손상

태어나는 순간부터 벌써 세포의 유전물질인 DNA가 조금씩 손상되면서 노화가 시작된다. 학창시절 생물 수업 때 배운 내용을 떠올려보라. DNA는 생명의 관제탑으로서 각 체세포의 세포핵 안에 줄지어 있다. 유전자 코드는 일종의 코드판독기에 의해 읽히고, 각 코드는 단백질과 전달물질의 생산을 조종한다.

그러나 DNA의 코드는 순서가 바뀌고 파괴될 수 있다. 햇볕, 흡연, 방사능, 미세먼지, 화학물질, 약, 바이러스 같은 외적 요인뿐 아니라, 유전적 결함과 신진대사에서 계속 생기는 공격적인 산소결합 및 질소결합 같은 내적 요인이 세포 내 유전물질을 해친다. 그 외에 스트레스, 질병, 혈중 미량영양소 결핍 그리고 오래된 자동차처럼 일상적인 마모로 DNA가 손상된다. 유전자는 서로 들러붙고, 꼬이고, 잘못 합쳐지고 혹은 화학적으로 변형되기도 한다. 애석하게도 우리 몸의 수리 센터가 이런 손상을 모두 항상 고칠 수 있는 건 아니다. 세월이 흐르면서 세포가 기능을 잃고 더는 증식하지 않거나 종양을 일으키고 종종 조직을 해친다. 이것이 노화, 질병, 더 나아가 암으로 나타난다.

보호 모자의 소진

우리의 DNA는 아름다운 X자 형태로 꼬여 있고(남자의 경우 Y 자 형태로도), 전체 유전물질을 함유한 총 46개 염색체를 형성한다. 염색체는 이른바 텔로미어라고 하는 보호 모자를 쓰고 있다. 세포가 더는 분열할 수 없을 때까지 계속해서 세포분열 때마다 보호 모자가 조금씩 마모되고 소진된다. 세포분열이 멈춘 뒤로 유전자는 생산성을 잃은 노인으로서 삶을 근근이 이어가거나 마침내 세포의 죽음으로 작별을 고한다. 통계적으로 보면, 염색체의 보호 모자가 짧을수록 더 일찍 늙고 사망한다. 그러므로 텔로미어는 '노화의 도화선'으로도 통한다.

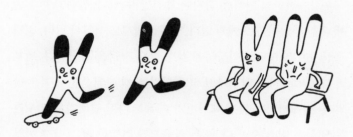

애석하게도 텔로미어의 길이는 태어날 때부터 미리 정해져 있다. 인위적으로 길이를 연장할 수는 없어도 건강한 생활방식으로 마모 속도를 늦출 수는 있다. 운 좋게 긴 텔로미어를 가졌다면, 달력나이로 추측할 수 있는 것보다 더 젊은 몸을 가졌다.

유전자 변형

우리는 모두 고유한 유전자 세트를 가지고 세상에 온다. 앞서 얘기했듯이, 작은 판독기가 그것을 읽어 다양한 단백질 구조를 만든다. 그러나 어떤 유전자는 비록 실제로 존재하더라도 세포 자체 스캐너에 읽히지 않는다. 음식물이 튀어 몇몇 장이 서로 들러붙은 요리책과 같다. 이를테면, 누들그라탕 레시피가 요리책에 있지만, 그 부분이 서로 들러붙어 낱장으로 떼어지지 않아 레시피를 읽을 수 없고 레시피를 따라 요리할 수가 없다. 이런 접착을 이른바 후성유전학적 변형이라고 부른다. 이것은 예를 들어 수리, 건축, 면역방어, 세포소통을 담당하는 단백질의 생산을 방해한다. 그 결과 노화가 빨라진다.

후성유전학적 변형은 심지어 유전될 수 있다. 말하자면 후손에 대한 책임이 부모에게 있다. 남자들에게도 책임이 있다. 정액 생산자가 일찍부터 건강하게 살면 좋은 정액을 생산한다. 세포 요리책 페이지가 얼마나 일찍 얼마나 세게 들러붙을지 혹은 몇몇 좋은 레시피가 담긴 페이지가 다행히 다시 펼쳐질지에 우리는 영향을 미칠 수 있다. 좋은 식습관과 건강한 장 그리고 연화제, 살충제, 마약, 담배를 끊는 것이 도움이 된다. 그러니까 유전자는 숙명이 아니다. 조금 부족한 유전자를 가졌더라도 어느 정도 정비가 가능하고, 반대로 좋은 유전자를 가졌더라도 나쁜 생활습관으로 그것을 훼손할 수 있다. 좋은 소식이 하나 있다! 후

성유전학에 긍정적 영향을 미치는 물질을 우리는 이미 가지고 있다. 바로 시르투인 효소인데, 이것은 건강을 돕고 수명을 연장한다. 시르투인 효소는 좋은 유전자를 후원하고 좋지 않은 유전자를 없앤다. 이 '안티에이징 효소'는 아직 연구단계에 있지만, 항산화물질 폴리페놀의 일종인 레스베라트롤을 이용해 시르투인 효소에 활기를 넣을 수 있다는 사실이 입증되었다. 레스베라트롤은 포도껍질과 적포도주에 함유된 2차 식물 물질이다. 레스베라트롤은 박테리아, 곰팡이, 바이러스, 독, 자외선으로부터 포도를 보호한다. 그리고 인간에게도 같은 효력을 낸다. 레스베라트롤은 또한 산딸기, 자두, 땅콩에도 들어 있다. 지금까지 밝혀진 바에 따르면, 이런 회춘 물질은 애석하게도 나머지 식물 성분과 함께 있을 때만 효력을 낸다. 그러니까 영양제로 복용하기 위해 레스베라트롤만 추출하여 캡슐에 넣는 것은 아무 효과가 없다. 그러나 실험실에서 희망이 싹튼다. 연구자들은 알코올 없이 적포도주 물질을 거의 100퍼센트 우리 몸에 제공하는 방법을 알아냈다. 적포도주 물질이 입에서 벌써 점막을 통해 혈관계로 흡수되고 소화계의 파괴적 과정을 피할 수 있다.

좋은 소식이 하나 더 있다. 인간과 동물 모두에게, 시르투인 효소에 활기를 불어넣는 또 다른 방법이 있다. 칼로리를 줄이면 된다! 인간의 경우 간헐적 단식으로 칼로리를 줄일 수 있다. 그러니까 이삼일에 한 번씩 하루 동안 아무것도 먹지 않는다. 혹은

16시간을 단식하고 8시간 동안만 먹는다. 설치류의 경우, 재미는 없지만 아주 효과적인 이런 방법으로 예상수명을 40퍼센트나 늘릴 수 있다고 한다. 우리의 몸은 석기시대의 굶주림 기간을 기억하고, 심지어 굶주림을 갱신의 기회로 삼는다. 냉기가 몸을 떨게 하지만 또한 살도 빠지게 하는 것처럼, 굶주림은 괴로움을 주지만 또한 젊음도 준다. 그리고 3일을 단식하면 눈에 띄게 에너지와 열의가 증가한다. 아마도 이제 서서히 다시 먹을 것을 열심히 찾아다닐 힘이 필요하기 때문이리라.

무너진 단백질균형

네 번째 노화 엔진은 세포 기능을 조종하는 단백질이다. 진주목걸이처럼 줄줄이 엮인 아미노산이 단백질을 구성한다. 단백질이 까다로운 과제를 제대로 수행할 수 있으려면, 아미노산 진주목걸이가 우선 고급레스토랑 냅킨처럼 예술적으로 잘 접혀 있어야 한다. 방금 생산된 아기 단백질은 샤페로닌의 후원을 받는데, 샤페로닌은 재밌게도 '보호자'라는 뜻의 영어다. 그러니까 잘 처신하도록 옆에서 도와주는 존재. 샤페로닌은 보조 단백질로서, 아미노산 목걸이 주변을 도넛처럼 감싸고 아미노산이 잘 접히도록 돕는다. 이 과정에서 문제가 생기면, 알츠하이머와 파킨슨 같은 질환에 더 쉽게 걸리고 또한 망막이 탁해질 수 있다. 노화 과정이 가속되고 샤페로닌도 언젠가는 누려야 마땅한 휴식을 선언하고 단백질을 더는 보호할 수 없게 된다.

아미노산이 아무리 잘 접혔더라도 그것이 영원히 보존되진 않는다. 스트레스를 받으면 단백질은 아이 방에 널려 있는 정리 안 된 장난감처럼 세포 안에서 이리저리 마구 흩어진다. 샤페로닌과 단백질 청소팀이 제 기능을 못 하면 널브러진 단백질 줄이 계속해서 절망적으로 얽히고설키며 세포 노화가 시작된다. 이제 화장품산업이 안티에이징 약을 선전한다. 결합조직 단백질인 콜라겐이 단백질을 추가 공급하여 피부를 젊게 한다는 것이다. 과연 그것이 가능할까?

단백질은 소장에서 아미노산으로, 그러니까 짧은 단백질 조각으로 쪼개져 장점막을 통해 혈관으로 흡수된다. 그러면 몸은 이 단백질 조각을 어디로 보낼지 결정한다. 몸은 당신의 지시를 따르지 않는다. 리프팅과 주름개선, 구겨진 눈밑을 펴는 데 사용하라는 화장품산업의 권고도 따르지 않는다. 그럼에도 콜라겐은 확실히 효과가 있다. 개별 연구결과에 따르면, 콜라겐 몇 그램이 함유된 약을 먹으면 실제로 피부의 밀도, 탄력, 촉촉함이 눈에 띄게 개선된다. 더불어 모발, 손톱, 뼈, 관절 같은 다른 결핍된 조직에도 도움을 줄 수 있다.

화장품산업이 판매하는 캡슐이나 앰플보다 균형 잡힌 식단이 가격 면에서 훨씬 저렴하다. 다시 말해 균형 잡힌 식단이 비싼 영양제와 똑같은 아미노산을 공급한다. 어떨 땐 다량으로, 어떨 땐 응축된 소량으로. 달걀, 응유치즈, 치즈, 육류, 생선, 새우, 씨앗, 메주콩, 두부, 견과류, 아몬드, 씨, 퀴노아, 귀리 등이 좋은 단백질 원천이다. 렌즈콩과 꼬투리열매 그리고 할머니가 몇 시간씩 끓인 비법 사골국(채식주의자에게는 아니지만)도 단백질의 보고다. 또한, 사골국에 함유된 젤라틴은 소중한 콜라겐의 원천이다.

아미노산을 혼합한 영양제는 운동선수들이 애용하고, 여러 질병 치료(탈모, 수면장애, 우울증, 허약)에 사용된다. 당신의 몸에 아미노산이 부족한지 그리고 영양제를 복용할 필요가 있는지를 알고 싶은가? 혈액검사를 통해 정확히 확인할 수 있다. 어떤 경우든, 불행히도 샤페로닌의 은퇴는 막을 수 없다.

영양소 밀수: 세관 과부하!

세포는 언제나 배가 고프고 먹는 걸 좋아하고 늘 먹는다. 그래서 일종의 과식세관이 혹여 세포가 과식하지 않을까 늘 주의 깊게 검사한다. 세관 업무는 쉬운 일이 아니다. 업무 과부하가 생길 수 있고, 다른 곳에 주의를 빼앗기기 쉽고, 그래서 몸이 원치 않는 다량의 영양분이 세관 검사 없이 유입될 수 있다. 과체중, 당뇨, 염증, 노화가 촉진된다! 현대 가공식품이 세관의 주의력을 방해한다. 그렇게 강력한 자극에 세관은 진화적으로 대비되어 있지 않기 때문이다. 석기시대에는 설탕, 밀가루, 빵, 케이크, 국수, 시리얼 혹은 즉석요리가 없었다. 이런 식품은 다량의 설탕을 방출하여 체내 자체 전달물질인 인슐린 분비를 촉진하고, 인슐린은 성장 인자를 좋아한다. 이것이 과도한 세포 성장, 문명병, 염증을 유발한다.

과다섭취된 우유에는 조작적으로 인간 유전자와 결합할 수 있는 소-마이크로-RNA 입자와 아미노산(류신, 아이소류신, 발린)이 들어 있고, 이것이 성장 지원 효과를 낸다. 모유를 제외하면 이 파워 음료가 인간의 식단에 오른 기간은 곡류보다 훨씬 짧다. 기껏해야 약 7000년 전부터 인간은 우유를 마셨고, 다량으로 마신 건 냉장고가 생긴 이후다. 우유 섭취와 나란히 고전적인 문명병들이 등장했고, 아무튼 여드름도 여기에 속한다⋯⋯ 과당, 유당, 포도당(설탕과 밀가루)이 우리의 조직을 설탕화하고, 이때 이른바 AGE가 생긴다. AGE란 나이를 뜻하는 영어 단어가 아니라, 'Advanced Glycation Endproducts(최종당화산물)'의 약자인데, 마이야르 반응Maillard reaction으로 생긴 물질이다. 우리는 부엌에서 이 반응을 확인할 수 있는데, 마이야르 반응이 음식을 갈색으로 바삭하게 만든다. 이때 아미노산과 설탕이 새로운 결합으로 변신하고, 소중한 신체 단백질이 껌처럼 서로 들러붙는다. 우리에게 탄력을 주는 결합조직과 신진대사를 담당하는 효소들이 끈적끈적해진다. AGE는 당뇨 위험을 높이고 상처치유를 더디게 한다. 신경계를 퇴화시키고, 내장기관을 훼손하고, 드물지 않게 만성 염증을 유발한다.

이 AGE를 우리는 스스로 생산할 뿐 아니라, 굽거나 튀긴 감자칩을 통해 섭취한다. 여기에 담배까지 피운다면 AGE-노화 터보엔진을 켠 것과 같다.

미토콘드리아 기능 저하

세포 안에는 미토콘드리아라는 작은 공장이 있는데, 일종의 자율발전소다. 미토콘드리아는 10억 년 전에 안락한 보금자리를 제공해줄 집주인을 찾던 박테리아들로부터 생겨났다. 미토콘드리아는 원시 단세포 안에 지어졌고 이때부터 여기서 생산되는 '파워'로 우리의 마이크로 조상들은 행복했다.

미토콘드리아는 고유한 DNA를 가졌다. 그것은 우리의 세포핵에 있는 DNA보다 훨씬 더 예민하고 독, 살충제, 스트레스, 의약품에 더 취약하다. 박테리아의 직속 후손인 이들은 특히 예민하게 항생제에 반응한다. 그 외에 미토콘드리아 DNA는 당연히 자연적으로 손상될 수 있고, 몇몇 손상은 복구되지 않는다.

인간의 경우 미토콘드리아는 모계를 통해 후손에게 유전된다. 그러므로 남자는 자기 자식의 엄마가 될 미래의 아내를 고를 때 가슴이나 모발 혹은 치아가 아니라 오히려 미토콘드리아의 상태를 확인하는 편이 나을지 모른다. 다만, 애석하게도 미토콘드리아의 상태를 확인하기가 외모를 평가하는 것만큼 간단하지가 않다.

미토콘드리아의 기능은 노화 과정에 매우 중요하다. 미토콘드리아 DNA의 절반이 활동을 그만두면 조직이 늙기 시작한다. 탄력 감소, 감염 성향 증가, 만성피로, 관절질환, 급작스러운 체중증가에서 미토콘드리아의 손상을 감지할 수 있다. 또한, 심혈관계질환, 파킨슨, 알츠하이머, 당뇨, 여타 만성 질환들이 드물지 않게 미토콘드리아의 기능 저하로 생긴다. 만성피로증후군, 번아웃, 화학물질 민감성 증가, 과민성 대장증후군, 섬유근육통(신체 통증) 같은, 의사들이 즐겨 '정신 결함'이라 부르는 증상들은, 정말로 정신적 영향으로 생긴 질환일 수 있지만 최신 연구들이 증명하듯이, 미토콘드리아의 기능 저하 때문일 수도 있다.

미토콘드리아가 늙은 세포 안에서 작동을 멈추면 그들이 생산하는 파워 물질 ATP(아데노신-3-인산)가 더는 공급되지 않는다. 그러면 미토콘드리아 세포벽이 약해지고 다른 세포기관과의 소통이 허술해진다. 따라서 손상된 미토콘드리아는 좌절한 은둔자가 되어 공격적으로 바뀌고 유리기(라디칼)를 증가시킨다. 이런 자유 유리기는 운동할 때도 많아진다. 특정 용량의 자유 유리기는 세포 내 자가 수리 메커니즘을 자극하여 유기체를 젊게 한다. 그러나 과도하게 많으면, 의미 있게 쓰이지 못하는 잉여가 발생하고, 무엇보다 균형을 잃게 된다. 결과적으로 세포가 손상된다.

어떻게 해야 할까? 미토콘드리아의 자연스러운 손상은 노화와 마찬가지로 멈출 수 없다. 하지만 바른 생활방식으로 손상 속도를 늦추려 노력할 수는 있다. 여기서도 건강한 식습관이 중요하다. 가능한 한 살충제, 질산염, 중금속이 함유되지 않은 음식을 먹고 무엇보다 패스트푸드에 들어 있는 트랜스지방을 식단에서 없애야 한다.

또한, 프린터나 복사기에서 나오는 미세먼지로 심하게 오염된 사무실 공기에 주의해야 한다. 흡연, 과음, 마약 그리고 (주목!) 문신 색료도 해롭다. 비록 항상 피할 수는 없더라도 가능한 한 만성 스트레스와 육체적 과로를 피하라. 약을 장기복용하는 것도 문제가 될 수 있다. 미토콘드리아에 좋은 일을 하고 싶다면, 적당한 근지구력 훈련을 하고, 이따금 단식하고, 특히 생선이나 해조류에 함유된 오메가-3-지방산을 충분히 섭취하여 미량영양소가 결핍되지 않게 관리하고, 이미 여러 번 말했듯이, 장환경을 돌보길 바란다.

세포 노화

세포가 늙는다는 말은 결코 아름다운 말이 아니다. 세월과 함께 은퇴한 늙은 세포가 점점 늘어난다. 인생에서와 마찬가지로 늙은 세포는 종종 성마르고 괴팍하고 노망이 들린 듯 공격적이다. 앞에서 설명했듯이 그들은 염증 제작자와 단백질 파괴자를 파견한다. 그리하여 불행히도 젊고 신선한 주변 세포들 역시 더 빨리 늙는다!

그러나 몇몇 늙은 세포는 몸에 전혀 해롭지 않다. 노인을 공경해야 한다는 의무감에서 이런 말을 하는 게 아니다. 몇몇 늙은 세포는 이른바 암 발병을 방해한다! 그들의 전략은 무관심이다. 중단 없이 힘겹게 세포증식을 해야 했던 옛날로 굳이 다시 돌아갈 맘이 없으므로 이들은 암세포에 관심을 두지 않는다. 언제나 그렇듯 이것 역시 균형의 문제다. 아니, 인구통계학적 문제다. 노인이 계속 증가하고 출생률이 계속 감소하는 사회는 문제에 봉착하게 된다. 그러나 문제에 봉착하기 전까지는, 편히 쉬는 현명한 노인들이 또한 사회를 풍부하게 한다.

줄기세포의 피로

다행히 우리의 몸은 본래 전체적으로 조화롭게 기능하는 공동체다. 우리의 몸은 나이 든 세포를 존경하면서 줄기세포에서 어린 세포를 계속 만들어낸다. 줄기세포에는 아직 특화되지 않은 체세포들이 모여 있다. 피부세포, 연골세포, 내장기관, 신경 조직 등 모든 가능한 세포 유형과 조직이 줄기세포에서 발달한다. 그리고 정말 말해주고 싶지 않지만 어쩔 수 없이 비밀을 폭로하자면, 줄기세포 역시 영원한 젊음을 보장받지 못했다. 문명 음식의 칼로리 폭탄이 줄기세포를 심하게 자극하고 괴롭힌다.

특히 혈액, 뼈, 근육, 피부, 소화계가 해를 입는다.

소화 얘기가 나왔으니 말인데, 석기시대 음식과 굶주림 기간
이 줄기세포의 수명을 연장한다. 원시 사회에서 살면, 박테리아
성 감염이나 부상으로 죽지 않는 한 실제로 매우 건강하게 아주
오래 살 수 있다. 화장품산업은 사과 줄기세포가 함유된 크림을
대체물로 제시하며 다방면으로 광고한다. 그러나 애석하게도
이 기적의 크림은 줄기세포를 장수하게 하지 못한다. 사과 같은
뺨도 주지 않는다.

세포들의 소통 장애

"우리 얘기 좀 해." 실생활에서 매우 중요한 문장이다. 주변과
소통이 잘 안 되면, 우리는 금세 혼란에 빠진다. 우리의 몸도 그
렇다. 세포들은 호르몬, 신경, 전달물질을 통해 서로 소통한다.
방해주파수 때문에 방송 신호가 엉망이 되는 것처럼, 염증 물질
때문에 세포의 소통 언어가 엉망으로 엉킨다. 말하자면 우리 몸
에서 가장 대표적인 노화 가속기가 바로 만성 염증이다. 사실 염
증은 우리의 방어체계 일부로서 그 자체로는 꼭 필요하다. 우리
는 염증 반응으로 급성 박테리아성 혹은 바이러스성 감염이나
부상을 효율적으로 방어할 수 있다. 이런 염증은 아프고 뜨겁고
빨갛다. 혹은 열병을 유발할 수 있다. 그러나 뚜렷한 급성 증상
없이 조용히 살금살금 진행하는 염증은 위험하다. 이런 만성 염

증 환자는 금세 피로감을 느끼고 기력이 없고 혹은 때때로 우울감을 느낀다. 아무튼, 혈액검사로 염증 수치를 측정할 수 있다! 복부 내장 지방이 많이 쌓였으면 염증 수치가 올라간다.

또 다른 만성 염증으로는 알레르기, 자가면역질환, 만성감염, 장벽 손상이 있다. 점액을 형성하고 점막을 튼튼하게 하는 박테리아 유형이 없어서 장벽에 '구멍'이 뚫리면(의사들은 이것을 '구멍 뚫린 창자'라고 부른다) 독성 물질이나 소화되지 않은 음식이 면역체계와 접촉할 수 있고, 방어체계가 과부하 상태에 빠질 수 있다. 그러면 염증 반응이 생긴다. 이것은 우리 몸 전체에서 세포 간의 대화단절과 오해를 촉발하고 세포막, 유전물질, 세포대사에 해를 끼친다. 그리고 우리는 곧 늙어 보인다…….

지금까지 당신은, 노년기 몸에서 진행되는 가장 중요한 과정을 바라건대, 한눈에 조망했다. 그리고 이 아홉 가지 요소와 수많은 하위요소에 늦지 않게 그리고 장기적으로 긍정적인 영향을 미칠 때만 우리가 안티에이징, 슬로우에이징, 헬시에이징, 혹은 해피에이징(뭐라고 부르든)을 이룰 수 있음을 분명히 인지했으리라 믿는다. 최고의 처방은 총체적인 접근방식, 즉 건강한 생활방식이다. 이 점은 앞으로도 변하지 않을 것이다.

이 장을 마무리하면서 몇몇 수치를 더 소개하고자 한다. 전염병학자들의 계산에 따르면, 건강한 생활방식을 따르는 사람은 수명을 약 17년 연장할 수 있다. 유전자는 예상수명에 단지 25퍼센트만 영향을 미친다. 담배를 하루 한 갑씩 피우면 수명이 약 7~9년 단축되고, 고혈압은 5년, 인슐린 고농도는 4년을 단축한다. 과체중 상태에서 1킬로그램이 늘 때마다 적어도 두 달이 줄어든다. 그러나 저체중도 수명을 최대 약 3.5년까지 단축할 수 있다. 과음은 남성의 경우 수명을 3년 단축한다. 빨간색 육류 고기의 과도한 섭취는 여성의 경우 −2.4년, 남성의 경우 −1.4년이다.

16

폐경

: 남자들도 읽으면 좋다
(인사이드 정보)

재앙으로 느끼는 사람들도 있지만, 언젠가는 남녀 모두가 특히 '내적 가치'를 중시하는 시기가 온다. 혈당, 혈압, 간 수치, 호르몬 수치…… 이 시기는 갱년기와 함께 시작되는데, 여성의 경우 폐경이 시작되면서 가임기가 끝난다. 남성의 경우는 이 시기를 남성 갱년기라 부르는데 이 얘기는 뒤에서 자세히 하기로 하자.

의사들은 이 시기를 '클리막테리움Klimakterium'이라고도 부르는데 '기울다'라는 뜻의 그리스어 'klino'에서 유래한 개념이다. 갱년기를 이렇게 부르는 데는 다 이유가 있다. 클리막테리움은 '기울어지기 시작하는 지점'이라는 뜻이다. 실제로 폐경기를 내리막으로 느끼는 여성이 많다. 임신 가능성의 끝은 여성에게 정신적 타격을 준다. 인생의 한 구간이 돌이킬 수 없이 끝난다. 게다가 폐경기는 종종 '빈 둥지 증후군Empty-Nest-Syndrom'과 함께 시작된다. 자식들이 스스로 날 수 있게 되어 둥지를 떠나면, 어떤 부모는 과제를 마친 것에 후련함을 느끼지만, 어떤 부모는 인생의 과제를 잃은 허전함을 느낀다. 부모가 이 과제에 얼마나 강하게 집중했었는지, 자식이 마침내 독립했는지 아니면 아직 독립하지 않아 독립을 권고하는 단계인지에 따라 가족관계와 부부관계가 이제 새로운 균형을 찾아야 한다. 어떤 부부는 새로운 균형을 찾지 못하고 갱년기를 글자 그대로 받아들여 새로운 인물로 인생을 갱신하려 한다. 선거에서 새로운 인물이 '분위기 반전'을 이끄는 것처럼, 이제 부부관계에서도 새로운 인물의 요구가 절정에 도달한다. 그리고 새로운 인물은 무엇보다 젊은 사람이어야 한다. 오래전부터 남성에게 흔히 있었던 이 요구가 그사이 여성에게도 퍼진 것 같다. 여자들이 연하남을 만나는 경향이 강해졌다. 하이디 클룸(자신보다 17년이나 어린 남편을 둔 독일의 톱모델)을 보라. 그러므로 '성숙한 여인이 당신을 기다립니다!'라는 슬로건은 특정 폰팅 광고나 어머니날을 상기시키는 글귀가 더는 아니다.

생리 끝, 남자 끝?

여자들은(남자들은 특히 더) 폐경에 관해 얘기하는 걸 그다지 좋아하지 않는다. 폐경은 온갖 부정적인 신체적 동반 현상 및 여러 두려움과 연결되어 있다. 폐경을 뜻하는 독일어 'Menopause'는, 'pause(쉬는 시간)' 때문에, 종소리가 나면 다시 '월경-쉬는 시간'을 끝내고 교실로 돌아가 이전과 똑같이 즐겁게 수업을 들을 것처럼 느껴진다. 그러나 여기서 pause는 그리스어 pausis에서 왔고, 이 말은 그냥 끝이라는 뜻이다. 그리고 이 끝은 여러 해에 걸쳐 진행된다. 폐경이 시작되기 전부터 벌써 생리가 불규칙적이다. 어떨 땐 조금 그러다 다시 양이 많아지고 생리 기간이 짧아진다. 그러다 언젠가 완전히 끝난다. 40대 중반부터 프로게스테론 생산이 줄어든다. 그리고 결국 약 60세에 에스트로겐 금단이 시작된다. 여성 3분의 1이 금단 현상을 아주 심하게 겪으며 힘들어한다. 수면장애, 집중력 장애, 불쾌감, 심지어 공황장애가 올 수도 있다. 어떤 여성들은 우울증을 앓고, 손가락 퇴행성관절염과 팔다리 통증이 생기고, 빈맥, 고혈압, 현기증을 동반하는 심혈관질환을 앓는다. 특히 힘들고 당혹스러운 증상으로, 땀이 갑자기 비오듯 쏟아지고 몸에서 열이 나는데, 대부분 전혀 덥지 않고 땀이 날 필요가 없는 상황에서 이런 증상이 나타난다. 피부 역시 더 건조해지고 처진다. 조직의 수분 생산성이 피지 생산성과 마찬가지로 떨어진다. 이게 다가 아니다. 머리카락이 얇아지고 턱수염이 많아진다. 질이 자주 마르고 가렵고, 섹스 때 아플 수 있다.

말이 나왔으니 섹스에 대해 잠깐 얘기하면, 최근에 손녀딸이 활동적인 할머니에게 물었다. "그 나이에도 아직 섹스가 가능하긴 해?" 뭐 이런 질문이 다 있단 말인가! 대답은 "당연하지!"다. 폐경기에는 편리한 면도 있다. 폐경기에 접어들면 피임을 신경 쓰지 않아도 된다. 어떤 사람들은 이런 편리함을 활용해 비로소 섹스를 제대로 즐긴다. 또한, 성숙한 여성은 종종 젊은 여성보다 더 강렬하게 오르가슴을 경험한다. 아마도 그들이 무엇을 원하는지 잘 알고 그것을 거리낌 없이 말할 수 있기 때문이리라.

건조해진 질, 가려움증, 섹스 통증

그러나 정반대인 사람들도 있다. 에스트로겐 수치 변화로 많은 경우 성적 욕구가 감소한다. 그리고 또한 밖으로 드러나지 않는 신체 부위에 폐경기 변화가 나타난다. 질이 건조해지고 예민해지고, 더는 촉촉하게 발그스름하지 않고 창백해 보인다. 심지어 혈관이 약해져서 점처럼 찍히는 출혈이 발견되기도 한다. 에스트로겐 수치의 하락으로, 여자들은 몇몇 신체 영역에서 남자들보다 더 빨리 늙는다. 남자들은 많은 경우 고령까지 계속 생식능력을 유지한다. 남자들이여, 명심하시라. 폐경기 여성의 질은 수분공급이 낮고 질벽이 얇아져서 쉽게 상처가 나므로 섹스 때, 더 정확히 말해 질 섹스 때, 종종 통증이 있을 수 있다!

질을 촉촉하게 해주는 분비샘이 질 입구에 있다. 한쪽에는 바르톨린샘이 있고 다른 한쪽에는 스킨샘이 있다. 두 분비샘은 섹스를 위해 천연윤활제를 생산한다. 노년에 조직의 혈액순환이 약해지면 질액이 질 내부에 분비될 때까지 시간이 조금 더 걸릴 수 있다. 그러므로 남자들에게 약간의 참을성과 기술이 요구된다.

분비샘에 의존하고 싶지 않거나 넉넉한 애무에도 섹스 통증이 있다면 몇몇 실용적인 수단을 이용할 수 있다. 피임약 복용으로 질이 건조해진 젊은 여성들이 주로 사용하는 방법인데, 언제 어디서나 쉽게 구할 수 있는 수분크림이나 윤활제 혹은 코코넛오일, 올리브오일 등으로 질을 미끄럽게 한다. 정성스럽게 바르는 침 역시 고전적인 윤활제다. 이런 윤활제는 섹스 때 마찰을 완화하여 통증에 대한 두려움을 없앨 뿐 아니라, 독창적인 놀이 구실도 할 수 있다. 파트너의 성기 주변에서 코코넛 향이 난다면 야자수 아래에서 춤추는 기분이 들지 않을까?

수성 윤활제는 콘돔에도 잘 맞고 씻어내기도 쉽다. 하지만 금세 말라 효용 시간이 짧다. 유성 윤활제의 경우(샐러드오일도 여기에 속한다) 주의가 요구된다. 대개가 무방부제이고 그래서 몸에도 잘 맞지만 베이비오일, 마사지오일, 바셀린은 라텍스 콘돔에 치명적이다. 마찰로 인해 콘돔에 구멍이 생기고 찢어진다! 실리콘제는 콘돔과 잘 맞지만, 실리콘이 함유된 섹스장난감과 열가소성 고무로 만든 하이테크물질과는 안 맞는다. 실리콘이 표면을 훼손하므로 여기에는 수성 윤활제를 사용해야 한다. 섹스장난감을 사용하지 않고 고전적인 것을 좋아한다면 당연히 실리콘이 함유된 젤을 사용해도 된다. 기름이 함유되어 소량으로도 수성 윤활제보다 월등히 더 길게 효과를 낸다. 그러나 수성 물질과 달리 이것은 침대에 진한 얼룩을 남긴다.

질 관리용 보습제를 섹스 윤활제로 사용해도 된다. 이 보습제에는 히알루론산과 젖산이 함유되어 있고, 질의 pH 농도를 산성으로 유지하며 알칼리성 정액을 더 빨리 중화한다. 질의 박테리아환경이 불안정한 경우 특히 유익하다.

이 모든 수단으로도 섹스 통증이 해결되지 않으면 호르몬 요법으로 국소부위의 낮아진 에스트로겐 수치를 조정할 수 있다. 첫 단계로 에스트로겐크림을 국소부위에 바르거나 좌약 형태로 질에 넣는다. 많은 경우 이 단계에서 질 건조가 개선된다. 그러나 성적 쾌락과 욕망은 돌아오지 않는다. 호르몬 결핍으로 생긴 문제이므로 혈액에 호르몬을 공급해야만 성적 쾌락과 욕망도 돌아올 수 있다. 이것이 두 번째 단계다. 국소부위에 하는 '현장 치료'가 충분하지 않으면, 피부에 바르는 크림 형태 그리고 복용하는 약 형태로 호르몬을 공급할 수 있다. 그러면 호르몬이 질에만 효력을 미치는 게 아니라 몸 전체에서 효력을 낸다. 이것으로 우리는 뜨거운 논쟁거리에 도달한다. 노화의 고통을 완화하거나 지연시키기 위해 과연 호르몬을 복용해야 할까? 레이저로 아픈 질을 다시 건강하게 돌려놓을 수 있는데, 이 방법은 조금 뒤에 다시 설명하기로 하자.

질 섹스가 불가할 정도로 아픈 섹스 통증의 원인으로, 폐경기의 질 건조 이외에 또 다른 원인이 있다. 경화태선. '건조하고 딱딱한 건선'이라는 뜻의 자가면역질환으로 남녀 모두에게 생긴다.

경화태선은 주로 항문이나 성기 부위에서 결합조직의 경화와 흉터가 심해지는 병이다. 손상 부위가 평평하거나 살짝 붓고, 흰색이나 베이지색에 종종 붉은 테두리가 있으며, 양피지처럼 보인다. 섹스 때의 통증과 가려움증 외에 출혈이 있을 수 있다. 맨눈으로 보면 아무렇지 않게 보이더라도 점막에 균열이 있다. 또한, 외음부에 백색 위축판이 생겨서 클리토리스가 소위 장벽에 둘러싸이게 된다. 흉터 때문에 소변 줄기의 방향이 바뀌기도 한다. 남녀 모두에게서 매우 공격적인 과정일 수 있다. 남자의 경우 귀두와 포피에 점박이 양피지처럼 흉터가 생긴 후 광택이 나는 백색판이 발생한다. 마치 백자 도자기처럼 얇은 표면에

광택이 나고, 때때로 피가 난다. 박테리아나 곰팡이 염증이 동반하여 가려움증, 당김, 통증을 유발한다. 포피가 점점 단단해지고 좁아지며 요도 입구에도 생길 수 있는데 더욱 심각하게도, 변색된 피부와 점막이 암으로 발달할 수 있다(약 3~6퍼센트). 그러므로 정기적인 건강검진이 필요하다.

의학에서 종종 그렇듯이, 경화태선의 원인은 유전, 면역체계 혹은 호르몬대사로 추측된다. 그래서 의사들은 이른바 표준처방으로, 면역체계를 지원하거나 호르몬대사에 영향을 미치는 연고를 처방한다. 여성의 경우 에스트로겐과 프로게스테론이, 남성의 경우 테스토스테론이 함유된 연고를 국소부위 점막에 바른다. 더불어 좌욕으로 치료를 보완한다. 그러나 이런 방법이 항상 효과가 있는 건 아니다.

(햇살 좋은 사해에서 치료를 꾀하는 건선이나 아토피 같은) 다른 피부염증과 마찬가지로 경화태선 치료에 인공일광을 사용한다. 자외선을 잘 조절하여 방출하는 의료조명기기를 쓴다. 파장이 긴 UVA 광선은 피부와 점막 깊은 곳까지 파고들어 코르티손 크림처럼 염증을 없앤다. 반면 먹는 약은 경화태선에 큰 효과가 없다.

액체 질소로 냉각시킨 영하 196도짜리 도장으로, 손상된 조직을 얼려 저절로 떨어지게 하는 이른바 냉각 테라피의 효과가 더 좋다. 피부과 의사로서 나는 경화태선 환자나 질이 '그저' 가렵거나 건조한 여자들에게, 점을 찍듯 조직을 태우는 이산화탄소 분파레이저 시술을 권한다.

국소마취로 진행되고 단 몇 분이면 끝나는 간단한 시술이지만 그 효과는 아주 좋아서 점막의 신진대사와 혈액순환이 개선되고, 손상된 조직이 재생하여 다시 '촉촉'해진다. 몇 번의 시술로 명확한 결과를 확인할 수 있다. 통증이 완화된다. 많은 경우 첫 시술에 벌써 섹스를 맘껏 누릴 수 있다. 이 시술은 아무튼 가벼운 요실금 치료에도 효과가 있다.

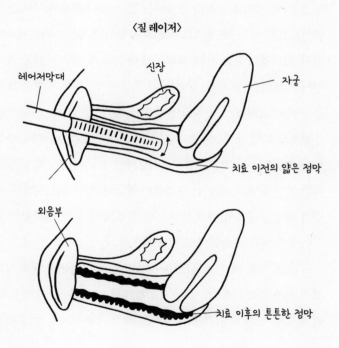

〈질 레이저〉

레어저막대

신장

자궁

치료 이전의 얇은 점막

외음부

치료 이후의 튼튼한 점막

호르몬(보충)요법과 총체적 접근

의사들 사이에 종교전쟁과 흡사한 격렬한 다툼이 벌어진다. 호르몬요법 지지자와 반대자가 서로 공격한다. 당연히 양측 입장을 뒷받침하는 연구결과가 각각 있다. 그러나 해석에 따라 달라질 여지가 많아 명확히 공표하기 어렵거나 심지어 공표가 불가하다. 50세 전후의 폐경기 돌입 단계(폐경 2~3년 전)에 호르몬 생산량이 젊었을 때의 양에 못 미칠 때, 인위적으로 호르몬을 주입하는 것이 몸에 좋을까 아니면 나쁠까? 언제 얼마 동안 호르몬제를 복용해야 할까? 라이프스타일과 안티에이징을 위해 호르몬제를 보충제처럼 먹어도 될까 아니면 불면증, 다한증, 집중력 장애, 우울증, 복부 지방증가 같은 진짜 갱년기 증상의 치료에만 써야 할까?

통계로 보면 제때(50세 전후) 시작한 호르몬요법은 골다공증(호르몬을 복용할 때만 효과가 있다), 혈관 경화를 동반하는 심혈관질환, 치매 예방에 좋다. 하지만 호르몬제 복용에는 부작용도 있다. 폐경기 돌입단계에서 즉시 시작하지 않고 몇 년 뒤에 시작하면 심장마비와 뇌졸중 위험이 증가한다.

피임약 설명 때 이미 말했듯이 호르몬요법에는 기본적으로 혈전증과 색전증(혈전이 정맥을 막고 폐동맥으로 이동할) 위험이 있다. 이 위험을 약간 줄이기 위해서라도 폐경기에 호르몬제를 복용하는 것보다 에스트로겐 연고를 피부에 바르는 편이 더 낫다. 그러면 입에서 위와 장을 거쳐 간에 이르는 위험을 피할 수 있어서 응고인자가 덜 형성된다. 호르몬(보충)요법은 휴면 중인 유방암을 깨우고 키울 수 있다. 또한, 희귀 난소암 위험을 계속해서 높인다. 편두통을 유발하고, 얼굴에 갈색 반점이 생기고, 몇몇 자가면역질환이 악화될 수 있다(그러나 개선되는 경우도 있다).

호르몬 이용자들을 위한 중요한 조언:

- 황체호르몬인 프로게스테론(게스타겐) 없이 에스트로겐만 쓰면 절대 안 된다. 자궁점막암 발병 위험이 커지기 때문이다.
- 자궁이 없는 경우라면, 프로게스테론 없이 에스트로겐만 써도 된다.
- 때때로 아무런 의심 없이 주름을 없애기 위해 얼굴에 바른 에스트로겐 크림이 피부를 통해 몸 전체에 효력을 미칠 수 있다.
- 반면 프로게스테론은 크림 형태로 이렇다 할 효과를 내지 않는데, 피부를 통한 흡수와 혈액 수치가 불안정하기 때문이다. 약으로 복용하는 편이 더 확실하다.

혈중지방 콜레스테롤에서 생성된 성호르몬의 효과는 정확히 계산이 안 된다. 각각의 호르몬이 다양한 효소 활동을 통해 바뀔 수 있고, 사람마다 유전적으로 다른 설비를 가졌으며, 호르몬을 흡수하는 부위의 민감성도 다르므로 다양한 호르몬 양이 혈액을 통해 어떨 땐 자유롭게 어떨 땐 운송자에 의해 수송되고, 분해 속도 역시 개별적으로 예상할 수 없다. 호르몬과 관련해서 의사와 약사들에게 우리의 신체는 블랙박스와 같다. 아무도 호르몬 사용 전에 그 효과를 정확히 예상하고 추정할 수 없다. 그것은 또한, 같은 호르몬이 사람에 따라 정확히 반대 효과를 낼 수 있다는 뜻이기도 하다.

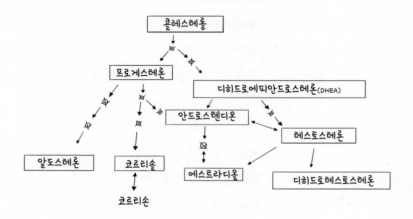

모든 여성의 3분의 2 이상이 폐경기에 아무런 이상 증상을 겪지 않거나 아주 가벼운 증상만 경험한다는 사실 또한 흥미롭다. 모두가 똑같이 호르몬 결핍인데도 말이다!

연구조사들에 따르면, 여기서도 생활방식이 영향을 미친다.

서구의 식습관이 폐경기 여성을 더 힘들게 한다. 건강한 생활방식과 정기적인 운동 그리고 자연 식단에 주의하는 여성들은 평균적으로 폐경기 증상이 약하거나 없다. 그래서 아시아 여성들이 유럽과 미국 여성들보다 훨씬 적게 폐경기 질환과 싸운다. 추측건대 그들이 음식물을 통해 피토에스트로겐을 더 많이 섭취하기 때문이리라. 피토에스트로겐은 에스트로겐과 유사한 식물성 물질로, 콩 이외에 아마씨, 깨, 호박씨, 속겨, 꼬투리열매, 여러 채소와 과일에 들어 있다.

갱년기 증상 치료 때 이런 지식이 반드시 고려되어야 한다.

친환경 약국이 폐경에 접어든 여성을 위해 몇몇 제품을 제공한다. 예를 들어 검은노루삼(서양승마)은 현재 유방암이나 자궁암 때문에 호르몬제를 복용하지 못하는 여성들에게도 증상 완화에 도움을 주는 적합한 제품으로 통한다. 붉은토끼풀, 콩, 순결나무, 홉, 참마, 서양고추나물(다른 복용 약물과의 상호작용을 확인하고, 햇볕 민감도 증가에 주의한다), 식물 포자, 노화방지제 레스베라트롤(포도 추출 성분) 역시 판매된다. 자연요법이 대부분 그렇듯이, 약이 아니라 주로 음식으로 다뤄지기 때문에 불행히도 연구결과가 거의 없다. 작용이 있으면 언제나 부작용도 있기 마련이다. 위험성이 낮아 보이더라도 아무튼 천연물질에도 똑같이 적용되는 법칙이다. 그러므로 전문가의 조언을 따르는 것이 최선이다!

다한증 환자에게 권장되는 약은 호르몬제도 아니고 천연제품도 아니다. 이 약은 현재 폐경기 다한증에도 처방되고 좋은 결과를 보여준다. 약의 효능물질(메탄텔리니움브로미드)이 몇 시간 동안 땀샘 활동을 마비시킨다.

폐경기 증상이 강한 3분의 1일에 속한다면, 치료를 위해 호르몬을 별도로 보충하는 것이 실제로 필요할 수 있다. 총체적 접근 방식으로 치료하는 산부인과 전문의는 합성호르몬 대신에 천연호르몬을 처방한다. 이것은 참마(디오스게닌) 혹은 메주콩(스티그마스테롤)에서 추출한 식물호르몬으로, 인체에 잘 맞고 위험성도 낮은 것으로 통한다. 그러나 이것 역시 비판적인 의사들의 의심을 받는다.

호르몬요법을 선택했다면 이 요법을 절대 가볍게 대해선 안 된다. 세심하게 문제점과 위험요소들을 따져봐야 한다. 치료 동안 산부인과 전문의가 특히 자궁과 유방을 정기적으로 철저하게 검사해야 한다. 호르몬요법과 관련하여 현재 통용되는 타협안은 이렇다. 가능한 한 적게, 필요한 만큼 짧게! 5~8년 이상 지속하는 호르몬요법은 현재 권장되지 않는다.

17

남성 갱년기

: 늙은 남자를 두려워하는 자
  누구인가?

여성보다 느리게 진행되고 폐
경기처럼 가혹하진 않더라도, 시간의 톱니는 남성의 성호르몬
역시 갉아 먹는다. 인식하고 싶지 않겠지만, 피부는 벗겨진 페
인트처럼 윤기를 잃고, 씹을 때 쩝쩝 소리가 나고, 음경이 힘을
잃고, 배가 눈에 띄게 나온다. '진짜 사나이'로 평생을 보내고 싶
은 대다수 남성에게 무거운 타격이 아닐 수 없다. 섹스 때 남자
의 정력에 대한 여자의 진심 어린 인정과 지지는 늘 중요하지만,
젊음을 잃고 내리막길로 접어드는 중년의 시기에 특히 중요하
다. 남자들은 자신의 문제를 드러내놓고 말하기를 꺼리는데, 성
과 관련된 문제라면 더욱 감추는 경향이 있다. 그러므로 성과 관

련된 문제의 용어는 가능한 한 힙하고 모던하게 들려야 한다. 이를테면 '로우 티Low T'. 미국에서 개발한 용어로, 테스토스테론 결핍을 지칭하는 말이다. 세련되고 트렌디하게 들리지 않는가? '늙은 남자'보다 훨씬 듣기 좋다!

몇 년 전부터 중년의 호르몬 위기인 남성 갱년기를 '메노포즈(menopause, 폐경기)'에서 착안하여 '안드로포즈andropause'라고 부른다. 남성호르몬을 뜻하는 안드로겐androgen과 중지pause를 합한 용어다. 가장 잘 알려진 안드로겐은 당연히 테스토스테론이다.

테스토스테론 수치가 너무 많이 떨어지면 피로감과 의욕상실이 커진다. 또한, 발기부전과 성욕감퇴로 비뇨기과를 찾게 된다. 평소 안 하던 행동을 갑자기 하는 경우도 생긴다. 예를 들어 느닷없이 마력 높은 오토바이를 사고, 여성에게 추파를 던지거나 희롱하는 태도가 증가한다. 붕괴의 날이 코앞에 닥쳤다는 주관적인 느낌을 직접 재확인하려는 것처럼 보인다. 중년남성은 페이스북, 왓츠앱, 데이팅앱 혹은 (다소 복고적으로) 여성과 직접 접촉할 기회가 많은 곳을 바쁘게 돌아다닌다. 이 시기의 몇몇 남자들은 자신이 'DILF' 메시지를 받았다고 기꺼이 믿는다. DILF는 "Dad, I'd like to fuck(아빠, 섹스하고 싶어)"의 약자인데, 이 말로 중년남성을 유혹하려는 세이렌은 아주 젊다. 이런 여자들은 적합한 먹잇감으로 나이 든 남자를 아주 노골적으로 찾는다. 어쩌면 그녀들이 찾는 건 나이 든 남자가 아니라 멋진 자동차가 아닐까? 아무튼, 일부 남자들이 갱년기에 어릿광대가 된다. 적어도 한동안…….

테스토스테론 부족

성호르몬 감소와 함께 골다공증 위험이 증가한다. 테스토스테론의 공급속도가 느려져 뼈와 근육이 약해지고 특히 마른 사람의 경우, 지방조직에서 테스토스테론을 재료로 생성되고 뼈 형성을 책임지는 에스트라디올 수치가 떨어진다. 이런 이중 결핍으로 골절 위험도 증가한다.

그다음 신체의 중심에도 변화가 생긴다. 식스팩 시절이 끝나고 이제 허리띠 위로 불룩 솟은 배가 커다란 '원팩'으로 남근을 가려버린다. 불룩한 배가 비록 푸근한 인상을 주더라도, 어쩔 수 없이 정력과 역동성 상실이 확연히 드러난다. 상상을 초월하는 자신감으로 불룩한 자기 배를 '근육과 정자의 보고'라고 해석했던 나의 옛 동료처럼, 모든 남자가 건강한 자존감을 지킬 수 있다면 얼마나 좋을까…….

여성의 경우 호르몬 생산이 급작스럽게 빨리 감소하지만 남성의 경우는 대개 살금살금 서서히 감소한다. 1년에 대략 1퍼센트씩 감소하는데, 그 대신 35세부터 벌써 감소하기 시작한다. 여기서도 생활방식이 막대한 영향을 미친다. 술, 담배, 운동 부족, 과체중, 편식, 스트레스…… 건강한 체육 교사는 65세에도 여전히 20대 수준의 테스토스테론 수치를 유지할 수 있고, 하루 종일 소파에 붙어사는 '카우치포테이토'는 30대 중반에 벌써 80대보다도 낮은 테스토스테론 수치를 가질 수 있다. 그러니 신사 여러분, 이제 어떻게 할지는 자신에게 달렸습니다!

뚱뚱한 소파애호가에게는 또 다른 문제가 있다. 지방조직에 있는 방향화효소 아로마타제가 테스토스테론을 열심히 에스트로겐으로 바꾼다. 그래서 이런 남자들이 여성화된다. 여자들의 부러움을 살 정도로 모발이 풍성해지고 가슴이 커진다. 혹 음경 역시 변하는지, 심지어 작아지는지는 명확지 않다. 뚱뚱한 남자가 누드로 거울 앞에 서면, 몇 안 되는 성별의 차이가 점점 사라진다는 인상을 받을 터이다. 이런 남자는 더 일찍 죽는다. 어쩌면 가늘고 짧은 음경으로? 후자는 아직 과학적으로 증명되지 않았다. 낙관주의자들은 착시효과라고 믿는다. 배가 불쑥 나와 배꼽 아래가 상대적으로 더 짧아 보이는 거라고.

한 가지는 확실히 입증된 사실이다. 나이가 들면 테스토스테론이 감소할 뿐 아니라 에스트로겐이 증가한다. 혈액에서 자유롭게 뛰어놀던 테스토스테론이 테스토스테론 사냥꾼인 SHBG에 포획되어 젊은 시절보다 남성성이 떨어진다. 그리고 나이가 들수록 남녀 모두 부신 남성호르몬 DHEA(디히드로에피안드로스테론)가 감소하고, 특히 스트레스가 많으면 더욱 그렇다. DHEA는 부신에서 분비되는 고전적 스트레스호르몬인 코르티솔(코르티손)을 통제해야 하는 호르몬이다. 스트레스가 줄지 않으면, 언젠가 DHEA가 약해지는 것은 당연하다.

남성호르몬 리필?!

폐경기, 남성 갱년기. 앞에서 이미 봤던 것처럼, 우리는 중년의 신체적 변화를 자연스러운 과정으로 인식하지 않고 치료해야 할 질병으로 보려는 경향이 있다. 갱년기 치료는 '환자'에게 위험부담을 안기는 거대 산업이 되었다. 남성은 호르몬감소를 막기 위해 테스토스테론 젤을 바를 수 있다. 한 연구에서 65세 이상 남성 790명에게 테스토스테론 젤을 발랐고, 그들의 테스토스테론 수치가 젊은 남자들 수준으로 높아졌다. 피험자들은 (비록 잠시지만) 성기능회복을 확인했고 활동성도 약간 더 커졌다. 그러나 그들의 에너지와 정신건강 그리고 실험에서 측정한 도보거리는 개선되지 않았다. 그 대신 혈관 침전물이 늘었다. 혈관 침전물은 심장마비와 뇌졸중 가능성을 높인다. 전립선암 위험도 배제할 수 없다. 그러나 현재 정기건강검진을 받는 경우라면 이 위험은 낮다. 테스토스테론 수치가 너무 낮으면 전립선암 위험이 명확히 크다. 아무튼, 청춘의 샘 효과를 전반적으로 한눈에 조망할 수 있었다. 인체는 또한 호르몬뿐 아니라 다른 여러 요소의 영향도 받는다.

호르몬제 복용은 나이 든 남자뿐 아니라 여자한테도 논란이 된다. 안티에이징 의학자는 "괜찮다"고 말하고, 총체적 접근법으로 치료하는 의학자는 "안 된다"고 말한다. 비뇨기과와 내분비과 전문의는 "어쩌면" 혹은 "경우에 따라 다르다"고 말한다. 현재 가장 인기 있는 방식은 피부에 바르는 도포형과 주사로 주입하는 근육주사형이다. 가장 빈번한 부작용은 적혈구의 과도한 증가인데, 테스토스테론 보충의 약 15퍼센트가 이런 부작용을 일으켰다. 적혈구 증가는 도핑효과를 내는데, 다량의 적혈구가 산소를 더 많이 운반하기 때문이다. 그러나 그 대신 혈액이 더 끈적해져서 뇌졸중과 색전증을 유발할 수 있다. 그러므로 정기적으로 혈액을 검사하고 필요할 경우 보충량을 조절해야 한다.

테스토스테론 보충으로 정력이 감소하고 고환의 크기가 줄 수 있다. 그도 그럴 것이, 테스토스테론 생산이 약물로 광범위하게 아웃소싱되었으니, 신체는 굳이 큰 생산설비를 유지할 필요가 없고, 그래서 고환이 방치된 근육처럼 작아진다. 그러나 약물을 중단하면 다시 정상으로 돌아온다. 장기간 꾸준히 관리하면 다시 활기를 찾고, 근육을 강화하고, 지방을 줄이는 데 테스토스테론이 도움을 줄 수 있다.

안드로겐 요법(남성호르몬 테스토스테론 혹은 DHEA의 보충)을 선택한 남자는 언젠가 어떤 이유로든 피부과를 반드시 찾게 되어 있다. 투여량에 따라 탈모, 여드름, 지성 피부가 생길 수 있다. 안드로겐은 근육뿐 아니라 얼굴의 지루성 습진, 비듬, 여드름을 유발하는 피지샘도 키우기 때문이다. 그리고 머리카락의 수명이 줄고, 털이 없으면 좋을 부위에 털이 난다.

DHEA

나의 한 환자는 부신에서 생산되는 남성호르몬인 DHEA의 결핍을 앓았다. 그는 약물에 의존하는 의학을 믿지 못해 대안 치료법을 찾아다녔다. 총체적 접근법으로 치료하는 어떤 의사가 전통적인 아유르베다 치료제인 아쉬와간다 뿌리 추출액을 처방했다. 이 추출액은 번아웃 예방, 노화 방지, 기력향상, 숙면, 그리고 한발 더 나아가 성욕증진제로 널리 선전된다. 이것은 암을 예방하고 면역력과 기억력을 개선하는 안전한 물질로 통한다. 그리고 DHEA 수치를 높인다. 그러나 몇 달 뒤에 이 환자는 기름기로 번들거리고 모공이 넓고 염증이 심한 피부로 나를 찾아왔고, 나는 그의 혈중 호르몬을 검사했다. DHEA 수치가 그사이 너무 높아졌다는 결과가 나왔다! 비록 원래의 호르몬 결핍은 고쳤지만, 그 대신 피부와 머리숱이 고난을 겪었다.

때때로 호르몬제를 복용하는 여성들의 경우 이 추출액 때문에 실제로 턱수염이 자란다. 나는 이런 여성을 진료 중에 이미 만났다. 미국에서는 DHEA를 마트에서 영양제로 쉽게 살 수 있다. 호르몬요법을 고려 중이라면, 장단점을 꼼꼼히 따져보길 바란다. 책임감 있는 요법을 위해서는 혈중 호르몬을 자주 측정하고 이를 기반으로 개인적 위험과 효용을 평가해야 한다. 그래야 개인에게 맞게 용량을 조절할 수 있다.

호르몬요법의 위험을 무릅쓰고 싶지 않다면, 이제 무엇을 할 수 있을까? 정기적인 섹스, 체중감량, 절주, 충분한 운동 그리고 건강한 생활방식이 전 연령대에서 테스토스테론을 관리하는 최고의 선택이다. 겨울 우울증 치료법으로 입증된 일광요법 역시 시도해볼 만하다. 한 실험에서 피험자들이 2주 넘게 매일 아침 30분씩 1만 룩스 백열등 빛을 쐬었다. 빛이 솔방울샘의 멜라토닌 분비를 막고 테스토스테론 수치를 높였다.

자연치료법 지지자들은 말할 터이다. 마카 추출액이 테스토스테론 수치를 높이고, 기력을 증진하고, 생식력을 지원하고, 오르가슴을 개선한다고. 수많은 허브와 식물, 특히 인삼, 은행, 다미아나, 생강, 라벤더, 귀리 그리고 꿀벌이 생산하는 로얄젤리는 천연 정력제다. 그리고 일상의 스트레스를 줄이는 데 성공하면, DHEA는 저절로 다시 상승한다.

18

호르몬과 우울증
: 신체적 터부 혹은 영혼은 안녕한가?

옛날에 편두통이 대략 그랬듯이, 오늘날 우울증은 당사자에게만 괴로울 뿐 다른 사람들은 대수롭지 않게 여긴다. 16~20퍼센트 정도가 살면서 한 번쯤 우울증을 앓는다. 독일연방보건부에 따르면, 전 세계적으로 약 3억 5000만 명에 달하고, 국민병이라 칭할 만큼 점점 늘어나는 추세다. 여러 가지 질문이 생긴다. 우울증이 현대 문명병일까? 과도한 위생으로 할 일이 없어져 심심한 면역체계가 꽃가루, 식료, 먼지에 민감하게 반응하는 알레르기처럼, 영혼에도 그 비슷한 반응이 있을까? 걱정거리가 너무 없어서 사서 걱정하는 걸까? 일상생활에 스트레스가 너무 많은 걸까? 요구수준이 너무 높고 진행이 너무 빨라 일종의 '정신적 알레르기'가 우울증 형식으로 나타나는 것일까?

당사자가 아니면 깊이 가라앉은 우울한 기분을 이해하기 어렵다. 또한, 이해하려는 사람도 없다. 우울증은 심각한 정신 장애다. 그럼에도 종종 과소평가된다. 우울증 환자는 건강한 주변 사람들에게 단지 연민의 감정만 불러일으키지 않는다. 특히 배우자들이 화, 냉정한 분노 그리고 뒤따르는 죄책감을 느낀다. 의사와 우울증 환자의 관계 역시 항상 간단하지만은 않다. 환자는 미소 짓지 않는다. 주변 사람들이 기대하는 표정을 짓지 않으며 같이 즐거워하지 않는다. 주변에서 기분을 북돋우려 아무리 열심히 애를 쓰더라도, 우울증 환자의 표정은 무뚝뚝하고 때때로 분노가 폭발하기 직전 같다. 어쩔 수 없이 서로 좋지 않은 감정이 생긴다. 우울증은 은밀하게 혹은 노골적으로 공격적이고 심지어 치명적일 수 있다. 치료사의 앞마당에서 목을 맨 우울증 환자의 일화가 그 예다. 아마도 치료사의 소위 '무능'과 부족한 공감에 대한 최후의 비난으로 그런 선택을 했으리라.

'전형적인' 우울증은, 지금까지 알려진 것처럼, 가라앉은 기분과 강박적 고민, 흥미 상실, 기쁨 상실, 의욕부진, 피로감, 수면 장애 등의 형태로 드러난다. 또한, 심리적으로 불안하고 신체적으로 가슴이 답답하고 어지럽고 배가 아프며 심지어 치통, 혈액순환 장애, 소화 장애까지 생긴다. 이런 심신상관 질환의 원인을 의사가 항상 알아낼 수 있는 건 아니다. 그러나 우울증에 의한 신체 증상이 의심될 경우 의사들은 진단할 때, 매우 과학적으로 들리면서도 환자에게 불쾌감을 주지 않을 암호화된 용어를 사용한다. 그러나 의사들끼리는 "정신 질환을 고려해보는 게 좋겠어!"라고 말한다. 의사들이 쓰는 암호는 '기능성'이다. 진단서에 기능성 복통, 기능성 척추통, 기능성 두통이라고 적혔다면, 그것은 통증의 원인이 정신에 있다는 뜻이다.

정신이 아플 때 몸까지 아픈 건 당연하다. 인간이 원래 그렇다. 그러나 절대 얕봐선 안 된다. "뭐가 문제야? 잘 살고 있잖아! 집, 가족, 직업, 모두 완벽하잖아!" 이런 식의 위로와 조언으로 우울증 환자의 기운을 북돋우려 노력해봐야 소용없다. 누구나 한 번쯤 깊은 수렁에 빠져 지낸다. 하지만 원인이 누그러지거나 사라지면 스스로 다시 수렁에서 나온다. 그러나 우울증은 다르다. 우울증 환자는 깊은 늪에 단단히 붙잡혀 있어서 전문가의 도움 없이는 거기서 빠져나오지 못한다.

유년기에 각인된 부정적 경험, 정신적 트라우마를 남긴 힘든 가정 상황이나 사회적 상황이 우울증을 강화한다. 특정 가정에서 부모로부터 자식에게 우울증이 전염되는 경우도 있다. 그 외에 장기적으로 방해된 밤낮 리듬, 겨울의 일광 부족, 사회적 직업적 스트레스도 우울증을 촉진한다. 임산부의 스트레스가 태아에게 영향을 미쳐 아이가 나중에 우울증을 앓을 수 있다. 그리고 운동 부족, 우울증 박테리아가 서식하는 훼손된 장환경, 비타민 D 결핍, 행복호르몬 세로토닌 형성에 필요한 특정 아미노산의 결핍이 우울증의 동생 우울감을 유발한다.

남녀 모두 인생 주기에 따라 호르몬 구성이 바뀌는데, 그것이 우울증의 중대한 원인일 수 있다. 지금까지는 여자가 남자보다 두 배 더 많이 우울증을 앓는다고 알려졌지만 이것이 점점 의심되고 있다. 단지 증상이 성별에 따라 다를 뿐 빈도의 차이는 없다. 여자들은 주로 감정 기복, 두려움, 불안감, 무기력, 활기 상실, 수면장애 경향을 보인다. 그러나 여자들은 도움을 찾고, 그래서 여성 우울증이 통계에 잡힌다.

폐경기에 우울증 위험은 약 14배 상승한다. 전체 여성의 16~20퍼센트가 우울증을 앓는다. 그것도 대략 폐경기에. 이미 우울증 진단을 받았다면 폐경기가 60퍼센트 정도 우울증을 악화시킨다. 아마도 성호르몬 프로게스테론의 감소 때문일 터이다.

남성 우울증은 종종 다르게 나타난다. 남성 우울증 환자는 공격성과 활동성을 발달시키고, 갑자기 일에 헌신하고, 운동이나 섹스에 과도하게 몰두하고, 쉬지 않고 트위터, 채팅, 포스팅에 매달리고, 더 빨리 좌절하고 불평하고, 갈증 해소 이상으로 물을 벌컥벌컥 마시고, 술을 '자체 처방 약'으로 이용한다.

'강한' 남자는 자신의 감정을 드러내지 않고 합리화하는 경향이 있다. 대화는 정보교환을 위해서만 한다. '수다 대신 행동하고 모든 것을 완벽하게 통제한다'는 좌우명에 따라. 몸과 정신이 밀접하게 연결된 사실을 남자는 기꺼이 모른 척한다.

이런 '남자다움'은 부분적으론 학습되었고, 부분적으론 테스토스테론을 통해 생리적으로 생겼다. 고정관념을 통해서도 생기는데, 예를 들어 소년이 진짜 남자가 되려면 언젠가는 어머니에게서 벗어나야 하고, 감성이나 눈물 같은 여성적인 면을 버려야 하는 것이다. (사랑하는 여성 독자들이여, 곧 경험하게 될 것인데) 남자들이 언제나 기꺼이 자신의 남성성을 인정받고자 하는 까닭도 여기에 있다.

최근 들어 남성에 대한 인식이 남녀 모두에게서 조금 바뀌었더라도, 오늘날 여전히 남자 환자에게는 정신질환보다 신체질환으로 더 자주 처방된다. 남자의 경우 또한 심적 압박을 받으면 신경생물학적으로 스트레스 시스템이 더 강하게 작동한다. 반면 여자들은 비록 주관적으로 남자들보다 더 많이 스트레스를 받는다고 느끼더라도, 신경생물학적으로 스트레스를 더 잘 견딘다. 혈중 스트레스호르몬 수치로 이것을 확인할 수 있다. 과도한 긴장이 계속되면 심지어 몇몇 뇌 부위가 수축하고 신경접촉이 죽고, 그 대신에 다른 부위가 커진다. 남성의 경우 전투 욕구와 모험심이 증가하고, 때때로 감정적 과부하로 행동 통제력이 줄어든다. 남자들은 심리치료사의 도움을 거의 찾지 않고, 그들의 증상은 정신적 문제가 아니라 신체적 문제로 기술된다. 결과적으로 남자가 여자보다 세 배 많이 자살한다.

호르몬은 뇌에서 교차점을 발견하고 거기서 감정과 행동에 영향을 미친다. 이것은 남녀 모두에게 적용된다. 몸과 영혼은 서로 연결되어 있고 상호 영향을 미친다. 힘들 땐 그것을 말하고 도움을 찾아야 한다. 직접 대면하는 심리치료사나 정신건강의 학자를 찾는 것이 가장 좋다. 독일의 경우 심리치료 기회를 즉시 얻기가 하늘에서 별 따기이므로, 그사이에 심리치료사 온라인 아바타들이 생겼다. 여기서는 치료가 컴퓨터 알고리즘을 통해 진행된다. 하지만 진짜 사람과 직접 만나는 상담치료가 효과는 훨씬 좋을 터이다. 항우울제는 주로 우울증이 심할 때 부분적으로 처방된다.

19

신체 최적화

탄력을 잃은 얼굴과 실리콘

대칭은 아름다움의 중요한 기준으로 통하고 그래서 우리는 가능한 한 비대칭을 없애려 한다. 하지만 우리 몸에서 비대칭은 아주 자연스러운 일이다. 가슴, 콧구멍, 그렇다, 얼굴도 비대칭이다. 어떤 사람은 이런 비대칭이 너무 싫어서 무조건 대칭으로 교정하려 한다. 사회 전체에 불어 닥친 신체 최적화 바람에 휩쓸려 우리는 완벽한 외모가 결점과 흠집, 주름이 있는 외모보다 무조건 더 매력적인 건 아니라는 사실을 잊는다. 완벽하지 않은 몸이 오히려 감탄을 자아내고, 흥미를 끌 만큼 매혹적인 절대적 매력을 발산할 수 있다.

그러나 소위 결점과 흠집을 없애려다가 생긴 결점과 흠집이라면 매력을 운운하기는 어렵다. 한번은 오른쪽 뺨에 큰 혹이 난 여자가 찾아와 성형외과에서 실리프팅 시술을 받았다고 했다. 실리프팅이란 얼굴에 실을 넣어 위로 당겨서 피부를 팽팽하게 고정하는 시술이다. 이때 사용하는 실에는 낚싯바늘처럼 미늘이 달렸다. 어떤 실은 어느 정도 시간이 흐르면 저절로 녹아 없어지고, 어떤 실은 영원히 남는다. 그러나 너무 심하게 당겨지면 귀밑이 마치 주름치마처럼 보인다. 약간의 행운이 따라주면 실리프팅 시술효과는 꽤 오랫동안 유지되고, 대칭도 맞고, 줄이 피부를 압박하지도 않는다. 피부 아래에 굵은 소시지가 든 것처럼 리프팅 시술한 티가 많이 나는 연예인들을 가끔 보게 된다. 아무튼, 나를 찾아온 혹 달린 여자는 널리 인기를 누리는 시술에서 운이 나빴다. 리프팅 시술 직후 강단에 섰고, 재미난 농담에 크게 웃었을 때 '똑!' 오른쪽 줄이 끊어졌다. 뺨이 내려앉았고, 끊어진 줄은 피부 아래에서 달팽이 집 모양으로 돌돌 뭉쳐졌다. 청중들은 강연자의 얼굴에서 펼쳐진 '세상에 이런 일이' 급 사건에 적잖이 놀랐을 터이다. 갑자기 한쪽만 나이가 든 강연자에게는 끔찍한 굴욕이었으리라. 돌돌 말린 줄을 제거하는 일이 그리 간단하진 않았다. 끊어지면서 끝이 날카로워진 실을 안전하게 끄집어내기 위해 피부에 작은 구멍을 냈다. 당연히 흉터가 남았고, 자연스러운 잔주름보다 확실히 이상하게 눈에 띌 것이다.

실리콘 패드를 삽입하는 가슴확대 수술 역시 아주 성공적이 거나 완전히 실패할 수 있다. 그래서인지 병원은 가슴 성형에서 불행히도 뭔가가 잘못되어 찾아오는 사람들로 북적거린다. 예를 들어 한쪽 가슴이 딱딱해진 여자가 있었다. 가슴에 삽입된 실리콘 패드를 이물질로 인식한 면역체계가 이것을 격리하고 차단하려 염증 반응을 일으켰다. 유명 제품이었음에도 실리콘 패드가 터져 실리콘이 조직 속으로 흘러든 환자도 있었다. 전신마취와 재수술이 불가피했다. 또 다른 환자는 가슴확대 수술 뒤에 가슴 감각이 마비되었고 유두의 반응도 약해졌다. 전희와 애무 면에서 참으로 애석한 일이 아닌가.

성형외과 수술이 기술 면에서 1차적으로 훌륭하게 성공하더라도 신체 생물학이 거부 반응을 일으킬 수 있고, 섬세한 절개나 조심스러운 레이저 시술에도 예상치 못한 반점이나 흉터가 생기고 혹은 교정이 힘든 심한 비대칭이 발생할 수 있다. 대표적인 사례가 눈꺼풀 리프팅 시술인데, 눈 모양과 크기가 짝짝이가 되는 경우가 드물지 않고 당연히 인상도 바뀐다.

보톡스에 대해서는 앞에서 충분히 다뤘으므로, 여기서는 곧바로 주름 필러, 즉 히알루론산 주입으로 넘어가자. 필러는 전 세계적으로 수십억 회가 시술되고, 그래서 때때로 너무 가볍게 대하는 경향이 있다. 독일에서는 의사와 민간요법사가 히알루론산 주사를 놓을 수 있다. 민간요법사는 비교적 짧은 교육을 받은 후 히알루론산 주입 허가를 받는데, 혈관 폐쇄 혹은 알레르기 쇼크 같은 비상상황에서는 속수무책이다. 그들은 약물을 쓸 수도 처방할 수도 없고, 그래서도 안 되기 때문이다. 우습게도 치과의사는 입술을 제외한 다른 부위에는 히알루론산을 주입할 수 없다. 혈관, 신경, 골격, 근육, 뼈 등 안면 골격 해부학을 다른 전문의보다 더 잘 알더라도 그렇다. 민간요법사는 전혀 다르다. 한 민간요법 수강생은 해부학 지식 없이 자신의 이마에 필러 물질을 주입하다 동맥을 찌르고 말았다. 그래서 이마 동맥이 막히고 피부 일부가 괴사했다. 그래도 이 수강생은 운이 좋았다. 적어도 눈 혈관은 건드리지 않았으니 말이다. 그랬더라면 시각을 잃었으리라.

이렇듯, 완벽함과 대칭을 목표로 삼았지만 때때로 생각했던 것과 다른 결과가 나올 수 있다. 외모 개선에 반론을 제기하려는 게 아니다. 분별 있는 바디튜닝을 위해서는 이 문제를 비판적 시각에서 보고, 실현 가능성의 환상에 사로잡혀서는 안 된다. 실패 사례가 자신에게 생길 수 있음을 고려해야 한다. 게다가 성공 확률이 아주 높은 수술이 실패한 경우라면 그 고통은 더욱 클 것이다. 성형외과 전문의가 비싼 책임보험을 드는 데는 다 이유가 있지 않겠나…… 그러나 또한 일반인도 다음의 미용 분야에서 심각한 부작용을 유발할 수 있다.

헤비메탈: 링, 막대, 피어싱

　　얼마 전 나는 피트니스센터 고
강도 운동 프로그램에 등록했다. 뭐든지 열심히 하는 나는 이번
에도 트레이너를 잘 보고 따라 하려고 맨 앞줄에 자리를 잡았다.
곧 드러났듯이 치명적인 실수였다. 운동은 힘들었고 금세 땀이
흘렀고 기분 좋게 숨이 찼다. 놀랍게도 트레이너 역시 숨을 가쁘
게 몰아쉬었다. 숨을 내쉴 때마다 강렬한 구취도 함께 퍼졌다.
들쩍지근한 썩은 냄새가 내 쪽으로 불어왔고, 나는 운동보다 악
취 때문에 더 숨이 찼다.

　　나는 악취의 원인을 금세 파악할 수 있었다. 그의 아랫입술
에 금속 피어싱이 여럿 박혀 있고 각각의 링들이 서로 연결되어
있었다. 멋이 있느냐 없느냐는 나중 얘기였다. 입술에 뚫린 작
은 구멍들이 내 코앞에서 악취를 방출했다. 자세를 설명하거나
"……하나, 둘, 셋, 넷……" 박자를 셀 때마다 금속이 치아와 부
딪히는 소리가 차랑차랑 명료하게 들렸다. 이런 계속된 충돌이
치아를 공격할 뿐 아니라, 금속 이물질 때문에 잇몸도 손상된
다. 부패박테리아와 치주염이 호흡에 섞여 이른바 악취방향제
를 만들고, 그것이 피어싱 구멍에 걸린다. 그래서 글자 그대로
모든 구멍에서 악취가 난다.

　　피어싱을 안 하는 사람들은 아마 속으로 물을 터이다. 도대체

왜 고통을 참아가며 온갖 금속, 막대, 링 따위를 몸에 꽂을까? 그리고 나는 의사로서 한 가지를 더 묻고 싶다. 몸에 구멍을 내는 일인데 어째서 의사와 상의하지 않을까? 많은 이들이 욕실에서 직접 한다. 휴대전화로 유튜브에 올릴 동영상을 찍으면서. 피어싱 절반에 합병증이 생기는 게 당연하다.

문신과 마찬가지로 피어싱도 개성 표출인 동시에 비슷한 부류에 소속되었다는 상징이기도 하다. 특정 유행을 함께 누리는 일종의 현대판 부족의식이다. 그리고 성기나 유두에 달린 장식은 당연히 성적 자극을 준다. 피어싱 애호가 중에는 틀림없이 자학적인 사람들, 그러니까 통증을 즐기는 사람들이 있을 터이다. 그러나 애석하게도 심각한 위험을 스스로 만들고 있다는 사실을 많은 이들이 모르고 있다.

혀, 입술, 코, 눈썹, 유두, 배꼽, 성기에 장신구가 꽂혀 있다. 피어싱은 의도적인 신체 훼손으로, 외과수술이나 마찬가지다. 게다가 피어싱의 경우는 수술에 따른 일반적인 위험 이외에 특이한 손상 부위와 이물질 침투 위험이 추가된다. 의학적으로 문외한인 사람의 손이 신체에 구멍을 내기 때문에 비위생적인 경우가 드물지 않고, 그래서 전 세계적으로 B형 C형 간염, 파상풍, 결핵, HIV 감염 보도가 수없이 많다. 이런 감염은 예를 들어 소독하지 않은 기구를 사용할 때 발생한다. 말하자면 소독되지 않은 물건이 몸에 꽂히기도 한다는 얘기다.

나는 이것을 신체 훼손으로 본다. 내장기관을 덮고 있는 우리의 피부는 효율적인 보호막 구실을 하기 때문이다. 보호막이 훼손되면 잔뜩 긴장한 신경망이 경보를 울리고, 이 신호가 척수와 뇌에 도달하면 면역방어가 활동을 개시한다. 염증 전달물질이 혈액과 림프를 통해 그리고 신경말단에서 서둘러 도착한다. 면역세포가 출동하고, 몸은 최대한 빨리 상처를 폐쇄하고, 신고된 이물질을 대식세포, 자연살해세포, 항체를 통해 파괴하여 밖으로 쫓아내거나(고름) 캡슐에 가둬(이물질-캡슐형성세포) 꼼짝 못 하게 만들려 애쓴다.

어떤 종류든 상관없이 피부 손상은 내장기관에 위협적이므로 반드시 복구해야만 한다. 피어싱 손상은 조직층까지 찌르고 언제나 흉터를 남긴다. 피어싱 애호가들이 비웃는 일반인의 귀걸이 구멍도 그 자체로 피부에 가해진 의도된 폭력이다. 이런 구멍들로 인해 침술과 경락의 혈자리가 방해를 받기 때문에, 피어싱은 구멍과 멀리 떨어진 신체 부위에도 영향을 미칠 수 있다.

이제 불편한 진실을 살펴보자. 피어싱 부작용! 불행히도 피어싱 애호가들은 부작용 때문에 자주 병원을 찾는다.

피어싱 장신구와 고정장치는 스테인리스나 백금이어야 한다. 안 그러면 니켈 알레르기가 가려움증, 홍반, 물집을 동반하는 습진을 유발한다. 금이라고 해도 니켈이 혼합된 경우가 종종 있다.

모든 피어싱에는 감염의 위험이 있다. 구멍 난 자리를 무섭게 공격하는 병균 혹은 혈액중독, 심장내벽염, 골수염, 신장염과 함께 퍼지는 박테리아가 초긴장 상태에 있는 면역체계를 괴롭힌다. 이런 경우에는 항생제가 필수다.

몸에 새로 뚫린 구멍들은 원래 그곳에 있으면 안 되는 것이고, 그래서 신체는 그것을 없애려 헛되이 애쓴다. 상처치유 장애로 몇 주 몇 달씩 악취가 계속되고 면역거부반응이 생긴다. 유두 피어싱은 상처치유에 최대 4개월이 걸리고, 배꼽은 9개월이다. 보통 수술 상처가 아무는 데 필요한 기간을 훌쩍 넘는다.

마침내 피어싱을 그만두기로 하더라도 복구가 쉽지 않다. 새로운 흉터를 만들지 않으면서 오래된 피어싱 흉터를 얼굴에서 없애기가 간단치 않다. 구멍 전체를 잘라내야 하는데, 대개 흉터로 둘러싸여 있어서 새로운 흉터가 생기기 일쑤다.

귀 피어싱은 최대 35퍼센트까지 합병증을 일으킨다. 특히 귀 연골을 관통하는 구멍이면 합병증 위험이 크다. 연골에는 자체 혈관이 없어서 재생이 아주 느리다. 감염, 염증, 꽃양배추 모양의 흉터가 금세 무성하게 자라고, 보라색과 붉은색 술 장식이 생긴다. 이런 술 장식은 융기 흉터로서 치유가 어렵고, 장기적으로 귀가 기형이 될 수 있다.

혀 혹은 입안 점막 피어싱은 치아를 쪼개고 부러트리고 잇몸을 압박하여 심각한 농양을 유발할 수 있다. 또한 씹을 때와 말할 때 불편하고, 입맛이 없어지고, 침이 잘 흐른다. 도입부에서 설명했던 피트니스센터 트레이너의 지독한 구취는 인위적으로 생긴 틈새에 세균이 생긴 결과다. 살에 구멍이 뚫리고 청소가 불가하다면, 어디에 난 구멍이든 이런 일이 생길 수 있다. 혀 피어싱의 경우 혀가 두껍게 부어올라 호흡곤란이 오기도 한다. 피어싱 일부가 식도로 들어갈 수 있고 심지어 기관지로 들어가 생명을 위협할 수도 있다.

음경 피어싱은 섹스 때 콘돔을 찢을 수 있는데, 사실 이것은 음경 피어싱이 일으킬 수 있는 문제 중에서 가장 사소한 일이다. 콘돔이 찢어지면 새것으로 갈아 끼우면 그만이다. 남자들은 주로 귀두에 철심을 박고 요도와 음경에 링을 단다. 이것은 피를 부르는 사건으로 번질 수 있다. 음경에 링을 다는 이른바 '프린스 알베르트' 피어싱을 한 젊은 환자가 있었다. 처음에는 발기가 오랫동안 유지되는 기분이 들어 아주 좋았다고 한다. 그러나 얼마 후 이런 기분은 점차 사라졌고 심지어 정반대로 불편해졌다. 그래서 링을 빼버렸다. 그러나 구멍은 그대로 남아서 소변과 정액이 두 군데서 나왔다. 요도와 프린스 알베르트 구멍. 피어싱의 고통은 피하고 싶지만 멋지게 장식된 음경은 절대 포기하고 싶지 않았던 배관공 환자도 있었다. 그는 피부암 건강검진을 받으러 왔고, 바지를 내리기 전에 내게 미리 경고했다. 이제 바지를 내릴 건데 팬티를 입지 않았으니 놀라지 말라고. 나는 놀라지 않을 테니 걱정 말라고 안심시키고, 팬티를 입었더라도 검진을 위해 어차피 다 벗어야 한다고 말해주었다. 그러나 바지가 내려갔을 때, 전혀 기대하지 않았던 물건이 내 눈앞에서 덜렁거렸다. 그의 음경에 투명 실리콘이 망토처럼 덮여 있고, 실리콘 망토 위에 돌기와 가시가 가득 박혀 있었다. 의사로서 나는 병리학적 변형을 찾아내려 온갖 것을 떠올렸다. 그러나 장식 효과와 섹스장난감이라는 두 마리 토끼를 모두 잡은 배관공의 창의력은 미처 떠올리지 못했다! 나의 뇌는 특이 진단을 확인하기 시작했다. 상처에 감은 붕대일까? 음경보정기? 그때 나도 모르게 내 입이 물었다. "이게 뭐죠?"

환자는 솔직하게 대답했다. 아내를 위해 고안한 것이라고. 그 순간 나는 그야말로 헛다리 짚었음을 알아차렸다. 나는 피부암 검진을 계속 이어가며 실리콘 망토에 신경 쓰지 않으려 애썼다. 병원 진료를 위해 특별히 예쁘게 꾸미고 왔을 환자의 마음을 이해한 간호사가 진료 뒤에 나를 칭찬했다. 소위 일부러 꾸민 순진성으로 환자의 음경 상태를 배려했다는 것이다. 나는 나의 무지가 진짜였다고 말하지 않았다.

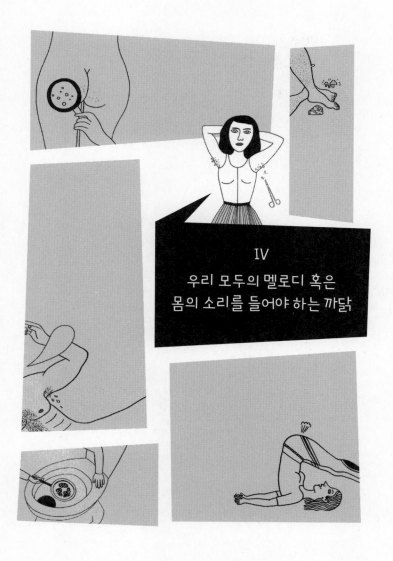

IV

우리 모두의 멜로디 혹은
몸의 소리를 들어야 하는 까닭

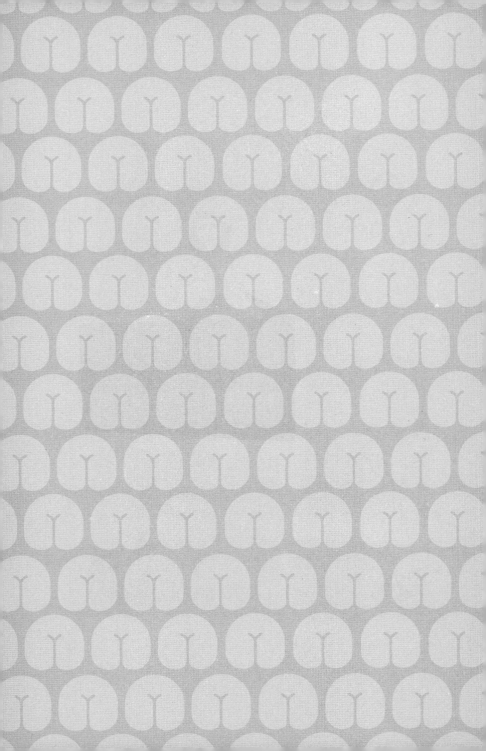

20

불완전한 수면

'Rhonchopathy'. 롱코병? 롱코 롱코롱코…… 어쩐지 코에서 나는 소리 같고, 위험한 병처럼 들린다. 단어와 지칭 대상이 아주 정확히 맞다. 롱코패시는 코골이를 지칭하는 의학용어다. 하지만 질병을 뜻하는 '패시pathy'를 붙이는 게 맞을까? 코골이가 정말로 병일까?

의사들은 "예니오!"라고 답한다. 짧고 조용한 '그릉그릉'은 심각하지 않지만, 점점 더 길고 점점 더 커져 데시벨이 강력한 전기톱 수준에 이르면 자세히 진단할 필요가 있다. 지속적인 천둥소리는 옆에 누운 배우자뿐 아니라 코를 고는 당사자의 건강도 위협한다. 코를 고는 당사자와 그 옆에서 같이 잠을 잔 사람은 다음 날 아침 몹시 피곤한 상태로 잠에서 깨고, 녹초가 되어 아무것도 할 수 없을 것 같은 기분이 든다.

독일인의 약 3분의 1이 코를 곤다. 호흡이 기관지에서 좁은 틈을 만나면, 가까이 붙어 있는 종이 두 장 사이로 바람을 불어넣을 때처럼 그 부위의 조직이 진동하기 시작한다. 그러면 코를 곤다. 코로 숨을 들이마시면 공기는 코, 인후의 편도, 편도 바로 아래의 편도선을 지나 폐로 간다. 이때 감염으로 편도가 커졌거나 용종이 길을 막고 있으면 심지어 아이들도 코를 곤다. 먼지나 동물털 혹은 꽃가루 알레르기가 있어서 코점막이 부어도 비슷한 일이 생긴다. 또한, 비중격이 선천적으로 혹은 부상으로 심하게 휘었거나 박차 모양의 혹이 났거나 그냥 비갑개가 너무 커도 강렬한 소음이 날 수 있다.

누구나 등을 대고 누우면 비갑개의 해면체가 살짝 커진다. 그리고 입안의 거대한 물건, 혀가 거든다. 잠이 들면 이 근육 덩어리는 목구멍 쪽으로 미끄러진다. 이것은 잠잘 때 나타나는 정상적인 근육 이완이다. 그렇게 숨길이 좁아지거나 막히면 강렬한 진동음 혹은 호흡곤란이 생긴다. 등을 대고 누웠을 때가 더 심한데, 중력이 더해지기 때문이다.

'한밤중 천둥소리'는 여러 요인에 의해 더 커질 수 있다. 수면제, 담배, 술…… 주정뱅이와 코골이의 상관관계는 모두가 잘 알 터이다. 또한, 과체중과 이중턱이 체지방을 이용해 밖에서 호흡 통로를 좁혀 코골이를 돕는다. 이런 요인은 의지와 자제력으로 없앨 수 있지만, 한 가지 요인만큼은 우리도 어쩔 수 없다. 바로 노화다. 세월과 함께 피부만 늘어지는 게 아니다. 후두 역시 늘어져 한밤의 전기톱질을 일으킨다. 젊었을 때는 확실히 남자들이 코를 더 많이 골지만, 폐경기부터는 에스트로겐 수치가 내려가고 조직이 전체적으로 수분을 잃게 되면서 여자들 역시 남자들에게 뒤지지 않는다. 한밤의 솔로 연주가 점차 듀엣이 된다.

코골이는 그저 창피한 일일까 아니면 질병일까?

잠잘 때 우리는 보통 코로 숨을 쉰다. 그러나 콧속이 좁아지거나 완전히 막히면 코를 골 뿐 아니라 공기를 '대문'으로 안내하기 위해 무의식적으로 입을 벌린다. 그러면 공기를 들이마시는 데는 도움이 되지만, 코가 필터와 온풍기 구실을 멈춘다. 그러므로 입으로 호흡하는 사람은 감염 위험이 있고, 입안 점막이 말라 입냄새가 나고 치주염을 앓게 된다. 또한, 코골이는 점막을 반복적으로 자극하여 점막이 부어오르고, 밤에 갈증이 나고, 아침에 목이 아프다. 그렇게 악순환이 시작된다.

코골이는 정말 괴로운 일이다. 침대에 같이 누운 사람에게만 괴로운 게 아니다. 코를 고는 당사자는 좁은 틈을 뚫고 저항을 이겨내며 숨을 쉬어야 한다. 깨어 있는 상태에서 몇 분 동안만 일부러 코를 골아보라. 그것이 얼마나 힘든 일인지 체험할 수 있으리라. 심한 코골이는 건강을 해칠 수 있다. 단순히 소음만 내지 않고 잠깐씩 숨도 멈추는 경우라면 특히 더 위험하다. 이른바 '수면무호흡증'은 몸에 큰 무리를 준다. 그 결과는 거의 항상 고혈압과 뇌졸중 위험 증가다.

수면무호흡증이면 천둥 같은 코골이 소리가 호흡 정지와 함께 갑자기 중단된다. 혈중 산소 농도가 내려가면 우리의 몸은 그것을 질식으로 감지한다. 깜짝 놀란 뇌가 공기를 적극적으로 들이마시기 위해 잠을 깨운다. 이 과정이 밤마다 십여 번씩 반복된다. 당사자는 다음 날 이것을 기억하지 못할 테지만, 그의 몸은 기억한다. 한밤중의 잠 깨기 공격은 스트레스호르몬 아드레날린과 코르티솔을 분비시키고 이것이 다시 과도한 땀, 집중력 장애, 당뇨, 불임, 성욕 상실, 우울증, 과체중, 빈맥, 부정맥, 수명 단축으로 이끈다.

수면무호흡증 코골이 환자를 수면연구실에서 관찰하면, 혼자 보기 아까운 극적인 장면이 종종 펼쳐진다. 스스로 목을 맨 후 공기를 얻으려 발버둥 치는 질식사 직전의 광경을 목격하는 기분이 든다. 수면무호흡증의 경우 밤에 이 과정이 수없이 반복된다. 몸과 정신에 극심한 스트레스다! 우리의 뇌가 가장 사랑하고 원하는 수면은 각각 약 90분이 걸리는 네 단계가 늘 똑같이 정기적으로 반복되는 것이다. 네 단계는 선잠, 숙면, 렘수면, 각성 상태다. 평균 수면시간인 여덟 시간 동안, 이 과정이 순환 훈련처럼 4회에서 6회 반복된다. 네 단계의 순환이 계속해서 중단되면, 막대한 결과를 맞을 수 있다.

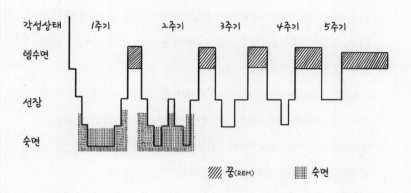

〈수면단계〉

////// 꿈(REM)   ▦ 숙면

어떻게 해야 할까?

코골이가 두렵거나, 아침마다 배우자에게서 코를 골았다는 얘기를 듣는다면 올바른 진단을 받는 것이 가장 중요하다. 단순히 '늙은 전기톱'인지, 아니면 용종이나 알레르기 혹은 위험한 수면무호흡증 문제인지 알아내려면 여러 전문의를 만나야 한다. 수면전문의, 이비인후과 전문의, 치과의사 그리고 때때로 신경학자. 수면 통합센터에서 종합적으로 진단받을 수 있다면 가장 좋다. 문진과 신체검진 뒤에 이른바 휴대용 거짓말탐지기가 투입된다. 이 기기를 몸에 차고 자면, 수면 중의 중요한 신체 변화를 기기가 측정한다. 그리고 마지막으로 수면실험실에서 하룻밤을 잔다. 이때 여러 가지가 조사된다. 호흡곤란을 견디며 겨우겨우 숨을 쉬는가. 계속 숨을 쉬라는 명령을 뇌가 깜빡 잊는가. 혈중 산소량이 줄고 심장박동이 빨라지는가. 얼마나 자주 잠에서 깨는가. 숙면이나 렘수면 단계에 들어갈 수 있는가. 비정상적으로 많이 뒤척이는가. 등을 대거나 옆으로 누운 자세가 코골이에 영향을 미치는가.

원인이 규명되면 그에 따른 치료법은 다양하다. 수면무호흡증의 경우 특수 마스크를 통해 산소가 공급될 수 있고(익숙해지는 데 시간이 좀 걸린다), 아래턱에 장착하는 특수 장치가 턱을 앞으로 이동시켜 뒤로 처진 혀를 목구멍에서 꺼낼 수 있다.

용종 같은 이비인후과 문제는 수술로 떼어내거나 레이저로 제거하면 된다. 알레르기의 경우 코르티손스프레이와 안티히스타민제가 단기적으로 도움을 주지만, 알레르기는 장기적으로 민감성을 약화하는 면역치료법으로 치료해야 한다. 붓기를 완화하는 코스프레이나 물약에 대해서는 뒤에서 설명하겠다. 어쨌든 아로마 오일은 안 써도 된다.

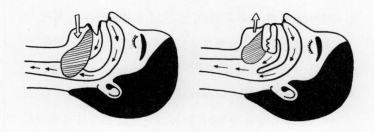

코밴드가 호흡 장애에 도움을 줄 수 있다. 역류하는 위산이 코 골이를 유발할 수 있으므로 필라테스나 조깅으로 횡격막을 단련하면 위 입구를 좁혀 증상을 완화할 수 있다. 상체를 살짝 높여서 눕고, 심한 경우라면 위산억제제로 위를 치료한다(위산억제제는 가능한 한 단기간에만 쓴다).

수면위생

수면위생이란 얼마나 깨끗하게 씻고 자느냐를 뜻하는 용어가 아니라, 숙면을 위해 필요한 조처들을 가리킨다. 과학적으로 입증된 몇몇 조언들을 나열하면 다음과 같다.

- 정기적으로 운동하라. 운동은 기분 좋은 피로감을 준다.

- 잠자기 전에 술을 삼가라. 술은 목구멍 근육을 심하게 이 완시켜 코골이가 심해진다.
- 과체중이면 살을 빼라. 그러면 살이 호흡 통로를 누르지 않는다.
- 수많은 신체기능과 마찬가지로 밤낮 리듬 역시 필수 요소 이고, 늘 똑같은 반복이 좋다. 그러므로 고정된 수면시간 을 지켜라. 야간 교대근무와 정기적인 장거리 비행은 질 병을 유발할 수 있다.
- 블루라이트가 수면을 방해한다. 모든 빛을 차단하라. 잠자 리에 들기 전에 핸드폰이나 태블릿을 보는 습관을 버려라 (혹은 화면을 야간모드로 바꿔라). 블루라이트는 수면호르몬 멜 라토닌 형성을 방해하여 잠들기를 주저하게 만든다.
- 잠자리에 들기 두 시간 전에 블루라이트를 차단하면, 멜라 토닌을 높이고 뇌를 안정시키는 데 도움이 된다.
- 시원한 실내온도와 따뜻한 발(수면양말!)이 수면을 돕는다. 잠자리에 들기 전에 따뜻한 물로 샤워를 하는 것이(비누 없 이) 가장 좋다. 그러면 피부혈관이 확장되고 온기를 빼앗 겨 체온이 수면 온도로 더 빨리 떨어진다.
- 저녁 식사는 잠들기 몇 시간 전에 이미 끝내야 한다. 저녁 을 가볍게 먹을수록 숙면 확률이 높다.
- 머릿속에서 맴도는 생각과 근심이 있다면, 침대맡에 필기 구를 준비해두었다가 다음 날 처리해야 할 일들로 기록하

라. 그러면 적어도 밤 동안에는 그 일을 내려놓을 수 있다.

- 가능한 한 수면제를 피하라. 수면제는 중독성이 있고, 자연적인 수면 리듬을 방해하며, 다음 날 온몸을 찌뿌둥하게 할 수 있다. 잠자기 한 시간 전에 멜라토닌 0.5~1밀리그램으로 밤낮 리듬을 맞추면 좋다.

- 영양제가 수면을 개선할 수 있다. 트립토판과 글리신이 중요하다. 우리의 몸은 이 두 아미노산으로 수면호르몬 멜라토닌을 만든다. 비타민 D, B, C, E, 마그네슘, 칼륨, 아연, 칼슘, 철 등 미량영양소와 미네랄 역시 수면에 영향을 미친다. (먼저 혈액검사부터!)

- 잠자리에 들기 전 따뜻한 차를 마시는 것은 좋은 수면의식이다. 자연약국을 이용하라. 녹차(테아닌), 홉, 발레리안(쥐오줌풀), 멜리사(레몬밤), 요하니스크라우트(서양고추나물), 시계꽃, 대추. 천연 멜라토닌이 들어 있는 신맛 체리는 입증된 수면 보조제다. 스피어민트, 고수, 아유르베다의 고전 갈칸트(고량강), 아르주나, 아쉬와간다(겨울체리), 며느리배꼽(사광이풀)······.

- 여성의 경우 폐경기에 프로게스테론 수치가 내려가면 이 호르몬의 진정효과도 사라진다. 수면장애가 심한 경우 산부인과 전문의가 호르몬요법으로 도울 수 있다. 이때 호르몬제는 저녁에 복용해야 한다.

자면서 흘리는 침

수면과 '위생'에 관한 얘기라면 당연히 자면서 흘리는 창피한 침을 빼놓을 수 없다. 비행기나 기차 안에서 침을 흘리며 자는 사람들을 더러 본다. 남들이 다 보는 장소에서 습격, 부상, 절도를 당할 두려움 없이 혹은 약간 멍청해 보일 수 있는 위험에 아랑곳하지 않고 그냥 깊이 잠들 수 있는 그들의 원초적 신뢰감이 부럽기도 하다. 전자보다는 후자가 발생할 확률이 훨씬 높은데, 이런 원초적 수면자들은 침을 흘리며 자거나 꾸벅거리다 갑자기 고개가 뒤로 젖히기도 하고 때때로 그르렁, 푸후, 웅얼웅얼 온갖 소음을 만들기 때문이다. 그다지 매력적인 모습이 아니다.

잠을 자면서 침을 흘리는 일은 자주 발생한다. 집먼지진드기 혹은 포자 알레르기가 있거나 그냥 콧물감기 때문에 코가 막히면 특히 더하다. 그러면 입으로 숨을 쉬어 입안에 고인 침이 밖으로 흘러나온다.

코가 막힌 사람들은 대개 붓기를 가라앉히는 물약을 쓴다. 그러나 이것은 장기적으로 좋은 해결책이 아니다. 이런 물약이나 스프레이는 코점막의 혈관을 좁힌다. 약효가 떨어지면 더 심하게 부어오를 수 있고 그래서 다시 약을 써야 하는 악순환이 생긴다. 그러므로 이런 약을 장기적으로 쓰면 코점막이 손상되고 얇아지고 건조해져 더는 치유가 안 될 수 있다. 그러면 심지어 코에서 악취가 날 수도 있다. 악취 박테리아가 주인의 허락도 없이 코에 정착하여 들쩍지근한 시체 썩은 냄새가 난다.

붓기를 완화하는 물약은 중독성이 있다. 그러므로 일주일 이상 사용해선 절대 안 된다. 알레르기가 의심된다면 즉시 병원에서 치료를 받고, 필요하다면 식염수나 식염수 스프레이로 콧속을 촉촉하게 적셔 중독성 없이 부드럽게 붓기를 가라앉히는 것이 더 낫다.

스트레스 때문에 침을 흘리며 잘 수도 있지만, 더 중한 질병이 그 뒤에 있을 수 있다. 그러므로 침을 심하게 흘리는 사람은 시간을 내서 의사와 상담하길 바란다.

수면섹스

수면섹스 질환은 정말로 괴롭고 어쩌면 형벌로 느껴질 정도로 버거울 수 있다. 수면장애나 수면무호흡증 때문에 병원에 온 환자들은 평균 이상으로 빈번하게 '사건 수면'을 앓는다. 사건 수면이란 몽유병, 밤공포증, 악몽, 야뇨증, 폭식발작, 수면섹스 같은 수면 질환을 뜻한다.

꿈속에서 하는 행동이 밖으로 드러나지 않도록, 우리의 유기체는 근육을 일종의 절전모드에 둔다. 꿈을 꿀 때 근육은 완전히 이완되고, 눈만 빠르게 움직인다. 그래서 이 수면단계를 'REM(Rapid-Eye-Movement)' 수면이라고 부른다. 이것은 잠자는 몸을 보호하기 위한 조처다. 이런 보호장치가 제대로 기능하지 않아 잠을 자는 동안 침대에서 느릿느릿 걸어 나와 꿈에서 펼쳐지는 일을 그대로 실행한다면, 우리는 위험에 처한다. 때때로 이런 일이 발생하는데, 그러면 이것은 장애를 넘어 질환이다.

렘수면 단계 이외에 우리는 숙면 단계에 들어가고 아무 꿈도 꾸지 않지만, 생각과 근육 같은 건 그대로다. 그래서 몽유병 환자가 움직이고, 걷고, 옷을 입고, 창문을 열고, 화장실에 갈 수 있다. 이때 옷장을 화장실로 오인하는 일이 벌어질 수 있다. 비록 뇌는 아직 자고 있더라도 눈을 뜰 수 있다. 그러니까 정신을 지배하는 능력이 전혀 없고 나중에 아무것도 기억하지 못한다.

수면섹스 역시 꿈을 꾸지 않는 숙면 단계에서 등장한다. 그러므로 에로틱한 꿈을 실행하는 게 아니다. 배우자의 설명과 수면실험실의 관찰에서 드러나듯이, 환자는 밤에 자위를 하고, 감자칩을 먹어치우고, 배우자와 섹스를 하지만 다음 날 아무것도 기억하지 못한다. 그래서 한 수면섹스 환자는 잠자리를 거부하는 아내에게 불평했고, 아내는 화를 내며 "어차피 밤마다 섹스를 했다"고 알렸다. 그렇게 수면섹스 질환이 비로소 밝혀졌다. 음란한 잠꼬대나 거칠고 폭력적인 섹스가 동반하기도 한다. 수면

섹스 환자는 다음 날 이 얘기를 듣고 몹시 창피해한다. 그리고 기억을 못 하는 것은 창피해서 대는 핑계가 아니다. 뇌전류측정이 수면 중임을 명확히 증명하기 때문이다. 수면섹스 질환은 특히 수면무호흡증이 있는 사람들에게서 목격된다. 그러므로 코골이 방지장치나 호흡 마스크 치료가 수면섹스 질환에도 도움이 될 수 있다. 창피함으로 대부분이 침묵하기 때문에 이런 질병은 비교적 연구가 덜 되었다. 오랫동안 감히 말하지 못하고 혼자만 괴로워하던 환자가 어느 날 의사로부터 같은 병을 앓는 사람들이 더 있다는 얘기를 듣거나 같은 병을 앓는 사람을 만나면, 안도하고 심적 부담을 던다. 그러니 터부를 버려라.

공포의 심포니

: 구토, 음식 씹는 소리,
 몸에서 나는 여러 소음

누구나 한 번쯤 겪었을 민망한 순간. 쥐죽은 듯 조용한데 갑자기 배에서 '꼬르륵~' 소리가 크게 울린다. 그리고 불행히도 그 소리를 모두가 들었다. 이런 경우라면 적어도 우리는 "미안해요, 아직 아침 전이라서……"라고 말할 수 있고, 그럭저럭 체면을 유지할 수 있다. 위가 비어서 나는 이런 꼬르륵 소리는 사회적으로 어느 정도 수용되므로 모두가 친절하게 말한다. "그럼 지금이라도 뭘 좀 드세요!"

그러나 배에서 나는 꼬르륵이 아니라 엉덩이에서 나는 뿌웅, 부룩, 피식이라면, 상황은 아주 곤란해진다. 소화가 끝나고 장 내용물이 움직이면서 억눌렸던 가스가 마침내 자유를 부르짖는다. 당사자는 곧 방귀가 나올 것을 감지하고 방귀 소리를 다른 소음으로 덮기 위해 갑자기 의자를 앞뒤로 움직이거나 헛기침을 하며 목을 가다듬어 다른 사람의 청각을 방해한다. 이어진 가스 폭발의 강도에 따라 이런 임기응변이 실제로 소리를 덮기도 한다. 하지만 운이 나쁘면 오히려 주변의 이목을 끌 수 있다.

인간은 정신뿐 아니라 육체도 가졌다. 이 육체는 심지어 소리를 낸다. 위와 장이 마치 기타처럼 어떨 땐 저음을, 어떨 땐 고음을 낸다. 짧고 빠른 진동은 고음을 내고, 길고 느린 진동은 저음을 낸다. 장 내용물이 꾸루룩거린다. 그러나 비행기 안에서 대각선 앞줄에 앉은 세련된 여자가 내는 소리에 비하면, 이 모든 소리는 아무것도 아니다. 불행히도 여자는 멀미를 하고 서둘러 앞좌석 등받이에 달린 망사주머니에서 위생 봉투를 꺼내 입에 댄다. 우엑! 토하는 소리 그리고 곧이어 퍼지는 악취가 주변 사람들에게 구역질을 일으킨다. 예민한 사람은 같이 토하거나 적어도 격렬한 헛구역질과 싸운다.

위장 폭약

다른 사람의 구토를 보면 어쩔 수 없이 같이 구역질이 나는 이런 흥미로운 반응은 석기시대의 유물이다. 한 부족이 (매머드나 그 비슷한 동물의 썩은 고기를 먹고) 식중독에 걸렸으면, 다른 부족도 같은 걸 먹었을 확률이 매우 높았다. 어차피 식탁이 늘 넉넉하게 차려지는 게 아니었으므로, 어쩌다 먹을 것이 생기면 훔쳐서라도 먹어야 했으니까. 가장 욕심을 부린 사람이 당연히 처음으로 식중독을 일으키지만, 같이 먹은 다른 사람들도 이제 위나 장에 식중독 폭약이 들었다. 그러므로 예방 차원에서 폭약이 될 만한 음식을 얼른 토해내야 한다. 일단 싹 비워야 해!

그러므로 구토는 보호 반응이다. 구토는 어떻게 진행될까? 먼저 숨을 깊이 들이쉰다. 그러면 횡격막이 투석기의 팽팽한 고무줄처럼 아래로 당겨진다. 식도가 짧아지고 위점막근육이 이완하고, 기도로 아무것도 들어가지 못하게 후두덮개가 기도를 막는다. 그런 다음 복근이 수축하고 횡격막이 내용물을 입 쪽으로 발사한다. 식도가 열리고 우엑!

종종 쓸개즙이 같이 토해진다. 앞선 구역질로, 소장이 분해된 음식을 더는 항문 쪽으로 보내지 못하고 거꾸로 위장 쪽으로 다시 돌려보내기 때문이다. 소장은 연동작용 방향을 바꾸고, 소장 초입에 주입되었던 쓸개즙이 강렬한 구토와 함께 밖으로 나온다. 토사물에 연두색 액체가 있다면 그것이 쓸개즙이다.

'구토 지휘자'는 척수 끝 뇌간에 있는 이른바 구토센터다. 다양한 곳에서 보고되는 다양한 자극에 구토센터가 반응한다. 소화계가 너무 꽉 차면, 내용물을 더는 내려보낼 수 없으면, 뭔가가 길을 막고 있으면, 나쁜 병균이나 독이 퍼졌으면, 자율신경계가 소화 업무를 중단하면, 췌장에 염증이 생기면, 위궤양이나 십이지장궤양이 있으면, 소화계가 경보를 울린다. 대뇌 역시 구역질이나 악취 같은 정신적 자극을 알린다. 전달물질이 잘못 조정되어 생기는 뇌신진대사 불균형, 편두통, 염증 등도 종종 메슥거림과 구토를 유발한다.

귀에 있는 균형기관도 구토센터와 핫라인으로 연결되어 파도가 심하면 크루즈여행을 망친다. 뇌간에 있는 독성 센서가 약물, 술, 마약 그리고 뇌진탕이나 종양에 의한 압력 증가를 점검한다. 또한, 임신 기간에 반사 신경에 작용하는 호르몬도 빼놓으면 안 된다.

구토 숙련자는 위생 봉투나 변기에 토한다. 구토 초보자는 사방으로 뿜을 수 있다. 심지어 소화되지 않은 완두콩이 코로 다시 나오기도 한다. 목격자가 곁에 있을 때 큰 소리로 토했던 사람은 그것이 얼마나 창피한 일인지 잘 알 터이다. 친구의 자동차에서 토했다면 더 끔찍하리라. 아무리 열심히 닦아도 악취가 한 달 넘게 남는다. 악취가 날 때마다 친구는 당신과 했던 짧은 동행을 계속 떠올릴 것이다.

혐오스러운 쩝쩝 소리
: 청각과민증

그러나 격렬한 구토 소리만 구역질을 일으키는 건 아니다. 조용히 들리는 음식 씹는 소리에도 속이 메슥거릴 수 있다. 말이 풀을 씹을 때처럼, 음식을 소리 나게 씹는 사람들이 있다. 음식 씹는 소리는 신기하게 식욕을 돋우기도 하지만, 어떨 땐 참을 수 없이 거슬린다. 어떤 사람은 불쾌감을 참을 수가 없고, 그래서 병명도 생겼다. 청각과민증. 청각과민증이 있는 사람은 예를 들어 혀 차는 소리, 음식 씹는 소리, 숨소리, 삼키는 소리, 코 푸는 소리, (심지어) 잘못 끼워진 틀니의 덜그럭거리는 소리를 증오한다.

청각과민증 환자는 주변 사람들 때문에 거의 미칠 지경이 된다. 그들은 고립을 자처하고, 차라리 혼자 먹기를 즐긴다. 원인은 거의 연구되지 않았는데 정신적 원인, 지각 오류, 뇌 활성의 부분적 변화가 현재 원인으로 꼽힌다.

씹는 소리는 일반적으로 당사자의 귀에 음악처럼 들린다. 요양원 연구에 따르면, 씹을 것이 없는 죽을 먹더라도 아삭아삭 씹는 소리를 들려주면 입주자들은 죽을 더 맛있게 먹었다. 또 다른 연구에서 드러났듯이, 먹을 때 시끄러운 액션 영화나 텔레비전을 보면 씹는 소리를 듣지 못하기 때문에 자기도 모르게 평소보다 많이 먹는다. 소음과 텔레비전이 폭식으로 이끈다. 그러므로 날씬함을 유지하려면, 조용한 곳에서 먹으면서 음식 씹는 소리에 귀를 기울여야 한다.

질에서 나오는 가스
: 질방귀

요정처럼 우아한 발레리나가 날아오르는 동작을 위해 바닥에서 높이 올려질 때 다리를 옆으로 벌린다. 그 순간 엉덩이에서 큰 방귀 소리가 난다. 이보다 더 창피한 순간이 또 있을까? 이런 상황은 어떨까? 요가 시간. 요가 매트가 다닥다닥 가까이 놓였고 조용한 인도 음악이 공간을 가득 채운다. 개가 기지개를 펴는 자세와 비슷한 '다운독 자세'를 취하고, 깊이 숨을 들이쉰 다음 이어서 '쟁기 자세'를 만든다. 힌두어로 '할라사나'라고 하는 이 자세는 내적 안정을 주고 조화와 균형 효과를 낸다. 당신과 다른 성실한 요가 수강생들이 만드는 장면은 조화롭다. 모두의 골반이 매트에서 들어 올려져 위로 솟아 있고, 그러는 동안 다리는 비스듬히 머리 뒤쪽 아래로 향한다. 이때 갑자기 옆 사람이 통제되지 않은 큰 천둥 방귀를 뀐다. 옆을 보니 여자의 얼굴이 새빨갛다. 요가 동작이 힘들어서가 아

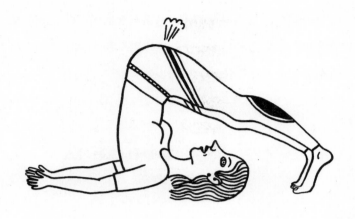

니리라. 아무튼, 그 방귀는 소리만 컸지 냄새가 나지 않는다. 이 것은 질방귀다. 질에서 나오는 가스. 남들이 듣기에, 질방귀 소리는 항문에서 나오는 방귀와 똑같이 들린다. 그러나 전문가는 안다. 질에서 나오는 가스는 제어가 안 된다. 원치 않는 방귀를 적어도 이론적으로 막을 수 있는 괄약근이 질에는 없기 때문이다.

무슨 일이 생긴 걸까? 골반을 머리 위로 들어 올림으로써 이웃 여자의 질이 공기를 빨아들였다. 그리고 이 공기가 다시 밖으로 나왔을 뿐이다. 섹스 때 여자가 골반을 위로 올리고 남자의 음경이 열정적인 피스톤 운동으로 공기를 펌프질해 넣으면, 같은 일이 발생한다. 골반 위치가 바뀌는 순간, 공기가 소리를 내며 밖으로 나온다. 아직 무아지경에 빠지기 전이라면, (질방귀가 곧 나올 것을 감지할 수 있으므로) 여자는 애인의 귀를 재빨리 막을지,

큰 소리로 기침을 할지, 아니면 방귀를 뀐 게 아니라고 진실의 눈빛으로 설명할지, 숙고할 수 있다.

요가 중이든 섹스 중이든, 질방귀나 진짜 항문방귀가 나올 수 있다. 단련된 골반기저근을 가졌다면 방귀를 어느 정도 조절할 수 있다. 바야흐로 의사들은 특히 자주 질방귀를 뀌는 여자들을 위해 레이저로 골반기저근을 팽팽하게 만들어줄 수 있다. 섹스 때 방귀를 뀌는 사람은 골반기저근에 집중해야 한다. 실수로 방귀를 뀌는 사람이라면, 골반기저근을 단련하라. 그러면 남자들이 도망치는 치욕은 막을 수 있다. 왜 그런지 알 수 없지만, 아무튼 방귀와 방귀 소리는 섹시하지 않다. 그리고 사랑할 때는 그 무엇도 창피해선 안 된다. 질에서 나는 소리는 성적 흥분을 주는 '더티 토크'가 아니다. 또한, 질은 요가 시간에도 종종 고요를 망친다.

맺는말
: 몸에 관한 한 못할 말은 없다!

　시각, 청각, 촉각, 후각, 미각. 우리는 쾌락과 고통을 오감으로
감지한다. 어떤 감각도 창피해할 필요 없다. 나는 이 책을 통해
이 말을 하고 싶었다.
　나는 종종 질문을 받는다. 의사로서 환자의 온갖 내밀한 얘기
를 듣고, 진물이 흐르는 상처, 여드름, 고름, 농양, 악취 나는 흉
터 등을 치료할 때 아무렇지도 않으냐고. 그러면 나는 매번 아무
렇지도 않다고 대답한다. 바로 그 일을 하려고 나는 의사가 되었
다. 내가 태어나기도 전에 돌아가신 나의 외할아버지도 피부과
의사였는데, 나는 어렸을 때부터 어머니가 들려주신 외할아버
지 이야기에 매료되었었다.

외할아버지와 어머니가 함께 산책할 때마다, 할아버지는 길에서 환자들을 만났다. 어떤 여자는 병이 다 나았다며 창피한 줄도 모르고 블라우스를 올렸고 어떤 여자는 심지어 치마를 걷어올렸다. 흉했던 부위가 얼마나 말끔하고 건강하게 바뀌었는지 할아버지에게 보여주기 위해서……

외할아버지는 의사로서 모든 문제의 해결책을 알았고, 모를 때는 알아내려 애썼다. 외할아버지는 모든 신체 부위와 증상을 정확한 이름으로 불렀고, 소위 입에 올리기 부끄러운 명칭도 예외가 아니었다.

정확히 묻고 정확한 답을 들었을 때, 우리 의사들은 더 많이 알고 더 깊이 공감하고 더 빨리 병의 원인을 찾아 적합한 치료를 할 수 있다. 당연히 의사와 환자가 서로 솔직하게 얘기할 때만 이것이 가능하다.

어쩌면 이렇게 묻고 싶으리라. 병원에서 의사에게는 솔직히 털어놓을 수 있지만, 식구들과 친구들 혹은 심지어 여러 사람 앞에서 치질, 구취, 성병에 관해 얘기하라고? 어떻게 그럴 수 있단 말인가? 무엇보다 왜 그래야 하지? 그런 얘기를 하는 건 넘지 말아야 할 선을 넘는 게 아닐까? 과도한 솔직함으로 오히려 상대방에게 불쾌감을 주진 않을까?

간단한 실험을 해보기 바란다. 다음번에 친구, 지인 혹은 어쩌면 모르는 사람들과 한자리에 앉았을 때, 터부라고 여기는 질문을 공개적으로 해보라. 틀림없이 누군가는 대답할 테고 관련 얘기를 덧붙여 이야기를 풍성하게 만들 것이다. 그리고 또 다른 사람이 그 뒤를 따를 것이다. 장담하건대, 당신이 궁금해하던 대답에 영감을 주는 대화가 이루어질 것이다. 이렇게 질문을 시작해보라. 혹시 이런 얘기 들어본 적 있어요? 또는, 혹시 이런 일을 직접 겪어본 사람 있어요?

누군가 대답을 하면, 이렇게 물으면 된다. 그래서 어떻게 했어요? 의사가 뭐래요? 그때 기분은 어땠어요?

진솔한 대화뿐 아니라 터부를 다루는 대화의 가장 중요한 전제조건은 진정한 관심과 놀리지 않기다.

나 역시 이따금 이런 실험을 한다. 어느 여름 바베큐파티 때 여자들끼리 모여 앉았다. 나는 성적 판타지를 과학적으로 분석하고 분류해놓은 책에 관해 얘기했다. 그리고 그것이 과연 공개적으로 얘기해도 되는 주제인지 아니면 터부인지에 대해 논쟁이 벌어졌다. 이때 어떤 여자들은 뒤로 물러나 있기를 원했고 성적 판타지에 대해 언급하기를 꺼렸다. 아마도 그들은 단 한 번도 이 주제에 대해 생각해본 적이 없을 테고, 파트너의 판타지에 대해서도 전혀 관심이 없을 터이다. 반면 어떤 여자들은 자신의 판타지를 어떻게 단행하고 실현했는지 생생하게 묘사했다.

여자들끼리 뭔가 흥미진진한 얘기를 나누고 있다는 걸 감지한 남자들이 슬금슬금 다가와 무슨 얘기를 하나 엿들으려 했다.

그러나 여자들끼리만의 비밀 얘기였으므로 우리는 얼른 주제를 바꿨다. 몇 달 뒤 한 행사장에서, 그날 함께 있었던 남편 한 명을 만났다. 그가 내게 다가와 말했다. "그날 저녁에 여자들끼리 무슨 얘기를 했는지 모르지만, 아무튼 고맙습니다. 우리 부부에게 큰 도움이 되었어요." 남자가 겸연쩍게 싱긋 웃었다. 그날의 성공적인 '파티 테라피' 혹은 '부부 테라피'가 부부의 대화단절과 내적 긴장을 해소했지 싶다……

터부 주제를 과감히 얘기하자. 그러면 어떤 욕구나 문제 혹은 질병을 혼자만 가진 게 아니라는 사실을 알게 되고 그것이 얼마나 큰 위안을 주는지 금세 깨닫게 되리라. 또 그러면 많은 문제가 군이 병원에 가지 않아도 저절로 해결되고, 완화되고, 치료된다. 당신과 비슷한 일을 겪었고 당신에게 유익한 조언을 줄 수 있는 사람을 틀림없이 만나게 될 것이다. 그러려면 먼저 얘기를 해야 한다. 대화하지 않으면 모두가 홀로 외롭게 싸우며 괴로워할 수밖에 없다.

"말은 은이요, 침묵은 금이다"라는 속담이 있지만, 터부 주제에서는 정확히 반대다!

감사의 말

먼저 남편(엘리오 아들러)의 사랑과 지지에 감사를 전한다. 치과의사이자 수면 전문가로서 관련 내용에 대해 많은 조언을 주었다. 나의 사랑스러운 두 아들(노아와 리암)의 인내와 멋진 아이디어에 고맙다. 어머니(엘비가 그뢰찡거 박사)와 아버지(카를 에리히 그뢰찡거 교수) 그리고 시어머니(카타리나 아들러 박사)의 비판적인 검토와 무한한 도움에 감사하다. 나는 정말 멋진 가족을 가졌다!

이 책이 나오기까지 다양한 방식으로 도움을 준 친구 우베 마델은 내게 중대한 영향을 미쳤으며, 저널리스트 안드레아스 퓌셀은 나의 원고를 편집하고 교열하여 풍부하게 해주었다. 삽화가 카트야 슈피처는 내 책을 위해 아주 아름답고 예술적이고 명료하고 독특하고 재밌는 그림을 그려주었으며, 에거스 에이전시의 영리하고 능력 있고 마음이 따뜻한 문학 에이전트 카트린 크롤은 처음부터 이 책을 지지하고 적극적으로 동행해주었다. 또한 훌륭한 편집과 재치있는 구성을 해준 하이케 그로네마이어에게 감사를 전한다.

나를 신뢰해주고 전작에 이어 이번 책도 함께해준 드뢰머 크나우어 출판사의 비소설부 팀장 마르기트 케테를, 기획부장이자 편집장 슈테판 마이어에게 감사하고, 카타리나 일겐, 에스터 폰 브루흐하우젠 박사, 케르스틴 슈스터, 마르쿠스 륄레케, 주잔네 히르트라이터, 요하네스 쉐르마울, 이자벨레 마테르네, 잔드라 하케를 비롯하여 드뢰머 크나우어 출판사의 모든 사람들에게 고맙다. 그리고 이 책을 위해 같이 작업해준 사진작가 토마스 두페에게도 감사를 전한다.

무엇보다 내게 전문지식을 나눠주고 옆에서 지지해주었던 최고의 동료 의사들에게 감사 인사를 하고 싶다. 산부인과 전문의 지빌레 괴를리츠 노바코비츠, 내과 전문의이자 감염학자인 아냐 마수어, 외과 전문의이자 항문학자인 디트마르 야콥 교수, 산부인과 전문의 안스가르 페트, 심리학을 전공한 정신분석학자 프랑크 필그램, 정신의학적 사회학 교수 안네마리아 뮐러라임퀼러, 호흡기내과 전문의이자 수면의학자인 하랄트 뮐러파블로브스키, 비뇨기과 전문의 막스 바그너, 피부과 전문의 예아

네테 아리보이, 산부인과 전문의 디르크 빌데메르쉬, 가정의학과 전문의 하이코 레만 그리고 가정의학과 전문의이자 수면의학자인 정골요법사 미하엘 펠트.

더불어 유익한 조언과 영감을 준 수많은 이들의 이름도 여기에 적고 싶다. 법의학자 미하엘 트소코스 교수, 정맥치료와 레이저치료, 통증치료를 전문으로 하는 의학박사 케르스틴 크라이스, 신경학자이자 의사인 마르쿠스 복, 정신건강의학과 전문의이자 심리치료사인 슈테파니 크뤼거 교수, 병리학자 폴커 폰 베르, 신경방사선과 전문의 미하엘 비로브, 정형외과 전문의 마티아스 만케, 비뇨기과 전문의 프랑크 크리스토프, 교사이자 예술가인 얀 마르텐센, 커뮤니케이션 전문가 야스투스 폰 비더킨트, 문학자이자 저널리스트인 아르카디우즈 루바, 필라테스 및 요가 트레이너이자 기록스포츠 선수인 카테리나 부르크하르트. 오랜 신뢰와 생산적인 도움을 아낌없이 준 리타 슈미트와 토비아스 호프만에게도 고맙다. 나를 믿어주고 훌륭하게 업무를 수행한 나의 모든 병원 식구들에게 감사하다. 그들이 있었기에 나는 병원 진료와 더불어 이 책을 집필할 수 있었다.

우리는 언제 병원에 갈까? 아프면 간다. 하지만 통증이 아니라 몸에서 악취가 나거나, 가렵거나, 종기가 나거나, 방귀가 잦아지는 등 후각, 촉각, 시각, 청각적인 문제가 있을 때는 불편감과 불안감을 가질 뿐 병원에 가야겠다는 생각은 하지 않는다. 일단, 아프지 않으니 참을 만하고, 이런 문제는 어디로 가야 하는 건지도 모호하고 혹은 '이런 일로 병원에 가도 되나?' 싶기도 해서다. 당연히 문제는 저절로 없어지지 않고 불편감과 불안감은 계속되지만, 마땅히 물어볼 곳이 없다. 창피하기도 하고 민망하기도 해서. 결국, 우리는 인터넷 검색창을 연다. 인터넷에서 유용한 정보를 얻을 수도 있지만, 비전문가의 조언을 믿었다가 낭패를 당할 위험도 있다. 옐 아들러 박사가 그 문제를 해결해준다. 우리 몸에서 일어날 수 있는 온갖 민망한 현상과 질병들을 총망라하여 쉽고 재밌게 잘 정리했다. 설명뿐 아니라 실용적인 해결책도 같이 주니 이제 혼자 고민하지 않아도 된다.

개인적인 얘기를 하나 하자면, 나는 폐경에 대한 막연한 두려움이 있었다. 접하는 정보는 대개가 힘든 증상들뿐이었고 모든 여성이 겪을 수밖에 없는 일이라고 알고 있었기 때문이다. 그러나 알고 보니, 폐경은 피할 수 없는 일이지만 폐경기에 생기는 힘든 증상을 모두가 겪는 건 아니었다. 대략 30퍼센트가 힘들게 폐경기를 보내는데, 아시아인이 유럽인보다 수월하게 지나간다고 한다. 내가 70퍼센트에 속할 확률이 더 높고, 게다가 아시아인이니 폐경기를 수월하게 끝낼 확률이 매우 높다. 얼마나 다행한 일인가! 쓸데없이 미리 걱정할 필요가 없어졌다.

이 외에도 크고 작게 "아하!" 감탄하는 내용이 여럿인데, 여기에 그걸 다 적을 수는 없으니 하나만 귀띔해주고 끝내기로 하자. 가장 크게 "아하!" 하고 감탄한 내용은 탈모의 유전에 관한 것으로, 그동안 나는 할아버지가 대머리이면 나도 대머리가 된다고 알고 있었다. 당연히 친할아버지인 줄 알았다. 그런데 외할아버지였다. 대머리 원인 유전자는 어머니를 통해 전달된다는 것이다. 정말 "아하!" 소리가 절로 나오지 않는가?

저자가 여러 번 강조했듯이, 이 책은 정보뿐 아니라 용기도 주고자 한다. 민망하고 창피하여 숨겼던 터부 증상들을 과감히 드러내 말하고 의논하고, 필요하다면 병원에 갈 용기를 내자는 것이다. 우리나라 속담에도, 병은 알리라고 했다. 터부를 깨고 얘기하다 보면 같은 고민을 하는 사람들을 만나고 거기서 위안과 정보를 얻기도 한다. 당신에게도 틀림없이 말하기 민망한 한두가지 문제가 있을 터이다. 그렇다면 이제야말로 이 책을 읽고 그런 터부와 창피함을 없앨 절호의 기회다.

옐 아들러 박사의 전작 베스트셀러 『매력적인 피부여행』을 번역하면서 저자와 인연을 맺게 되었는데, 이번에 후속작까지 번역을 맡았다. 방송, 신문, 잡지 등 언론매체와 일을 많이 하는 작가답게 옐 아들러는 일반인이 이해하기 쉬운 표현과 어휘를 사용한다. 번역자로서 가장 안타까웠던 부분이 이것인데, 특히 의학용어가 큰 걸림돌이었다. 의학용어는 일본 번역어를 그대로 옮긴 한자어가 많아 실생활 용어와 거리가 있고 당연히 귀에 생소해서 어렵다. 그렇다고 의학용어를 새로 만들 수도 없는 노릇이니…… 그래도 원문의 쉽고 유쾌한 분위기를 최대한 살리기 위해 많이 애썼으니 바라건대, 전체적으로 재밌게 읽을 수 있을 것이다. 처음부터 끝까지 순서대로 읽어도 좋지만, 관심 가는 부분부터 골라 읽어도 좋고, 백과사전처럼 꽂아두었다가 궁금한 것이 생기면 그때 그때 찾아 읽어도 좋다. 검색하듯이 그렇게 책장을 넘기면 된다. 그러니 이제는 검색하지 말고 읽자!!

옮긴이 **배명자**

서강대학교 영문학과를 졸업하고 출판사에서 편집자로 8년간 근무했다. 이후 대안교육에 관심을 가지게 되어 독일 뉘른베르크 발도르프 사범학교에서 유학했다. 『매력적인 뼈여행』, 『매력적인 피부여행』, 『매력적인 장여행』, 『엄마, 조금만 천천히 늙어줄래?』, 『밤의 사색』, 『부자들의 생각법』 등 다수의 책을 우리말로 옮겼다.

은밀한 몸
물어보기도 민망한 은밀한 궁금증

초판 1쇄 발행 · 2019년 11월 27일

지은이 · 옐 아들러
그린이 · 카트야 슈피처
옮긴이 · 배명자
펴낸이 · 김요안
편   집 · 강희진
디자인 · 박정민

펴낸곳 · 북레시피
주소 · 서울시 마포구 신수로 59-1
전화 · 02-716-1228
팩스 · 02-6442-9684
이메일 · bookrecipe2015@naver.com | esop98@hanmail.net
홈페이지 · www.bookrecipe.co.kr | https://bookrecipe.modoo.at
등록 · 2015년 4월 24일(제2015-000141호)
창립 · 2015년 9월 9일

종이 · 화인페이퍼 | 인쇄 · 삼신문화사 | 후가공 · 금성LSM | 제본 · 대홍제책

ISBN 979-11-88140-98-5 (03510)

• 이 도서의 국립중앙도서관 출판예정도서목록(CIP)은 서지정보유통지원시스템 홈페이지(http://seoji.nl.go.kr)와 국가자료공동목록시스템(http://www.nl.go.kr/kolisnet)에서 이용하실 수 있습니다. (CIP제어번호: CIP2019044831)